怀孕
百科全说

徐 文◎编著

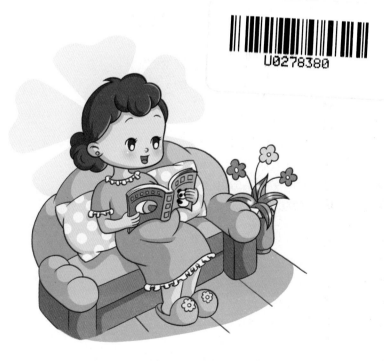

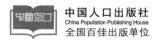
中国人口出版社
China Population Publishing House
全国百佳出版单位

图书在版编目（CIP）数据

怀孕百科全说 / 徐文编著. -- 北京：中国人口出
版社, 2014.1
ISBN 978-7-5101-2173-9

Ⅰ.①怀… Ⅱ.①徐… Ⅲ.①妊娠期—妇幼保健—基
本知识 Ⅳ.①R715.3

中国版本图书馆CIP数据核字(2013)第294942号

怀孕百科全说

徐 文 编著

出 版 发 行	中国人口出版社
印　　　刷	北京盛兰兄弟印刷装订有限公司
开　　　本	710毫米×1000毫米　1/16
印　　　张	22
字　　　数	220千字
版　　　次	2014年3月第1版
印　　　次	2014年3月第1次印刷
书　　　号	ISBN 978-7-5101-2173-9
定　　　价	39.90元

社　　　长	陶庆军
网　　　址	www.rkcbs.net
电 子 信 箱	rkcbs@126.com
总编室电话	（010）83519392
发行部电话	（010）83514662
传　　　真	（010）83519401
地　　　址	北京市西城区广安门南街80号中加大厦
邮　　　编	100054

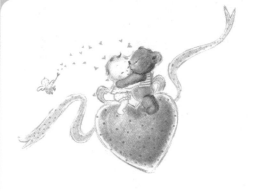

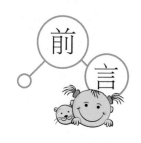

"一天，我收到一粒种子，这是来自上天的礼物。我把它放在怀中，细心看护40周……"相信当每一位女性得知自己已经喜得上天赐予的"种子"时，都会被一种复杂的心情包围：幸福中的一点焦虑、喜悦中的几丝慌乱、兴奋中的些许担忧……这些都很正常，因为对任何一位女性而言，怀孕都是生命中最神奇的经历之一。

对每个女人来说，无论是计划内的还是预料之外，怀孕都会使你从生理到心理，从生活方式到生命角色等各方面发生巨大的变化：当体内的激素水平开始急速升高，你的身体会做出相应调整以满足宝宝生长发育的需求；当胎儿在自己怀中一天天孕育，你的负面情绪也将慢慢转化为正面能量；当二人世界即将升级为"三口之家"，你的随意生活也将逐渐变得有计划；当"女儿"与"妻子"这两种角色已不能完全代表自己时，你的心中也慢慢享受"准妈妈"这个全新角色了。

很多准妈妈都有过这样的经历，在怀孕的过程中经常出现许许多多的问题，包括身体的不适，比如，担心胎儿是否健康发育？自己可不可以顺产？孕期每个月要补充什么营养？做哪些运动比较合适……

本书全面地介绍了从备孕到怀孕，从分娩到坐月子这段特殊时期准妈妈所面临的常见问题，是一本从备孕指南到孕期须知，再到月子期间恢复与保养的实用百科全书。并且以问答的形式解答以上这些准妈妈心中的疑惑，引导准妈妈安全快乐地度过孕期。同时，也是权威孕产专家给所有准妈妈的完美孕产指南。

翻开此书，你可以了解许多孕育知识，并跟随本书一起经历神奇幸福的孕期旅程。从"宝贝计划"到"尘埃落定"，从早孕反应的吃啥吐啥到准备为人父母的喜悦，从提高个人修养到实施完美胎教，从饮食安排到运动锻炼，从准备婴儿用品到准备分娩用品，从即将迎来宝宝的激动到对分娩时刻的恐惧，从看到宝宝出生的幸福到坐月子的小心谨慎……一步步的怀孕历程，一幅幅的心灵写照，经过幸福与漫长的等待，当宝宝降临的那一刻，所有的妈妈都会激动得热泪一涌而出，为生命而感动，为母爱而鼓掌！

　　希望本书能帮助女性朋友们如愿受孕、安心养胎、顺利分娩、科学坐月子。虽然这本书并不能完全取代妇产科医师的专业咨询与检查，却能提供丰富全面的怀孕知识，成为准妈妈孕期的好帮手。幸福孕育是宝宝健康的起点！

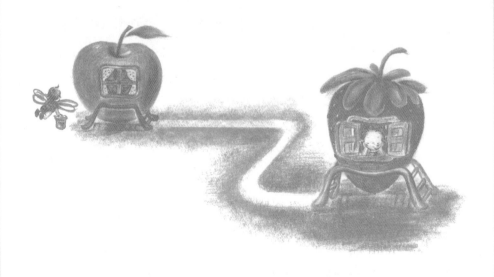

目录

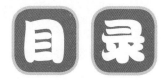

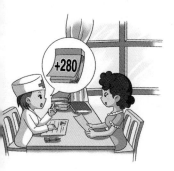

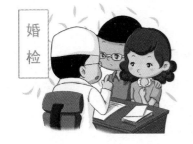

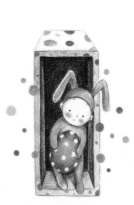

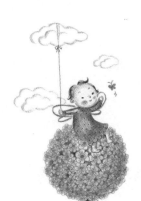

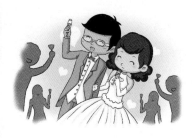

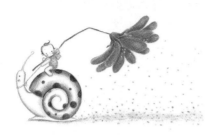

第二章
孕1月（0~4周）我像一只透明的小海马

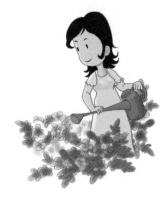

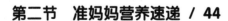

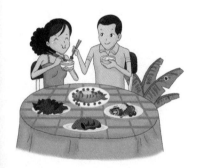

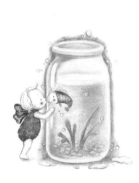

第三章
孕2月（5~8周）我已经有了心跳

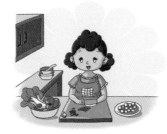

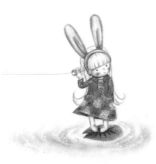

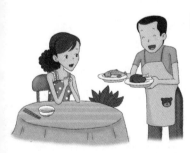

第四章
孕3月（9~12周）我在"小房子"里做运动啦

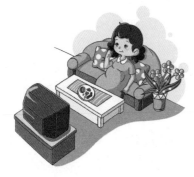
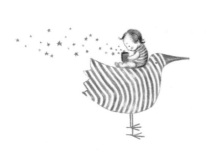

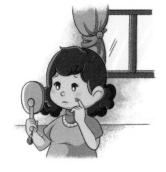

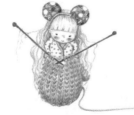

第五章
孕4月（13~16周）我的模样初长成

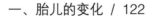
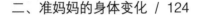
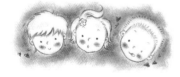

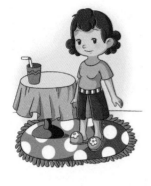

第六章
孕5月（17~20周）我开始感受世界啦

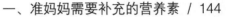
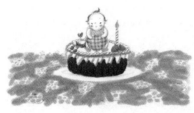

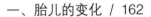

第七章
孕6月（21~24周）我可以听见声音了

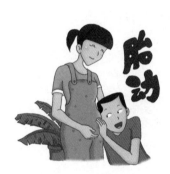

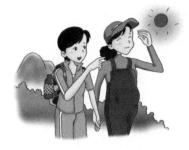

第八章
孕7月（25~28周）我要努力长成聪明宝宝

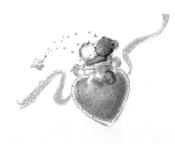

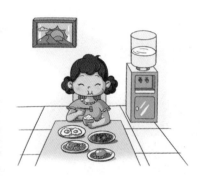

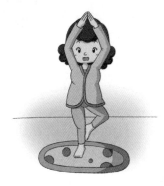

第九章
孕8月（29~32周）我会眨眼睛了

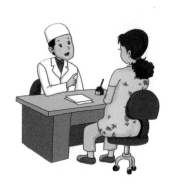

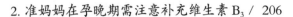

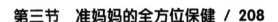
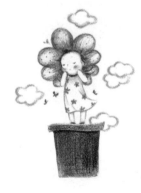

第十章
孕9月（33~36周）我已经足月了

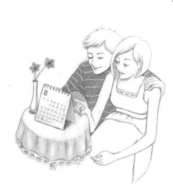

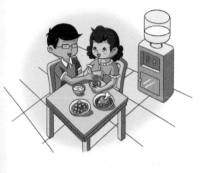

第十一章
孕10月（37~40周）我做好了出生的一切准备

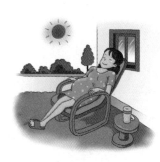

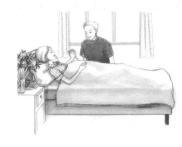

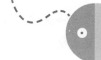

第十二章
我终于"面世"啦

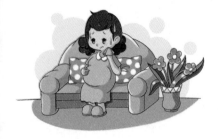

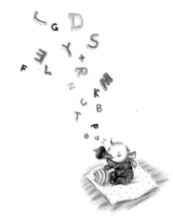

第十三章
科学坐月子

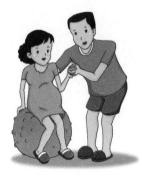

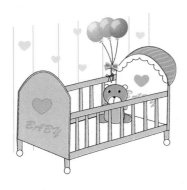

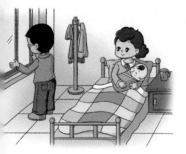

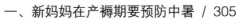

第五节　月子期间应注意的问题 / 305

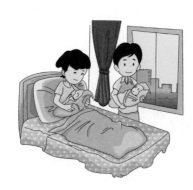
附 录

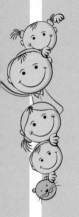

第一章

你要了解的孕前常识

俗话说"凡事预则立，不预则废"。生育宝宝也是一样，夫妻双方只有做好怀孕前的充分准备，女性才能够安心地怀上健康宝宝。孕前双方最好进行身体检查，调节生活方式，这样才能保证"种子"优良，"土壤"肥沃，这也是优生的关键。

除此之外，夫妻双方的心理、环境、物质、营养准备也很重要，然后就可以选择在最佳条件下受孕了。相信这样的"宝贝计划"一定会让那些想做爸爸妈妈的人梦想成真。

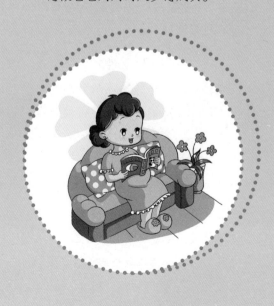

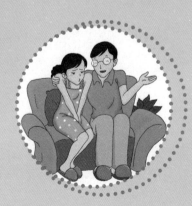

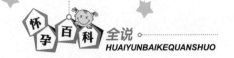
第一节　备孕夫妻必知的孕前准备工作

一、你做好要宝宝的准备了吗

1 孕前心理准备为什么非常重要

在夫妻二人准备孕育小生命之前，一定要有足够的心理准备，因为宝宝的降临意味着目前生活方式的改变，在带来喜悦的同时也会增加很多负担，在宝宝的喂养、教育、健康、安全等方面都需要付出很多时间和心血，或许还会失去很多自由，甚至影响到事业的发展。但从另一个角度看，宝宝带来的欣喜和乐趣是任何东西都无法替代的。当宝宝逐渐长大后，爸爸妈妈便会了解到为宝宝付出得越多，所得到的回报也越多。

怀孕之前，女性要调节好自己的心理，了解自己的身体和心理将在孕期所发生哪些变化，从而能坦然面对怀孕带来的各种不适，心情愉快地孕育小宝宝。为了宝宝的健康，准妈妈需要注意的事项很多，许多活动和娱乐都将受到限制，对此也应有充分的思想准备。只要能够生一个健康聪明的宝宝，相信每一位妈妈都是乐于做出这些牺牲的。

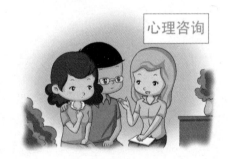

心理咨询

2 为什么有些女性会对怀孕感到焦虑

一些年轻女性对怀孕存在一种焦虑心理，一是怕怀孕会影响自己的体形；二是怕分娩时会有难以忍受的疼

芝宝贝@你

许多男性都会觉得妻子怀孕和养育宝宝离自己很遥远，并有这样或那样的担心。有些男性担心处于事业上升期的时候，孕育宝宝会让自己分心，影响自己的事业。其实，研究表明，男性事业上的成功与做个好爸爸是没有冲突的。男性如果肯花时间多陪伴妻子和宝宝，与妻子感情和睦，与宝宝关系密切，拥有一个令人羡慕的美满家庭，在工作上的表现往往会更出色。

痛；三是怕自己没有经验，养育不好宝宝，或是担心产后上班无人照料宝宝；四是怕怀孕后影响自己的职业发展……其实，这些顾虑或多或少让女性对怀孕产生焦虑。毫无疑问，怀孕后，由于生理上的一系列变化，体形会发生一些变化，但如果怀孕期间注意孕期保健和产后注意锻炼，生完宝宝后很快就能恢复。现在比较流行的准妈妈艺术照还可以记录下女性在这一特殊时期的美丽。另外，分娩时所产生的疼痛也只是很短暂的一阵，只要能够很好地按照要求去做，同医生密切配合，就能

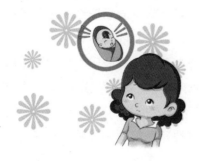

减少痛苦，平安分娩。没有人天生就会育儿，多看育儿类图书，多向过来人寻求经验，其实很多事情并没有想象中那么困难。至于工作的问题，可以合理安排，并主动寻求上司的理解。

❸ 为什么要有计划地怀孕

为了宝宝的健康，夫妻一定要有计划地怀孕。意外怀孕虽然也可以说是喜事，但恐怕带来更多的还是烦恼

和负担。也许家庭的经济情况还没有到十分宽裕的地步，或者怀孕是在身体欠佳、服用药物或是严重酗酒时发生的，这些都容易导致不理想的结果。

在这种情况下怀孕，准妈妈将会战战兢兢地度过接下来的10个月。这种不安的感觉不仅对准妈妈的身心有影响，对胎儿的健康也同样影响很大。

有计划地怀孕不仅可以有效地防止畸形儿的出生，还会让夫妻二人在整个孕期中愉快地度过每一天。

❹ 怀孕前算好孕产经济账

对很多夫妻来说，生宝宝既是情感上的决定，也是经济上的决定。养育一个宝宝的开销很大，经济条件是生育的基础，在不考虑孕育一个小宝宝所需的费用就怀孕的话，必然会持续增加经济负担。因此，夫妻在具备了一定的经济基础后再准备怀孕，是减轻妊娠、分娩、育儿压力的最好方法。

生个宝宝要花多少钱？备孕夫妻需要算好经济账。对大多数家庭而言，生宝宝或多或少都会影响家庭的经济支出。从准备怀孕开始，就需要接受孕前检查、购买相关书籍、调整饮食，甚至更换工作；怀孕期间准妈妈增加营养、购买孕妇装、产前各项检查，特殊情况时还需住院等；分娩

时住院费用；宝宝出生后购买各种日用品及日后的抚养和教育花费等。上述种种花费对原有的家庭经济支出会造成一定的压力，需事先对相关费用有一个大致的了解，结合家中的经济情况，在怀孕前做好经济计划，预留足够的钱，应付日后的开销。

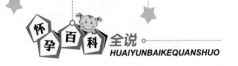

芝宝贝@你

如果夫妻双方都特别渴望要一个宝宝，那么就应该从经济上做好准备，宝宝出生后，开销会很大，如果想让家庭预算平衡，就需要制订一个实际的节约计划。只要每次节省一点儿，就会发现节约其实没有想象得那么困难，而且还能够体会到积少成多的乐趣。

5 怀孕期间女性要不要辞职待产

随着生活条件的提高，女性怀孕后会成为家庭的"重点保护对象"，越来越多的准妈妈会放弃工作专门在家养胎。这种选择需要因人而异，准妈妈可以根据自己的情况做出合适的选择。

准妈妈在辞职前应考虑下面这三个问题：

家里的经济情况是否允许？毕竟现在养育宝宝的花销水涨船高，如果准妈妈在考虑不周的情况下辞职，很可能造成准爸爸独自承担所有的经济压力，在一定程度上可能影响家庭经济或夫妻关系。

辞职后如何打发时间？准妈妈辞职后在家待产，和以前工作时相比，会觉得整天无所事事，非常无聊。朋友和家人也不可能随时陪伴，无法打发时间，甚至导致生活作息规律紊乱，这样也会影响准妈妈的心理状态。

远离社交及职场是否适应？准妈妈辞职以后社交圈自然就缩小了，同时也缺少了职场竞争压力给自己带来的动力，很可能就此懈怠下来，只沉浸在家庭的小环境中，视野渐渐狭窄，慢慢地与快速发展的外界脱钩。等到宝宝稍大，想重返职场时，才发现为时已晚，自己已经跟不上社会节奏了。

所以，如果准妈妈身体健康，丈夫工作较忙，准妈妈最好维持现有的工作，这样不仅能缓解经济压力，还能减轻孕期的心理压力。

如果原来就有习惯性流产、怀孕状况不稳定、工作岗位不利于胎儿健康的情况，准妈妈可以考虑辞掉工作，也可以向公司申请停薪留职或暂离工作岗位，等孕期结束，休完产假再重新上班。

准妈妈问

我怀孕后，一直很纠结要不要辞职，因为很多同事在办公室吸烟，我很担心吸"二手烟"会影响胎儿的健康，但是我也很珍惜现在的工作，我该怎么办呢？

专家答

办公室属于公共场合，除非出于公司规定，一般不好要求同事为你做出什么让步。但作为准妈妈的你是可以受到特殊照顾的，大部分同事出于人情都会对准妈妈另眼相待。所以，怀孕的你可以采用一种比较委婉的方式，如电子邮件或其他聊天工具，告诉那些吸烟的同事，请他们不要在办公室吸烟。或者求助于办公室内资历较深的女同事，得到她们的支持，委婉地告诉同事最好去外面吸烟。既然这个问题很好解决，那么你就没有必要辞职待产。

6 怀孕期间准妈妈是否需要调换工作

虽然一般来说，准妈妈没有必要辞掉工作，但是如果正在做以下工种的准妈妈，最好向单位或公司申请调换另一个比较合适自己的工作。

经常接触铅、镉、汞等有害物质的工种；高温作业、振动作业和噪声过大的工种；接触X线照射或其他电离辐射的工种；密切接触化学农药的工种。

另外，在许可的范围内，准妈妈还可以与同事协调一下工作的项目，相信同事们都愿意多给予准妈妈一些"礼遇"。

二、孕期营养准备至关重要

1 孕前3～6个月开始调理身体

近些年来，人们越来越关注孕前营养充电，认为宝宝的健康聪明与否不仅仅与孕期的营养息息相关，孕前营养也会影响怀孕的质量。也就是说，在备孕期间，夫妻二人要格外注意饮食和营养摄取，这样才能够让精子和卵子更具有活力，从而能够顺利怀孕，健康怀孕。孕前的营养不足会使怀孕更加困难，还会影响怀孕后胎儿的发育以及导致准妈妈乳腺泌乳不足而影响将来的哺乳。

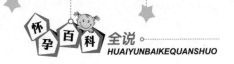

如果备孕夫妻自觉健康状况良好的话，可在预定怀孕前3个月开始调理身体状态和营养。为什么至少要提前3个月呢？这是因为精子和卵子生长发育期为3个月，在孕前3个月就开始调理身体、补充营养的话，那么得到的就是最健康、最营养的精子和卵子，这样才能结合出最健壮的受精卵！如果备孕夫妻一方身体状态不佳或者身体一直比较虚弱，最好在孕前6个月就开始调理自己的身体状态与营养。

越早行动，怀孕就会越容易。备孕夫妻各自根据自身需要来调节饮食营养，能够提高怀上健康宝宝的概率。

在调理身体状态之前，备孕夫妻可以专门去医院请医生对自己的身体状况作一个评估，并给出饮食建议。

❷ 孕前3个月开始补充叶酸

叶酸是一种重要的维生素。叶酸缺乏将导致准妈妈发生巨幼红细胞性贫血，影响胎儿的发育。并且，科学研究证实，在孕早期补充叶酸还能预防宝宝的脑神经管畸形。怀孕早期是补充叶酸的关键时期，然而，许多准妈妈在此阶段并不知道自己缺乏叶酸，也不知道自己已经怀孕，这就有可能错过补充叶酸的关键时期。一般来说，备孕女性应该在受孕前3个月开始服用叶酸。每天补充400微克的叶酸，使体内的叶酸维持在一定的水平，以确保胚胎早期有一个较好的叶酸营养状态。

备孕男性也要在孕前注意补充叶酸。因为叶酸不足会降低精液的浓度，减弱精子的活力，受孕成功的概率就低。从遗传学角度来说，叶酸缺乏还可能造成精子中染色体分离异常，这些都会影响到未来宝宝的身体健康。备孕男性补充叶酸不必像备孕妈妈那样按计划服用叶酸片，可以咨询医生，合理地进补叶酸制品，也可以多吃一些富含叶酸的食物。

富含叶酸的食物有很多，下面表格中所列的食物，都富含叶酸，备孕夫妻可适当多食。

蔬菜	花椰菜、莴笋、番茄、菠菜、胡萝卜、小白菜、油菜、扁豆、蘑菇等
水果	樱桃、草莓、橘子、香蕉、桃子、柠檬、李子、杏、杨梅、海棠、酸枣、山楂、葡萄、猕猴桃、梨、石榴等
五谷杂粮	小麦胚芽、糙米、大麦、黄豆、豆制品等
动物食品	动物肝脏、肾脏、禽肉及蛋类、牛肉、羊肉等
坚果	腰果、核桃、栗子、杏仁、松子等

3 孕前应多吃的助孕食物

备孕夫妻要格外重视饮食质量，不仅要保证各种营养的均衡，更要注意多食用一些助孕食物，同时还要养成良好的饮食习惯。足够的饮食营养直接关系到打造胎儿健康的条件。下面这八种营养可以说是促进怀孕的必需营养，备孕夫妻应经常食用富含这些营养的食物。

富含维生素B$_6$的食物	鸡胸肉、牛排、金枪鱼、花生、香蕉等
富含叶酸的食物	绿叶蔬菜、胡萝卜、南瓜、豆类、全麦面粉、蛋黄、杏、坚果、肝肾、酸奶等。
富含维生素C 的食物	花椰菜、青椒、西红柿、橙子、葡萄汁等
富含维生素E 的食物	花生、核桃、芝麻、瘦肉、乳类、蛋类、麦芽等
富含钙的食物	奶、奶制品、虾皮、芝麻酱、大豆、豆制品、芹菜、小鱼干、大骨汤等。
富含铁的食物	猪肝、猪血、鸭血、豆制品、芝麻、蘑菇、木耳、海带、桂圆等。
富含锌的食物	牡蛎、海带、大豆、扁豆、麦芽、黑芝麻、南瓜子、瘦肉等
富含镁的食物	谷物、豆类、苋菜、辣椒、蘑菇、杨桃、桂圆、核桃仁、虾米、花生、芝麻、海产品等

4 孕前不宜多吃的食物

从营养方面来说，孕前饮食适当与否直接关系到受孕时胎儿的健康质量，而要提高孕前饮食质量，首先要关心的就是孕前什么东西不能吃，什么东西不宜多吃，下面这些食物，备孕夫妻就要提高警惕，少吃为妙。

胡萝卜	胡萝卜含有丰富的胡萝卜素，但女性摄入过量的胡萝卜素会引起闭经和抑制卵巢和超常排卵功能
葵花子	葵花子中的部分蛋白质含有抑制睾丸功能的成分，过量食用可能引起睾丸萎缩，影响男性的生育功能
大蒜	大蒜有明显的杀灭精子的作用，食用过多对生育有着不利的影响
油条	长期进食油条很容易导致人体内铝元素的含量超标，可能会影响生殖系统，导致睾丸病变，造成男性不育

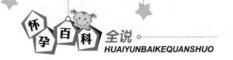
续表

过多糖	糖在人体内的代谢会大量消耗钙，孕期钙的缺乏，会影响胎儿牙齿、骨骼的发育
腌制食品	内含大量亚硝酸盐、苯并芘等，对身体不利
罐头食品	内含添加剂和防腐剂，是导致畸胎和流产的危险因素
含咖啡因的食物	如咖啡、可乐、浓茶及其他含咖啡因的食物。因为咖啡因能影响到女性生理变化，改变女性体内雌、孕激素的比例，从而间接抑制受精卵在子宫内的着床和发育
辛辣刺激性食物	如辣椒、胡椒、花椒等刺激性强的食品，多吃会出现消化功能障碍，引起便秘
味精	味精的主要成分是谷氨酸钠，进食过多味精可影响锌的吸收，不利于胎儿神经系统的发育

三、孕前养成良好的生活习惯

❶ 孕前要远离烟和酒

假若夫妻双方已计划好要生宝宝，怀孕前戒烟是势在必行的。吸烟与不育症有极大的关系，尤其对男性不育方面的影响更大。因为精子比卵子更容易受损害，吸烟能破坏吸烟者身体细胞中的染色体（遗传因子）。

酒精是必须禁忌的"社交性"药物，可导致精子活动能力下降、精子畸形、死精等。酒精代谢物一般在戒酒后2～3天消失，男性的精液生成周期为80～90天，也就是说每3个月左右生成一批新的精子。因此，为了保证精液质量不受烟酒的干扰，至少应

该在准备怀孕前3个月戒掉烟酒，从而保证有健康的精液孕育后代。对女性来说，女性性成熟后从原始卵泡到成熟卵子，一般时间为每月一个。因此，女性在备孕前也应戒烟戒酒。

❷ 孕前最好不养宠物

很多女性喜欢养宠物，并像疼爱孩子一样疼爱自己的宠物。但是如果计划怀孕，就把家里的宠物交给别人代为照顾吧。因为宠物身上可能存在一种能使人畜共患病的病原弓形虫。弓形虫对准妈妈和胎儿的健康都会有严重影响。孕早期感染弓形虫常会导致流产、胎儿发育异常等；孕晚期感染会严重影响胎儿的大脑发育，常致胎儿畸形或死胎。感染弓形虫病的宝

宝出生后主要表现为脑积水、小头畸形、精神障碍等。

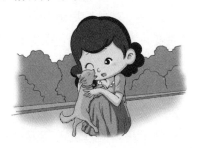

如果女性一直饲养宠物，那么备孕前最好去医院进行弓形虫病毒检查。此前有过不良孕产史，或者免疫功能低下，弓形虫抗体检查就更是必不可少。如果检验显示已经感染过弓形虫，并已产生抗体，就可以不用担心宠物问题了；如果检验显示从未感染过弓形虫，则表明体内还没有免疫力，就要特别注意喂养宠物的方式和自己的饮食卫生；如果检验显示正在感染期间，请暂时不要怀孕，应在治愈后再怀孕。

女性在备孕前最好把宠物送去做血清学检测。如果宠物体内没有弓形虫抗体，或者已经感染了弓形虫，就应该严格禁止与宠物亲密接触。备孕女性应该禁止宠物舔手、面部、饭碗、菜碟等，避免被宠物抓伤、咬伤。并定期给宠物的碗、碟进行沸水消毒。

❸ 备孕期间杜绝熬夜

不良的生活习惯对怀孕会造成很大的影响。怀孕前最好调整好生活规律。计划怀孕以后就不宜再熬夜了。因为熬夜有损健康，除了影响次日的精神状况，还会造成免疫力下降，会减少男性精子的数量和活力，影响女性激素分泌和卵子的质量，从而影响备孕。

美国哈佛大学医学院专家称，经常上夜班的女性患肿瘤的比例是白班女性的1.5倍，而且上夜班次数越多，风险越大。女性长期熬夜或者失眠会将身体原有的生物钟改变，从而引发

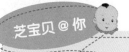

最好不要在怀孕后再开始饲养宠物，因为准妈妈这时刚刚接触小动物，对它们身上的细菌没有抵抗力，这样更容易受弓形虫感染。如果怀孕期间宠物只能放在家里，准妈妈一定要记得把清洁工作交给家人，因为弓形虫的主要传播途径就是粪便。同时，家人也要注意手的清洁。这样才能保证不会将弓形虫间接传染给准妈妈。

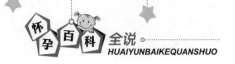
机体生命节律发生紊乱。这种紊乱又会导致一系列内分泌功能的失调，进而影响女性的排卵周期，随之出现月经不规律，而后孕激素分泌不平衡，影响怀孕。

因此，女性尽量别熬夜，尤其是准备受孕的女性。实在需要熬夜，白天也要尽量把睡眠补回来，同时按需求来调节自身生物钟。如果身体适应了"黑白颠倒"的生活，白天的睡眠质量也可以保证，内分泌恢复正常，对身体的不良影响会相应减少。而且，经常熬夜的女性应坚持每3～6个月测一次激素水平，以便及时发现问题，及早处理，以免影响怀孕。

❹ 备孕女性最好不要随便服药

孕前因病或其他原因服药时，要特别注意。因为一些药在体内残留，影响受精卵的质量。此外，一般情况下，女性在受孕2周后才发觉自己怀孕，如果这期间不注意，胡乱吃药，对器官形成期的胚胎影响更大。

怀孕前6个月首先应当停服避孕药品。避孕药中含有影响精子和卵子质量的激素，为了保证高质量的精子和卵子进行结合，必须排除一切影响质量的干扰因素。另外，也是为了防止已经怀孕但未能及时发现致使胎儿受避孕药的影响，造成女胎男性化或男胎女性

化，要在孕前6个月时停服避孕药。

用药前要了解此药在体内所起作用以及是否会对数月后的怀孕、胎儿的形成及发育带来影响，最好能够请教医生或有关专家。

孕前服用药物，千万不要自作主张，要采取科学的慎重态度。如果是必须要服用药物的情况，最好请教医生或有关专家，把自己的情况详细说明，并征询意见。

❺ 孕前女性可以接受X线检查吗

女性在怀孕前一段时间内不宜接受X线照射。因为医用X线的照射能杀伤人体内的生殖细胞。因此，为避免X线对下一代的影响，接受X线透视的女性，尤其是腹部透视者，过3个月后怀孕较为安全。女性如果每月的月经

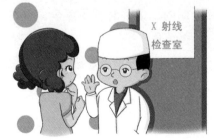

期较预定时间来得晚，又有必要进行X线检查，此时一定要告诉医生有可能怀孕和自己有怀孕的打算。医生会告知可否进行X线检查。必须要做X线检查时，也要屏蔽腹部。

所以女性如果在怀孕期间需要接

受X线检查或其他放射性治疗，应该明确告知医生自己已经怀孕，让医生评估最安全的方式，以免造成胎儿流产、畸形、心智发育迟缓等不良后果。

6 孕前控制体重有利于受孕

孕前控制体重很重要，这是因为女性过胖或者过瘦都会影响体内的分泌功能，不利于受孕，甚至还会增加婴儿出生后患上呼吸道疾病和腹泻的概率。过胖或者过瘦对女性产后的恢复也不利，会增加患妊娠高血压综合征、妊娠糖尿病的风险。

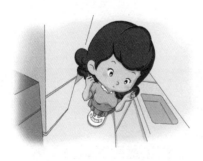

备孕女性太瘦，脂肪不够正常数量时，就会出现内分泌紊乱，不易怀孕，且太瘦会导致雌激素水平容易低下，也不容易受孕。这是因为此时女人的卵巢难以分泌出正常水平的雌激素，而引发月经周期性紊乱甚至于闭经，有数据表明有6%的不孕症患者病因是体重过轻。此外，过于"骨感"的女性容易营养不良，子宫内膜就像一片贫瘠的土壤，受精卵很难着床。

女性太胖，排卵容易不正常，除了卵子数量会减少外，卵子发育也缓慢，不容易在子宫内膜上着床，且肥胖还会导致女性雌激素水平降低，雄激素水平升高，不容易受孕。即使怀孕了也会出现各种风险，最常见的是孕期并发症增多，如妊娠高血压、妊娠期糖尿病等。

体重对于备孕男性同样重要。合理的体重能提高精子质量和生育能力。与体重正常的男性相比，超重男性的精子密度降低24%。肥胖还可能导致性欲减退、阳痿、精子量少等症状，影响生育。而体重过轻的男性，

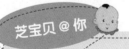

芝宝贝@你

什么样的体重才是标准的呢？可以参考我国常用的标准体重计算公式：

男性：标准体重（千克）=[身高（厘米）-80]×70%

女性：标准体重（千克）=[身高（厘米）-70]×60%

如果实测体重在标准体重的百分数上下10%为正常范围；大于10%～20%为过重；大于20%为肥胖；小于10%～20%为消瘦；小于20%为明显消瘦。

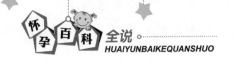

他们的精子密度比正常体重男性降低36%，精子质量和数量都大大下降。

所以，无论是体重超重还是体重过轻的备孕夫妻，都要在孕前注意调节饮食、锻炼身体，以达到正常体重的目的。

❼ 孕前运动可提高"孕力"

有了怀孕的计划，备孕夫妻就要为健康怀孕制订一个锻炼身体的方案，用最佳的身体状态迎接受孕时刻的到来。只有备孕夫妻身体强健，怀孕才会更顺利，胎儿的发育情况才会良好，将来生出的宝宝也会更优秀。

运动健身至少要在怀孕前3个月开始，运动的项目不能太激烈，不当的锻炼可能会使机体受到损伤。

孕前运动要遵守循序渐进、持之以恒、全面锻炼的原则，不能随意间断，更不能选择爆发力强、容易使人感到疲劳的运动项目，要想保证运动的效果，每周至少锻炼3次，每次20～30分钟，这个运动量就比较合适。

备孕女性可以进行游泳、登山、做广播操、长跑、打球、练健美操、跳舞、练武术等锻炼。坚持2个月，就可以达到增强身体素质的目的。

备孕男性也不能偷懒，一定要使自己的身体更加强壮，这样才能够提高精子的活动能力，使受孕更加容易，并且男性身体棒，也会遗传给胎儿良好的遗传基因，达到优生的目的。男性可多做有氧运动，如跑步、散步、游泳、骑自行车等，少做剧烈活动。

第二节　优生与遗传

一、优生是宝宝聪明健康的前提

❶ 怎样让卵子更健康

宝宝的到来，是优质卵子与优质精子的结合。生一个健康宝宝，卵子的质量非常重要。为了优生，女性最好先打造高质量的卵子，再计划怀孕，以保证孕育一个健康聪明的宝宝。

备孕女性可以从以下几方面提高卵子质量。

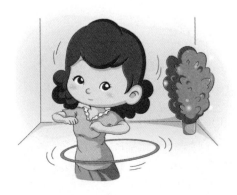

调整内分泌。没有严重的妇科疾病，内分泌正常是对备孕女性最重要的要求。内分泌正常的女性月经周期比较稳定，通过B超可以看出卵泡发育比较迅速和饱满，这样的卵子质量比较高。

在最佳年龄怀孕。卵子质量随着女性年龄的增长而下降，女性年龄越大，受精的那一颗卵子健康风险也越大，先天畸形儿概率也越高。这就要求女性最好在24~29岁受孕，不要因为忙于事业而造成生育困难和危险增加。

缓解压力。如果女性压力过大，精神始终处于紧张、焦虑的状态，大脑皮层就无法使激素正常分泌，抑制卵巢的正常排卵功能，不规律的排卵就会导致卵子的质量不高。

保持标准体重。太瘦或太胖都会影响卵子质量，降低怀孕的概率。

❷ 怎样提高精子质量

男性精子的健康程度，决定了将来出生的宝宝的健康和智力水平。因此，男性必须要提高精子质量。

日常生活中，有一些物质可以影响精子质量，备孕男性应该远离这些有害物质：如苯、甲苯、甲醛、油漆涂料、二硫化碳、一氧化碳、二溴氯丙烷、杀虫剂、除草剂等某些化学制剂；某些金属，如铅；某些麻醉药品、化疗药品；放射性物质；大麻、高浓度烟草、烈酒等成瘾性毒品。

男性的生殖细胞，从生精细胞发育为成熟精子的各个阶段，都极为脆弱。有些有毒物质会作用于男性生殖系统，直接侵害生殖细胞。它们或杀死尚未成熟的精子，或使得精子残缺不全，破坏其遗传基因。即使精子受害程度较轻，新生儿尚能存活，宝宝的健康问题也会给父母带来不安和不快。在大量接触有毒物质的男性中，其子女容易患上神经系统畸形、先天性心脏病、消化系统畸形、白血病、脑瘤等疾病，其发病率明显高于普通人群。因而提高精子质量也是孕前准备

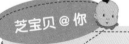

芝宝贝@你

男性体内缺锌会使性欲降低，精子减少，因此应多吃含锌量高的食物，如牡蛎、鸡肉、鸡蛋、鸡肝、花生、猪肉等。在吃这些食物时，不要过量饮酒，以免影响锌的吸收。若严重缺锌，最好每天口服补充剂，并定期测定体内含锌量。

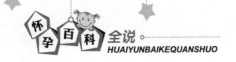

的重要部分。

如果不是机能障碍所致，男性在日常生活中多吃下列食物将有助于提高精子质量，如鳝鱼、泥鳅、鱿鱼、带鱼、鳗鱼、海参、墨鱼、蜗牛等，其次有山药、银杏、冻豆腐、豆腐皮等。这些食物中含赖氨酸高，是精子形成的必要成分。

❸ 备孕女性不可忽视的孕前检查

一般情况下，医生会建议夫妻二人同时在孕前3～6个月就开始做检查。这样做，在补充营养、叶酸以及接种疫苗方面都可留有充裕的时间。此外，一旦检查出其他问题，还可以有时间进行干预治疗。

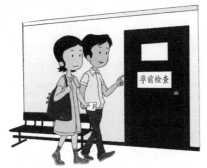

准备怀孕的夫妻要意识到孕前的咨询和检查是优生优育的关键。特别在取消婚检的今天，孕前检查能发现一些夫妇双方还不清楚，但有可能已经存在的一些对怀孕不利的问题。女性孕前检查主要包括：

生殖系统。了解有无生殖道炎症、肿瘤、畸形等。应做宫颈抹片检查以排除宫颈病变的可能性。

另外，女性需要通过白带检查有无滴虫、霉菌、支原体、衣原体感染、阴道炎症以及淋病等性传播性疾病。如无特殊情况，对梅毒、艾滋病、乙型肝炎、丙型肝炎等一般都会在孕早期通过血液检测。

围生期感染。主要包括风疹、弓形虫、巨细胞病毒、单纯疱疹病毒四项。静脉抽血即可查出，最好孕前3个月就进行检查。

肝、肾功能。肝功能检查除了肝功能全套外，还包括血糖、胆汁酸等项目；肾功能的检查包括尿素氮、肌酐、尿酸等，是通过静脉抽血来检查的，需要孕前3个月就检查完毕。

血、尿常规。血常规是为了初步了解血液方面情况，包括红细胞计数，血红管及白细胞计数、分类及血小板计数；尿常规主要检测尿糖、蛋白及红、白细胞管型等，也需要怀孕前3个月检查。注意尿检测需留取清洁中段尿。

口腔检查。如果孕期牙齿痛，考虑到治疗用药对胎儿的影响，治疗很棘手，受苦的是准妈妈和胎儿。所以口腔检查是十分必要的。如果牙齿没有其他问题，只需洁牙就可以了；如果牙齿损坏严重，就必须拔牙。最好在孕前6个月进行检查。

妇科内分泌。主要是采用静脉抽血的方式。对月经不调、不孕的女性进行包括促卵泡生成素、促黄体生成素、雌二醇、孕酮等6个项目的检查。一般3天可出结果。

ABO溶血。采用静脉抽血的方式对丈夫血型为A型、B型或AB型，而妻子血型为O型或者有不明原因流产史的女性进行包括血型和抗体滴度的检查，预防新生儿溶血症。

Rh血型不合。采用静脉抽血的方式检查，如果妻子Rh因子为阴性，丈夫为Rh阳性，就需要预防母亲和胎儿Rh血型不合的情况，因为在这种情况下，胎儿的血型有Rh阳性的可能性，Rh血型不合往往可导致严重后果，如胎死宫内，新生儿溶血症等，需要给予预防。

遗传性疾病。采用静脉抽血的方式对有遗传病家族史的育龄夫妻检查遗传性疾病。

以上有些检查如在孕前没有做，在怀孕早期也可以补做。

④ 备孕男性的孕前检查项目

想要生个健康宝宝，备孕男性的检查也十分必要。孕前检查的目的就是让每一对夫妇都能有一个身体和智力都能健康发展的宝宝。相信这也是每一对备孕夫妻的心愿。下面是男性孕检的大致项目：

泌尿生殖系统疾病筛查。检查生殖器官是否正常，其发育的情况是否与年龄相符合，有无畸形以及可否通过手术矫正，有没有包茎、精索静脉曲张、前列腺炎等疾病。

精液常规检查。精子质量检查是最基础的检查形式，也是最重要的，因为精子质量差是导致不育的主要原因之一。通过精液检查，可以获知精子活力、是否少精或弱精、畸形率、死亡率，判断是否有前列腺炎等，并提出相应的建议和决定是否采用辅助生殖技术。检查的最佳时间为孕前3个月，停止性生活7天后。

传染病检查。肝炎、梅毒、艾滋病等传染病检查也是很有必要的。虽然这些病的病原体对精子的影响现在还不明确，但是这些病原体可能通过丈夫传染给妻子，再传染给肚子里的胎儿，使胎儿出现先天性的缺陷。

询问病史。医生会详细询问体检者及家人以往的健康状况，曾患过何种疾病，如何治疗等情况，特别要重点询问精神病、遗传病等，必要时还要求检查染色体、血型等。这些状况对于医生判断是否存在染色体疾病有很大帮助，从而有助于减少不正常宝宝出生的可能性。

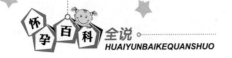

孕前检查可以让有不孕不育隐患的人少走弯路，尽快治愈，才能优生优育。

⑤ 备孕女性应接受哪些预防接种

备孕女性一定十分希望在孕育胎儿的10个月里都能平平安安，不受疾病困扰。虽然加强锻炼、增强机体抵抗力是根本的解决之道，但针对某些传染疾病，最直接、最有效的办法应该是注射疫苗。目前，我国还没有专为准备怀孕的女性设计的免疫计划。一般来说，怀孕前最好能接种两种疫苗，一是风疹疫苗，用于防止准妈妈感染风疹后出现先兆流产、流产、胎死宫内等严重后果，或可能导致的胎儿畸形。女性至少要在孕前3个月予以注射。目前国内使用最多的是麻风腮疫苗，注射一次可预防风疹、麻疹、腮腺炎三项疾病，另一种是乙肝疫苗，用于预防胎儿成为慢性乙肝病毒携带者。一般需要按照0、1、6的程序注射。即从第一针算起，在此后1个月时注射第二针，在6个月时注射第三针，加上注射后产生抗体需要的时间，至少应在孕前9个月进行注射。

⑥ 孕前必须治疗的疾病有哪些

想顺利地生育一个健康、聪明的宝宝，夫妻双方的身体必须是健康的，因此，应当认真检查和治疗不宜怀孕的原发病，确认康复后再怀孕，这不仅是生育一个健康、聪明宝宝的必要条件，也是保证准妈妈能安全度过孕期的必要措施。以下疾病应在怀孕前治疗。

贫血。这是一种女性常见病，站起来时有头发晕、头痛等症状。严重贫血不仅对准妈妈本身有影响，而且对胎儿发育也有不利影响。可以采用食疗的方法来治疗。多食用豆制品、猪肝、猪肉松、河蟹、蛤蜊、芝麻酱、海带、木耳等含铁量高的食物，或服用铁剂。

芝宝贝@你

另外还有一些疫苗，如甲肝疫苗、水痘疫苗、流感疫苗、狂犬疫苗等可根据自己的需求，向医生咨询，做出选择。但无论注射何种疫苗，都应遵循至少在受孕前3个月注射，或者在接受疫苗注射时要考虑到怀孕的问题。而且，疫苗毕竟是灭活或减毒的病原，并不是打得越多越好。坚持锻炼，增强体质才是防病、抗病的关键。

牙周炎。女性怀孕后，由于孕激素水平升高导致牙龈充血，易出现牙周发炎。若孕前患有牙周炎，则雪上加霜，加重病情，不仅影响怀孕女性的身体健康，还会殃及胎儿的发育。研究证明，牙周致病菌可进入血液循环，播散全身，并有可能通过血流进入胎盘，影响胎儿的生长发育，甚至诱发早产。因此，女性怀孕前应进行口腔检查，及早治疗，并注意口腔卫生。

结核病。目前结核病的治愈率很高。但女性治愈前不应当怀孕，否则不但影响自身疾病的康复，还可能传染给胎儿，并有早产、流产的危险。经过抗结核药物治疗后，还应定期进行健康检查，确认已经完全治愈后，再考虑怀孕。

肝脏病。女性怀孕后，肝脏的负担会增加。如果肝脏有原发疾病，就会使病情恶化。因此，应在肝脏疾病治疗好转之后，再考虑怀孕。目前对肝脏病的治疗方法比较多，效果也较好，一般都可以把病情控制住。

肾脏病。怀孕时，由于母体血容量增加，肾脏负担就会加重。肾脏病患者怀孕后就很容易并发孕期高血压疾病。这种疾病又会使肾脏病变恶化，引起早产、流产及死胎等现象。孕前应经肾内科评估，如果病情允许，才可以考虑怀孕。

高血压。高血压患者怀孕后易并发孕期高血压疾病致使病情加重。对自己血压值不太清楚的女性，如果有头晕、心悸、肢体麻木、视力模糊等症状就要去医院检查。高血压病的起因比较多，其中包括身体素质等因素。因此要注意平时的起居和活动，避免疲劳过度、睡眠不足、精神压抑等不利因素的出现，还要注意控制饮食中的盐摄入量。备孕女性要按照医生的治疗方案，认真服药和休息，以便尽快恢复正常。血压指数正常或接近正常后，在医生允许的情况下才可考虑怀孕，并要坚持服药。

心脏病。心脏功能不正常会造成血液循环障碍及缺氧，引起胎盘血管异常，导致流产、早产，女性的身体和生命都会受到威胁，所以怀孕前一定要正规医治并听取医生的建议。如果心脏功能尚好，经心内科医生评估，认为可以怀孕了再考虑怀孕，不可贸然怀孕。

糖尿病。糖尿病患者如果怀孕，病情往往变化很大。如果治疗不及时或发生其他感染，很容易出现并发症，危及生命。怀孕期间还会并发孕期高血压疾病，或引起流产、早产，甚至胎死宫内等现象。此外，分娩巨大儿和畸形儿的比例也较高。糖尿病患者能

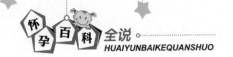

否怀孕要根据病情而定，应征求内分泌科医生的意见后再安排怀孕。

阴道炎。常见的有念珠菌性、滴虫性及细菌性阴道炎。在孕期，炎症可以导致胎膜早破及早产等并发症。因此，孕前应积极治疗。万一在治愈前怀孕了，不必过分担心，只要不是特别严重，孕期仍可安排治疗。

膀胱炎、肾盂肾炎。膀胱炎可以发展成肾盂肾炎，膀胱炎的症状有尿频、尿急及尿痛等。患膀胱炎的女性，应在治愈后再孕。

子宫肌瘤。患有子宫肌瘤的女性，如果肿瘤不大，在孕期没有特别异常现象，大多能正常分娩，但是患子宫肌瘤的女性不容易受孕，并且有的肌瘤有可能因怀孕而迅速增大，导致肌瘤变性、坏死，所以最好及时治疗。

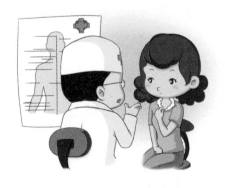

性病。如果夫妇一方在怀孕前曾有生殖器官的性病，如疱疹病毒Ⅱ型

感染，经过正规的治疗，在孕期没有复发或新的感染，可以正常妊娠。如果是在孕期发生感染或复发，对胎儿就会有很大的危险，可以导致胎儿发育迟缓。产后还会在宝宝的眼睛、口腔和皮肤黏膜等处出现疱疹病毒感染的征象。因此，夫妻双方在怀孕前一定要治愈这类疾病。如果疾病发生在孕期，应请教医生选择适宜的治疗方法及恰当的分娩方式。

精神病。曾患过精神失常的女性，会在孕期、产褥及哺乳期复发。所以有精神病史的患者，应坚持避孕以免疾病复发，甚至传给后代。孕前，应请精神科医生认真检查后，再决定是否可以怀孕。

7 选择医院应考虑的因素

选择什么样的医院直接关系着准妈妈的健康和宝宝的出生，尽量多考虑以下因素：

离家远近。孕3个月后需要多次产前检查，医院离家较近会比较方便。发生紧急情况时也便于及时就诊。

费用问题。各家医院的设施服务、医生的临床经验都有不同，因此，检查费用也会有一定差异。

怀孕和分娩培训。现在许多医院都开设了孕妇学校和模拟分娩的练习。如果有条件，准妈妈可以报名参加，以便在分娩时更好地配合医生，减轻自身焦虑、恐惧和疼痛，提高顺产概率。

自身的健康状况。如果身体状况不佳、患有各种内科疾病或有不良孕产史等，最好选择在综合医院分娩。

尽量在同一家医院检查和分娩。这样能够让医生对准妈妈的身体状况有全面的了解。如果必须要换医院，请务必把以前所有检查的诊断记录带到新医院。

二、神秘的遗传世界

1 宝宝智力与遗传有什么关系

虽然智力不完全由遗传因素所决定，但与遗传有一定关系。人的智力主要取决于遗传、环境两方面的因素。

人的智力与脑神经系统结构、细胞数量、神经递质、记忆分子等都有

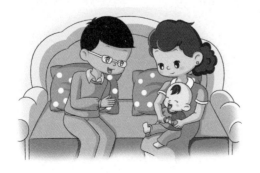

密切的关系，而这些都取决于遗传的基础——脱氧核糖核酸即DNA。

遗传是智力发展的基础，后天的环境是条件，二者都不可忽视。孩子出生后，来自先天的智力因素相对固定，而这种先天的智力因素能否成为现实，还受到文化背景、周围环境、家庭和学校的教育等许多因素的影响。

2 哪些疾病容易遗传给宝宝

如果备孕夫妻患有某些方面的疾病，那么，这些疾病会不会遗传给宝宝呢？如果备孕夫妻中的一方患有这些可能会遗传给下一代的疾病，有什么方法可以减少这些疾病的遗传概率的发生以及对宝宝的危害呢？

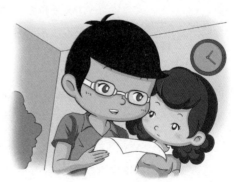

下面列出了几种遗传性较高的疾病，并就该种疾病，给准备怀孕或已经怀孕的夫妻做出了切实可行的建议。

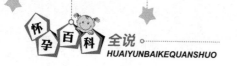

疾病	遗传概率	预防措施
哮喘过敏症	如果父母中有一人患哮喘或过敏症，孩子遗传的概率是30%~50%，如果父母都患哮喘或过敏症，概率就会提高到80%	母乳喂养能防止哮喘或过敏症的发生。无法母乳喂养的，一定要为宝宝选择过敏原很少的配方奶粉
高血压高血脂	如果父母一方患高血压或高血脂，孩子患病概率是50%；如果父母双方都患有高血压或高血脂，概率将提高到75%	有研究表明母乳喂养能够降低宝宝患有高血脂的概率。宝宝过了婴儿期后，应该确保每天营养均衡，并锻炼身体，避免过多脂肪的堆积。3岁后应进行常规血压检查，5岁后应做一次相关检查
糖尿病	父母双方都患有 I 型糖尿病，遗传概率为25%；父母中有一方患有 II 型糖尿病，遗传概率为7%~14%；父母双方都是 II 型糖尿病，遗传概率提高到到50%	坚持母乳喂养6个月后再添加辅食可以略微降低 I 型糖尿病的患病概率；对于 II 型糖尿病来说，要确保孩子的身体得到充分的锻炼，以免脂肪堆积，并确保饮食营养丰富，多吃水果、蔬菜、全麦食品，以降低患病概率
肥胖症	父母中有一方是肥胖症，遗传概率为40%；父母双方都是肥胖症，遗传概率就会提高到70%	备孕期间把体重控制在正常状态；孩子2岁后，应该按时检查身体，及早发现体重是否存在问题
近视、弱视	父母都是儿童期就近视，孩子近视概率与常人相比要高出6倍还多；如果父母一方在儿童期就弱视，孩子弱视的概率是常人的2倍	确保孩子在婴儿时期就做常规眼科检查。如果孩子是弱视，最好3岁以前就开始治疗
皮肤癌	父母中有一方患有黑色素瘤，遗传概率为2%~3%；父母双方都患有黑色素瘤，遗传概率就会提高到5%~8%；父母或者其直、旁系亲属在50岁前就被确诊患有皮肤癌，遗传概率会更高	尽量避免让孩子在太阳下直晒，使用效果好的防护用品

❸ 父母的哪些容貌特征会遗传给宝宝

许多年轻父母都非常关心自己的哪些容貌特征可以被子女所继承。要知道遗传并不像克隆动物那么一模一样。

有些遗传是接近百分之百的绝对遗传。肤色遗传时不偏不倚，让人别无选择，它总是遵循相乘后再平均的自然法则，然后打着父母中和色的烙印。下颚是不容商量的的显性遗传，像得让爸爸、妈妈们无可奈何；双眼皮也属绝对性遗传，有趣的是，爸爸的双眼皮几乎百分之百地遗传给子女们，甚至一些儿童出生时是单眼皮，长大后又补上像他爸爸那样的双眼皮。另外，大眼睛、大耳垂、高鼻梁、长睫毛，都是从父母那里最能得到的特征性遗传。

有些遗传有半数以上的概率。孩子的身高只有30%的主动权握在孩子自己手里，因为决定身高的因素35%来自爸爸，35%来自母亲。孩子将来是否秃头也与遗传有关，比如，爸爸有秃头，儿子有50%的概率，就连外公也会将自己秃头的25%的概率遗传给外孙们。青春痘这个让少男少女耿耿于怀的容颜症，居然也与遗传有关。因为父母双方若患过青春痘，子女们的患病率将比无家庭史者高出20倍。

有些特征虽有遗传，但概率不高。少白头属于概率较低的隐性遗传，因此父母不必过分担心自己的少白头会在子女头顶上如法炮制。

芝宝贝@你

有些特征虽是先天遗传，但后天可塑。有些特征确实是完全由父母遗传的，但还是有些东西是可以通过后天的锻炼来改变的，比如，声音、腿型等。

❹ 父母的性格会遗传给宝宝吗

心理遗传学认为，宝宝的性格一半来自遗传，这包括直系亲属的DNA遗传以及血型遗传；一半来自后天，包括孩子所处的生活环境、家庭氛围、教养方式，甚至包括居住条件和饮食习惯。

科学家研究表明，如果从父母一方获得的遗传物质DNA可以确定子女的身体特征，那它也会影响他们性格

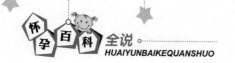
的某些方面。因此，像容易激动或者外向这些性格表现都是从妈妈或爸爸的基因中遗传下来的。

当然，除了遗传因素，环境对个性的发展也起着极其重要的作用。随着孩子的慢慢长大，在社会生活中接触的范围扩大，他的性格会逐渐趋向社会性，受环境的影响加深，成长道路中各种错综复杂的外部因素都会影响其性格的形成。事实上，在人的一生中，其性格都有变化和被重塑的可能。这也就是我们经常说的性格既有稳定性，又有可变性的特征。

5 哪些人不宜生育

按照优生学原则，患有下列遗传病的患者，所生子女发病危险大于10%，在医学遗传学上属高发危险率，故不宜生育。

常染色体显性遗传病。如家族性高脂蛋白血症、威尔逊氏综合症、马凡氏综合征、多发性家族性结肠息肉、先天性肌强直等，这类遗传病的显性致病基因在常染色体上，患者的家族中，每一代都可能出现相同病患者。且发病与性别无关，男女都可发病。患者与正常人婚配，所生子女的发病危险为50%，故谨慎生育。

X连锁显性遗传病。由于患者的显性致病基因在X染色体上，所以患者中女性多于男性。女性患者的后代，不论儿子还是女儿，均有50%的发病危险成为相同病患者，故不宜生育。而男性患者的后代，女儿百分之百患病，儿子正常，因而可生育男孩，限制女胎，如遗传性肾炎、假肥大型肌营养不良。

多基因遗传病。精神分裂症、躁狂抑郁性精神病、重症先天性心脏病和原发性癫痫等多基因遗传病，发病机理复杂，遗传度较高，危害严重，患者不论男女，后代的发病危险很大，不宜生育。

染色体病。先天愚型等染色体病患者，其所生后代均为染色体病患者，故都不宜生育。

常染色体隐性遗传病。夫妇双方均患有相同的严重常染色体隐性遗传病，如苯丙酮尿症、白化病、半乳糖血症等，不宜生育，因为其子代有1/4的概率患病且患病均等。

X–连锁隐性遗传病。这类遗传病常见的有血友病A、血友病B和进行性肌营养不良等。由于隐性致病基因位于X染色体上，故患者多为男性。男性患者与正常女性结婚，所生男孩全部正常，但女儿均为致病基因携带者。若女性携带者与正常男性结婚，所生子女中，儿子有50%的发病率，女儿全部正常。

由于遗传病种类繁多、遗传方式多样、对后代的影响也不同，因此遗传病患者在考虑生育问题时，应该进行遗传咨询，在咨询医生指导和帮助下，作出明智而理智的选择。

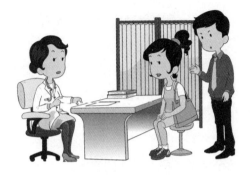

第三节　正确把握怀孕时机

一、选择你的最佳怀孕时间

1 最佳生育年龄为多大

女性的最佳受孕年龄是24～29岁，男性的最佳生育年龄是27～35岁。当夫妻二人在生育年龄上不能同时符合的时候，应以女方为主。

女性最佳的生育年龄为24～29岁。在此年龄段，女性的生育力最旺盛，子宫收缩力最好，出现难产的机会比较小。

如果产妇年龄太小，比如，20岁或者小于20岁，容易出现合并妊娠高血压综合征、早产等，也可能因为骨盆发育不完全而导致难产。

超过35岁的产妇属高龄产妇，生育进入危险阶段。首先，容易流产，妊娠成功率不高；其次，妊娠后期易并发妊娠高血压综合征，致使胎儿发育缓慢，死胎、死产的发生率升高；最后，卵细胞发生畸变的可能性增加，因此胎儿畸形的发生率增加。

男性的最佳年育年龄为27～35岁。这个年龄段的男性精力充沛，身体健壮，精子质量最高。高龄男性的精子质量降低也可引起胎儿畸形。

因此，想要宝宝的夫妻最好在做好自己的职业规划的同时，千万不要错过最佳生育期。

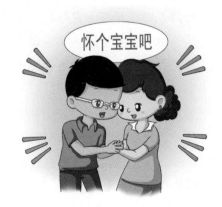

怀个宝宝吧

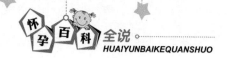

2 什么季节受孕最佳

结合我国的自然情况，从怀孕过程来分析，一般认为受孕的最佳月份是5～7月。

在怀孕初期40～60天发生妊娠反应时胃口会不好，爱挑食，而此时正好处在7～9月，蔬菜、瓜果品种繁多，有利于调节饮食增进食欲，保障胎儿的营养需求。

两三个月后正值秋季，气候凉爽，那时准妈妈的胃口会好很多，能够摄取充足营养，对胎儿的生长发育十分有利。此时日照充足，准妈妈经常晒晒太阳，体内可以产生足量维生素D，促进钙、磷的吸收，有助于胎儿的骨骼生长。

冬天和初春容易让准妈妈感染流行性感冒、风疹、流脑等病毒。但这时胎儿的胎龄已超过了3个月，已平安地度过了致畸敏感期。

分娩之时正是春末夏初，气温适宜，母亲哺乳、宝宝沐浴均不容易着凉，蔬菜、鱼、蛋等副食品供应也十分丰富。是坐月子的最佳季节。

宝宝满月后，时令已入夏，阳光充足，便于进行室外日光浴和空气浴。宝宝半岁后添加辅食时又已避过夏季小儿肠炎等肠道疾病的流行季节。

宝宝周岁时则是来年的春夏之交，

肠胃易于适应，断奶也容易成功。

当然，夫妻双方还要结合当地气候情况及个人的身体、工作等情况来选择怀孕的时间。

3 一天中何时受孕最佳

一天的12个时辰中，何时同房怀孕好呢？

通常认为，夫妻在晚上的21～22时同房怀孕较好。这段时间，既是人体功能的日高潮期，又与中医理论的"阴盛精气足"说法一致，此时同房怀孕会怀上聪明健康的宝宝。

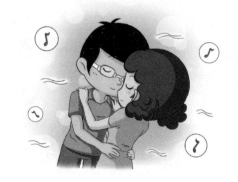

此外，在这段时间里同房，事后夫妻会很快入睡。女方睡眠时身体平卧，有利于精子顺利到达输卵管壶腹部跟卵子结合。因此，夫妻在晚上21～22时同房，是最佳的怀孕时间。

4 新婚期适宜怀孕吗

一般来说，新婚期有些不利于怀孕

的因素。例如，新婚期，夫妻为筹备婚礼，精力消耗很大，而且这期间少不了喝酒、吸烟，烟中的尼古丁、酒中的乙醇都会在一定程度上伤害发育中的精子和卵子。另外，新婚期性生活也会相对频繁，对精子和卵子的质量也有一定影响，这种受毒害而又质量不高的受精卵，容易导致流产、胎儿畸形、智力低下等情况。因此，如果存在这些不利因素的话，最好不要选择新婚期怀孕。

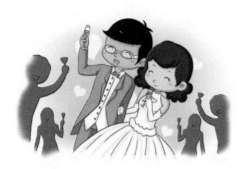

5 停用避孕药后可否立即受孕

短效口服避孕药是女性常用的避孕措施之一。目前市售的口服避孕药采用高效及高选择性的孕激素，剂量明显低于以往的避孕药。根据国外的研究结果证明，停药后即可以怀孕。通常在停药一周内会来一次月经，实际是一次撤药性出血。而后便恢复排卵，女性可以根据自己的意愿随时都可以怀孕。但是准备怀孕的女性不要随意用紧急避孕药。

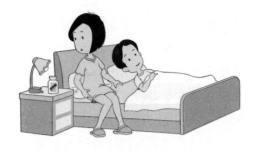

6 取出宫内节育器后可以立即怀孕吗

宫内节育器是许多女性采用的长效避孕措施。宫内节育器种类繁多，不外乎是通过机械、化学或生物等途径改变子宫腔的内环境，干扰受精卵着床来达到避孕的目的。目前常用的节育器使用年限为5~10年，女性准备怀孕时可随时将节育器取出。

宫内节育器并不影响女性的卵巢功能，每月仍有正常的排卵，因此宫内节育器能防止子宫内的妊娠，却不能防止异位妊娠。一旦取出节育器，子宫腔的微环境即可恢复正常，随时都可以怀孕；然而因不规则出血或感染而取出节育器者，子宫腔内环境的恢复往往需要较长的时间，最好经治疗，待月经恢复正常后再怀孕。

曼月乐环是一种含有激素的节育器，每日恒定释放左炔诺孕酮20微

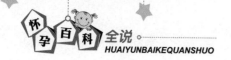

克，通过高浓度孕激素对子宫内膜局部的影响而发挥避孕作用，但对身体及卵巢功能几乎没有影响。放置此类节育器后，部分女性会闭经，但对健康却没有危害。取出节育器后，子宫内膜局部的孕激素水平降低，在卵巢周期的作用下，月经往往在短期内复潮。月经来潮即表明节育器对子宫内膜局部影响的结束。月经复潮后，凡有妊娠意愿者随时可以怀孕。

❼ 早产或流产后应隔多长时间再受孕

出现早产及流产的女性，由于种种原因会造成机体一些器官的平衡被打破，出现功能紊乱，子宫等器官一时不能恢复正常，尤其是通过人工流产的女性更是如此。如果早产或流产后不久就怀孕，由于子宫等的功能不健全，对胎儿十分不利，也不便于女性身体特别是子宫的恢复。

为了使子宫等各器官组织得到充分休息，恢复应有的功能，为下一次妊娠提供良好的条件，早产及流产的女性过6个月后再怀孕较为合适。

❽ 剖宫产后的女性为何不能马上再孕

有的女性第一胎进行了剖宫产，很快又怀上了第二胎，这对准妈妈身体健康和胎儿生长都很不利。剖宫产按子宫切口部位可以分为子宫体部剖宫产和子宫下段剖宫产。无论哪种剖宫产，再孕时均可能发生子宫切口破裂，造成危险。

子宫体部剖宫产由于体部肌层较厚，缝合时不易对合，产后子宫复旧时，子宫体部肌肉收缩明显，故体部切口愈合较差，再次怀孕分娩时，体部切口瘢痕位于主动收缩部分，就更容易发生子宫切口破裂。相比之下，子宫下段剖宫产由于肌层较薄，缝合时对位好，产后子宫复旧时无明显收缩，所以愈合较好，且其外有腹膜遮盖，再次怀孕时子宫切口破裂的可能性较小，即使切口破裂也常是不完全破裂。据统计资料表明，子宫体剖宫产再次怀孕后子宫破裂的发生率比子宫下段剖宫产高很多。但子宫下段剖宫产的女性也需要经过一段恢复期才能再怀孕。

一般接受过剖宫产手术的女性，如想再次生育，最好在两年之后再怀孕。尽管如此，在分娩时也还会有子宫破裂的可能。所以，剖宫产后的女性应做好避孕。

二、怎样才能如期受孕成功

1 在排卵期内受孕概率高

排卵是卵细胞和周围卵丘颗粒细胞一起被排出的过程。一般情况下，女性的排卵日期为下次月经来潮前的14天左右。卵子从卵巢排出后在输卵管内能生存1～2天，等待着与精子受精；男性的精子在女性的生殖道内可以维持2～3天的受精能力，因此，在卵子排出的前后几天里同房很容易受孕。通常人们为了保险起见，就将排卵日的前5天和后4天，连同排卵日在内共10天称为排卵期。

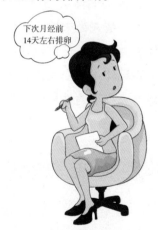

下次月经前14天左右排卵

因为在排卵期内同房容易受孕，所以排卵期又被人们称为易受孕期或危险期。在排卵前2～3天或排卵后24小时，也就是下次月经前的12～19天同房，受孕的机会最高。所以能够受孕的时间是排卵之前的2～3天到排卵后的1天。

通常会用到的计算排卵期的方法有经期推算法、进出体温测量法、观察宫颈黏液推算法、排卵试纸自测法等，由于排卵期会受疾病、情绪、环境及药物的影响而发生改变，所以推算法有时不太准确，最好是用两种或两种以上的方法结合计算。

2 用经期推算排卵期

女性的月经周期有长有短，但排卵日与下次月经开始之间的间隔时间比较固定，一般为14天左右。具体的推算方法就是从下次月经来潮的第1天算起，倒数14天或减去14天就是排卵日，排卵日及其前5天和后4天加在一起称为排卵期。这也是安全期避孕法的理论根据，因为在月经周期里除了月经期和排卵期，其余的时间均为安全期。

例如，以月经周期30天为例来算，这次月经来潮的第1天在4月26日，下次月经来潮就是在5月26日，再从5月26日减去14天，则5月12日就是排卵日。排卵日及其前5天和后4天，也就是从5月7～16日这10天为排卵期。这种方法适用于有正常、有规律月经周期的女性。

如果月经周期无规律或者不正常，则无法推算出下次月经来潮的日

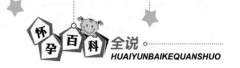
期，故也无法推算出排卵日和排卵期。

对于月经不正常和没有规律而无法推算出下次月经来潮日期的女性，可以用下面这个排卵期计算公式来计算排卵期：

排卵期第一天= 最短一次月经周期天数－18天；

排卵期最后一天= 最长一次月经周期天数－11天。

例如，月经期最短为25天，最长为34天，需将最短的规律期减去18，即 (25－18=7) 以及将最长的规律期减去11，即(34－11=23)，所以在月经潮后的第7~23天都属于排卵期。

③ 用基础体温测排卵期

在这里，备孕妈妈要明白基础体温和常规体温的测量方法是不同的。基础体温测量是指经过8小时睡眠后，醒来的时候不要进行任何活动（比如，进食或起床等）而测得的体温。按日期把每天测得的基础体温标在方格纸上，做成一条基础体温曲线。排卵期规律的女性可以发现这样的现象，在排卵期前两周左右，基础体温往往低于36.5℃，而排卵期后两周左右基础体温往往高于36.5℃。一般要至少测量3个月，才能真正了解卵巢的排卵情况，掌握较为准确的排卵期。

在月经期，如遇感冒、发热、腹泻、失眠、饮酒、使用电热毯等情况，往往容易影响基础体温，在测量时要注意，同时要注意标记说明。

基础体温的测量必须要在8小时充足睡眠后，醒来尚未进行任何活动之前测体温并记录。任何特殊情况都可能影响基础体温的变化，要记录下来，如前一天夜里的性生活、近日感

■以28天月经周期为基准的基础体温表

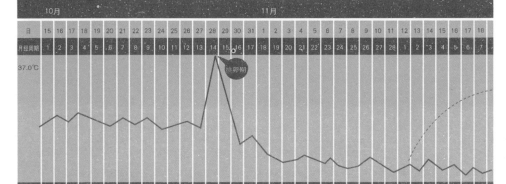

冒等。需要反复多次测试，并用看表点线相连。若月经不规律或生活不规律，如夜班、出差、失眠、情绪变化等，不能用此法判断有无排卵。

❹ 根据宫颈黏液推算排卵期

宫颈粘液由子宫颈管里的特殊细胞所产生，随着排卵和月经周期的变化，其分泌量和性质也跟着发生变化。月经过后，宫颈黏液一般会呈现三种状态：最早，宫颈黏液常稠厚而量少，颜色如牛奶，甚至没有黏液，称为干燥期；中期，随着内分泌的改变，黏液增多而稀薄，阴道的分泌物增多，称为湿润期；晚期，也就是接近排卵期时，黏液变得清亮滑润而富有弹性，如同鸡蛋清状，拉丝度高，不易拉断，出现这种黏液的最后一天的前后48小时之间是排卵日，也称为易孕期。

❺ 排卵试纸自测排卵期

一般在超市或药店可以买到排卵预测试纸。排卵预测试纸可以准确地检测出黄体生成激素的峰值水平，让女性能预知最佳的受孕或避孕时间。在使用排卵测试纸的时候，首先要确定通常的月经周期，即从每次月经的第1天到下次月经的第1天的天数。要从上次月经周期第11天开始测试，

每天一次。具体操作方法在排卵预测试纸的包装上都有说明。需要提醒的是，必须严格按照说明来操作，这样才能尽可能减少误差。对于预测的结果，可以参照说明来判断，如果用一句话来概括，就是：1条红线不排卵，属于安全期，2条红线排卵，属于危险期。

❻ 排卵前后同房的注意事项

在排卵期前应减少同房的次数，使丈夫养精蓄锐，以产生足够数量的高质量精子。但也不宜过少，以免精子发生老化，一般来说，专家建议精子提前起跑，即在排卵前一周每两天同房一次，这样可使精子提前或准时到达输卵管与卵子会合。这种提前起跑的方式，可以在一定程度上提高受孕的概率。

另外，同房时平和的心态对受孕也起着重要的作用。长期在工作、生活或生育上产生的焦虑紧张会影响男性的性功能及精液质量，以及女性的排卵及卵子功能。有的甚至在同房前

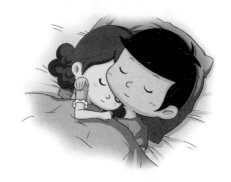

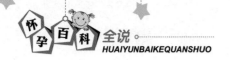

或同房时的焦虑紧张还会造成男性的不能勃起或射精不充分，影响精液质量，或者影响女性的卵子功能，大大降低受孕的概率。

7 避开那些不利于受孕的因素

除了排卵期不准确导致的受孕困难以外，下面表格中列举的情况，也可能导致备孕夫妻迟迟不能成功受孕。

	不利于受孕的因素	对孕育的影响	避开法
备孕女性	输卵管不通	如果输卵管有炎症，精子就会难以通过，或者受精卵容易滞留在输卵管，导致宫外孕	准备怀孕时要先去妇科治愈输卵管炎，并将其疏通，保证受孕通道畅通
	节食减肥	导致卵子活力下降或月经不正常，受孕困难；孕前营养不足还会影响乳房发育，造成产后泌乳不足，影响母乳喂养	准备怀孕时不要节食减肥，要通过合理膳食、科学锻炼来减肥；待营养状况良好时再怀孕
	精神压力大	可抑制排卵，干扰正常受孕	总是难以怀孕时，除了去做一些相关或必要检查外，注意放松精神。女性不要过于焦虑，丈夫不要产生埋怨心理。准备受孕时先预测一下排卵期，安排在排卵期同房，但同房后绝不可精神过于集中在能否受孕这个问题上，解除心理压力反会增加受孕机会
	偏肉食	干扰胚胎发育初期的正常基因印记，影响胚胎着床和胎儿发育，导致流产概率增加	准备怀孕时恰当摄取肉类食物，每天的摄入量不要超过总热量的20%
	经常洗热水浴或蒸桑拿	破坏精子生成的最佳温度，影响正常精子的产生	尽量不采取热水浴及桑拿浴

续表

备孕男性			
	经常做长途骑车运动	持续压迫阴囊，导致阴囊功能受到影响，造成阴部明显充血，可能诱发前列腺炎，使精液分泌减少	在准备怀孕时最好先放弃一段时间，可以采取其他运动方式代替，如游泳、登山、打球等，不建议剧烈运动。
	长期偏食	容易导致缺乏锌、硒，降低精子的活动力	饮食上最好吃得丰富一些，不要忌口，尤其注意多吃富含锌和硒的食物
	精索静脉曲张	造成血液滞留，导致睾丸局部温度升高，睾丸缺氧并造成代谢废物积聚	如果精索静脉曲张已引起睾丸萎缩，或精液质量明显下降，及早就医治疗，治愈后再考虑怀孕
	性生活过于频繁	降低精子的质量，影响受孕；在血液中形成一些抗体，形成受孕障碍	在准备怀孕时，最好暂停一段时间性生活，或使用避孕套，使女性不再接触精液，以降低血液中的精子抗体效价
	性生活持续时间过长	易引发前列腺炎，直接影响精液的营养成分和精子活力，导致受精卵质量不高	一般来说，单次性生活的正常持续时间以不超过20分钟为宜

第四节　提前了解充满母爱的胎教

一、完美胎教打造至尊好宝宝

1 什么是胎教

胎教一词源于我国古代，古人认为，胎儿在母体中能够受到准妈妈情绪和言行的感化，所以准妈妈必须谨守礼仪，给胎儿以良好的影响。其实胎教像教育一样有广义与狭义之分。

广义胎教是指为了促进胎儿生理上和心理上的健康发育成长，确保准妈妈能够顺利地渡过孕产期所采取的精神、饮食、环境、劳逸等各方面的保健措施。同时利用一定的方法和手段，通过母体给予胎儿有利于其大脑和神经系统功能尽早成熟的有益活动，进而为出生后的继续教育打下良

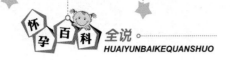

好基础。

狭义胎教即直接胎教，是根据胎儿各感觉器官发育成长的实际情况，有针对性地、积极主动地给予适当合理的信息刺激，使胎儿建立起条件反射，促进其大脑机能、躯体运动机能、感觉机能及神经系统机能的成熟，进而为出生后的继续教育打下良好基础。

❷ 准妈妈在胎教中的主角作用

众所周知，胎儿是由准妈妈孕育的，准妈妈既为胎儿提供了赖以生存的基础，又是胎教的主角。一方面，准妈妈为胎儿的生长发育提供了一切必要的条件，其身体素质和营养状况直接关系到胎儿的体质健康；另一方面，准妈妈的文化修养、心理情况又不可避免地在胎儿幼小的心灵中产生深远的影响，对胎儿的心灵世界产生不可低估的影响。因此，准妈妈是胎

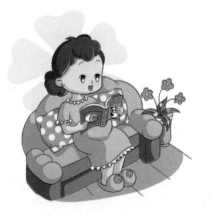

教的主角。

那准妈妈怎样发挥主角作用呢？一般情况下，从发现自己已孕育出一个小生命时起，多数准妈妈便意识到保护和培养这一幼小生命的责任感和使命感，并努力捕捉来自宫内的任何一点细微的信号，自然而然地开始了和小生命的"对话"，进行着亲切而又温暖的交流。

当然，由于每一位准妈妈的家庭环境、文化素养、道德修养以及对胎教的认识与付出的时间和精力或对胎教投入的爱心等方面的差异，造成了胎教的不同结果。因此，每一位即将做妈妈的人都应充分认识自己所肩负的责任，提高各方面的修养，很好地进入"主角"的角色，为宝宝的胎教尽自己最大的努力。

❸ 准爸爸在胎教中的重要作用

有人认为，胎儿在准妈妈的腹中，胎教的责任自然由准妈妈一人承担，其实这种想法是错误的。尽管准妈妈是胎教的主角，然而准爸爸在胎教过程中同样起着重要的作用。因为准爸爸参与的程度，直接关系着胎教的质量。

从理论上可以把准爸爸在胎教中的作用分为两大类："受孕胎教"和"协助胎教"。

"受孕胎教"就是准爸爸在准妈妈备孕时，努力地优化一切条件，比如，调节自己的身体至最佳状态，坚定孕育杰出下一代的决心等。准爸爸在身体健康、心情放松时孕育的宝宝，身体结实、头脑发达的可能性相当高。

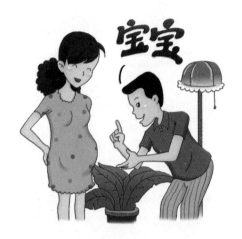

"协助胎教"就是准爸爸在准妈妈怀孕时应加倍关心、爱护、体贴准妈妈，让准妈妈多体会家庭的温暖，避免准妈妈有愤怒、惊吓、恐惧、忧伤、焦虑等不良情绪的刺激，保证准妈妈能心情愉快、精力充沛地度过孕期。同时在胎儿对外界的刺激有反应时，准爸爸应该常跟胎儿说说话，或者试着给准妈妈做轻微的按摩，陪准妈妈散步。总之，准爸爸为了让准妈妈保持平和的心态所做的一切努力，都可以归为"协助胎教"的范畴。

④ 长辈在胎教中的参与作用

不要以为胎教只是准爸爸、准妈妈的责任。实际上，家庭的其他成员，尤其是宝宝的爷爷、奶奶、外公、外婆等人也将在胎教中占据一席之位。胎教只有在准妈妈情绪良好、心情舒畅、家庭氛围和谐的情况下，才能发挥调节准妈妈情绪和启迪胎儿智慧的目的。如果长辈不能意识到自己在胎教中的作用，不能为准妈妈创造舒心、体贴的家庭环境，难免会影响胎教的效果。那长辈们应该怎样做呢？

不要重男轻女。如果老人一心想要孙子，而不要孙女，势必会给准妈妈带来一定的精神压力，甚至造成心理障碍，以致影响腹中胎儿的发育。

不要制造紧张气氛。不要用自己的经历，给准妈妈灌输怀孕如何麻烦和难受、分娩过程如何疼痛、培养宝宝又如何困难等思想，这对于准妈妈来说无疑是一种不良刺激，甚至由于先入思想而产生恐惧症，导致一场痛苦而又沉闷的怀孕和分娩，给胎儿造成极为不利的影响。

不要轻视怀孕。不要对准妈妈不以为然，也不要认为她太娇气。这对于准妈妈来说也是一种不良刺激，往往会给她原本就烦躁不安的情绪火上

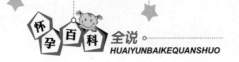

浇油，甚至发生口角，进而影响胎儿的良好发育。

⑤ 胎教对准妈妈的影响

胎教是通过调节准妈妈情绪和家庭氛围，进而调节胎儿情绪的重要的手段。在怀孕的10个月中，胎教会让准妈妈成为一位温文尔雅、内外兼修的魅力女性。

提高准妈妈的修养。胎教强调胎儿会受到准妈妈的影响，依据准妈妈的生活习惯而开始养成一些习惯。胎教要求准妈妈调整生活习惯，提高学识、修养，培养高雅的兴趣、爱好等，以便给胎儿提供一个良好的示范和氛围。在这层意义下，胎教会使准妈妈潜移默化地成一位知识丰富、品格高尚的女性。

让孕期生活更充实。在孕期，一些准妈妈常常有孤独的感觉，尤其

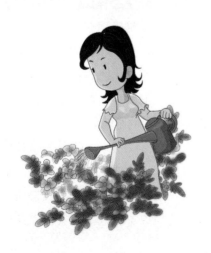

是不工作的准妈妈，加上怀孕期间身体上的诸多不适，导致生活单一，异常无趣。倘若准妈妈将胎教加入到日常生活中，不仅能使生活变得丰富多彩，还可以使大脑时刻保持灵活运作，心情保持舒畅，胎儿也会感受到外面的世界如此多彩美丽。

让亲子关系更融洽。通过胎教，准妈妈可以培养自己与胎儿的感情。让胎儿感受到自己的爱与关怀，进而期待胎儿出生后，能延续这份默契，给予宝宝最好的教育与照顾，为以后的亲子互动打好基础。

⑥ 胎教对胎儿的影响

科学实验证明，胎儿已经具有了一定的感受力和记忆力。国外研究表明，外界所提供的有意识的刺激行为，胎儿不仅能感受到，还能长期保留在他的脑海中，并对他出生后的个性、智力、体力等产生深远影响。我们知道，胎儿在母体内是可以感受到准妈妈的举动和言行的。准妈妈在怀孕期间的性格爱好、行为习惯都可以直接影响到胎儿出生后的性格、习惯、道德水平、智力等各个方面。

胎教可以使胎儿情绪稳定、身体健康，可以使他很好地参与亲子互动，对声音、颜色、光线等刺激反应敏感。此外，胎儿的记忆能力也会得

到增强，并在出生后具备较强的学习和生活能力。

7 胎教对新生儿的影响

研究证明，正是因为胎儿已拥有记忆力，才使胎教的作用得以发挥。准妈妈、准爸爸必须利用好胎儿的记忆力，提前培育健康聪明的宝宝。可见，胎教早于宝宝出生后所接受的一切教育，是比后天教育更深刻、更自然的教育方式。

出生后24小时内对经过实施音乐、语言、抚摸、运动、饮食、环境等胎教的宝宝进行智能评测，这些新生儿表现完全印证了胎教的作用：从情绪和社会交往能力上看，情绪比较稳定。当宝宝啼哭时，只要妈妈说："宝宝不哭，妈妈在这里陪你。"宝宝的哭声就会马上减小，多数宝宝会停止哭泣，并且追寻声源，吃奶后入睡快，清醒时目光透着聪慧，亮而有神；小手的伸张抓握能力强；四肢活动有力，肌力强，抚摸一下肢体，立即高兴地四肢舞动；扶坐时颈部肌力强；俯卧抬头，吸手能力好；对音乐特别敏感，一听到胎教音乐就不哭了；容易养成规律的睡眠时间，使新妈妈得到充分的休息。

婴儿出生后必须继续之前进行的胎教教育，如果受到胎教的婴儿出生后不继续给予持续训练，胎教的影响会在出生后6～7个月时消失。

8 胎教对婴幼儿的影响

实施过胎教的宝宝常具有以下特点：

对音乐敏感，有音乐天赋。实施过胎教的宝宝一听见胎教音乐，就会露出非常高兴的表情，并随韵律和节奏扭动身体。

心理行为健康，情绪稳定。实施过胎教的宝宝总是笑盈盈、乐呵呵的，非常活泼可爱。夜里能睡大觉，很少哭闹，特别好带。

语言发展快，说话早。有的宝宝2～3个月就能发"a"、"u"、"ba"、"ma"等音，有的半岁会发"爸、妈、爷、奶、姨"的音，1岁会说2～4个字的句子。

大动作能力发展优秀。宝宝抬头、翻身、坐、爬、站、走等动作都较早，并且动作敏捷。

协调性的精细运动能力发展良好。宝宝的抓握、拿、取、拍、打、摇、对击、捏、扣、穿、套、绘画等能力强。

学习兴趣浓厚。喜欢听儿歌、故事，喜欢看书、看字。

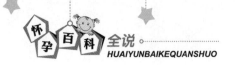

三、胎教成功的案例 ——斯瑟蒂克胎教法

1 什么是斯瑟蒂克胎教法

美国一对普通夫妇生下的4个女儿的智商超过160。它意味着有某一因素能够超越遗传，对人类的智商起到决定性的作用。他们所采用的胎教方法一时之间成为人们议论的话题。根据这对夫妇的名字，此胎教法被称为斯瑟蒂克胎教法，其主要内容是对胎儿说话并通过卡片教授胎儿文字与数字。

斯瑟蒂克胎教法的中心思想是，只要准父母以对胎儿的爱为基础制订完全的怀孕计划，并积极地将其付诸实践，每对夫妇都可以生下聪明伶俐的宝宝。

斯瑟蒂克夫妇看重的东西就是宫内教育。"孩子在出生前就开始学习了"，虽然每个人都知道这句话，但是究竟应该怎样对胎儿进行教育却是一个不折不扣的难题。对于这一点，斯瑟蒂克夫人的心中却有着明确的答案。

2 斯瑟蒂克胎教具体内容有哪些

斯瑟蒂克夫妇一直坚信"每一个胎儿都是天才"。正是这种观念促使他们从怀孕开始就坚持对胎儿说话，还利用卡片教授胎儿文字和数字。

除此以外，他们的胎教方法还包括听音乐和浏览图书，以及将准爸爸和准妈妈的生活趣事用非常自然的语调说给胎儿听。

实际上，这对夫妇对胎教的信念并没有在一开始就达到完美的程度。他们的胎教历程是在斯瑟蒂克先生的劝导下开始的，那时斯瑟蒂克夫人对胎教的态度并不像后来那样坚持。然而随着时间的推移，她也逐渐意识到了胎教的必要性，对胎教的热情也自然而然地高涨了起来。

斯瑟蒂克夫人心里十分清楚，不顺应自然而去人为地制造天才是一种徒劳的行为。孩子能清楚地察觉到父母的声音和情感，也能分辨出话语的意图。

所以这对夫妇告诫人们：准父母的心中不能有一丝急功近利的思想，而应该怀着即将与胎儿相见的喜悦心情进行胎教。

3 斯瑟蒂克怎样确立怀孕计划

每次说起胎教，人们很容易将其想象成一件从怀孕以后才开始的事情。实际上，胎教这个概念十分广泛，它涵盖了精子和卵子相遇时的注意事项，以及怀孕成功以后准父母为即将降临的孩子所提供的环境和教育。

提前做好怀孕计划也很重要。有详细的怀孕计划，即使不能确定自己是否已经怀孕，也可以在相应的期间里有意识地回避会给未来胎儿造成危害的行为和言语。

斯瑟蒂克夫妇也特别看重在怀孕前做好为人父、为人母的心理准备。丈夫和妻子要相敬相爱，随后在确定完整的怀孕计划之后，竭尽全力地创造让健康的精子和卵子相遇的良好条件。

要想让健康的精子和卵子相遇，夫妻两人就必须将精神和身体调整到最佳状态。反之，如果心绪不宁，人的血液就会偏向酸性，这会对今后的胎儿产生不好的影响。

可以说，怀孕计划的制订既是丈夫和妻子各自做好心理准备的过程，也是给胎儿营造安稳的子宫环境的开端。

❹ 怎样为胎教做准备

确定怀孕计划之后就应该开始准备孕期将要用到的胎教用品。

首先需要购买的就是能够使人产生联想和希望的色彩鲜艳的图书，虽然孕晚期才会用到文字卡片和数字卡片，但准妈妈可以把它们事先准备好并保存起来。

最好制成两套，写上从1~10这10个数字的卡片，并在另外几张卡片上画出"+"、"-"、"="等数学符号。

制作的材料最好选用白色的卡片纸，并将不同的颜色搭配起来在纸上写字，争取达到一目了然的效果。文字卡片的制作要点也与之相类似。

❺ 为什么说胎教源自心底无限的爱

斯瑟蒂克夫人在胎教之后又对4个女儿实行了早期教育，使姐妹4个都极为聪明，并成长为感情丰富且情绪安定的女孩。

除了胎教方法得当这个重要的原因之外，另一个不能不提的根本原因就是伟大的母爱。

从斯瑟蒂克胎教法中极为朴实的胎教内容就可以看出，要想和这对夫妇一样持有坚定的信念和积极的行动并不是一件容易的事。

斯瑟蒂克夫妇的成功告诉我们，应该让自己的内心对胎儿的爱成为胎教的根源和基础，而不是某一种简单的期望或者目标。只有做到这一点，胎教这棵树才能结出最饱满的果实。

❻ 怎样运用卡片进行胎教

胎儿的记忆能力从怀孕第6个月开

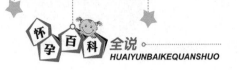
始提升，在怀孕第8个月时逐渐稳定。在这一时期对其进行文字教育往往会取得最佳效果。在此基础上，准妈妈还可以让胎儿接触一些单词，在遇到没有见过的文字时应该正确读出这个字，并用手指写出来。每一个字再组3个词，最好能把与每个单词相关的画面也一起描绘出来。

准妈妈在为胎儿讲解数字、文字和图形等概念的时候，可以灵活地运用卡片。这种卡片很简单易做，可以用彩笔在白色硬纸上写上文字和数字。准妈妈进行胎教时，应先集中注意力凝视数字、文字的形状及颜色。然后描述一下联想到的相关画面，最后再直接拿实际生活中的对应事物举例，让胎儿留下深刻的印象。

❼ 怎样进行子宫对话

斯瑟蒂克胎教法中有一个不可缺少的要素，即"子宫对话"。

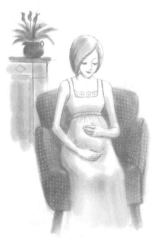

子宫对话并不是需要高超技术的胎教方法，对准妈妈来说它是一种不可或缺的胎教手段。

准妈妈应该以比做任何事都积极的态度来对待与胎儿的谈话。尽管一直以来就有这样的说法，就是养育孩子的女性应该把自己变成话匣子，但按照胎教的理念，这个时间范围应该扩大到怀孕阶段。

准妈妈在对腹中的宝宝说话的过程中，应该把自己在日常生活中所遇到的事情非常详细地说给胎儿听，争取用语言把自己所接受的信息全部表达出来。

"子宫对话"其实就是要让准妈妈把自己变成话匣子，从早上起床直到晚上睡觉，把自己的所有想法、行动和感觉都讲给胎儿听。

这种习惯可以使准妈妈和准爸爸更清晰地意识到胎儿的存在，并迅速传达对胎儿的爱。

从怀孕的那一瞬间起，我们就应该把胎儿当作实际存在的对象，在此基础上与胎儿进行积极且充满爱意的交流和对话。

❽ 阅读有图画的书籍有什么作用

我们都知道童话书对胎儿有很大的益处。斯瑟蒂克夫人每次怀孕后一定要给胎儿朗读印有美丽图画的童话书，色彩明快、文字内容丰富的童话书可以把梦想、希望和友情的概念传递给胎儿，使子宫对话的内容和范围瞬间变得丰富与宽广起来。

斯瑟蒂克夫人曾回忆说，她在怀孕2个月时就阅读一些画有动物图片的童话书。那些书籍给人带来一种朴素而美好的感觉。

其实，胎儿到底能不能理解书里的内容，甚至他们能不能清楚地听到准妈妈的声音都不重要。重要的是准妈妈能否带着兴趣去阅读，并从中感受到乐趣。所以，准妈妈在厌倦甚至是反感的心态下阅读童话毫无用处。

斯瑟蒂克夫人说，胎儿也对童话书有着自己的偏好。他们喜爱那些由原色红、蓝、绿构成的线条，且色彩鲜艳、画面简洁的图书。此外，书中最好不要有太多的文字，文字不要超过整个页面的50%。

❾ 欣赏音乐或哼唱歌谣有什么作用

准妈妈根据自己的喜好为胎儿播放音乐，或是直接哼唱歌谣给胎儿听，能丰富胎儿的感性认识能力，并陶冶其情操。此时最好选择一些旋律平缓而优美的音乐。

准妈妈和准爸爸可以把胎儿的小名编到歌词里再哼唱给胎儿听，也可

以把平时喜爱的几首曲子录到一起连续播放，这些做法都将提升胎教的效果。

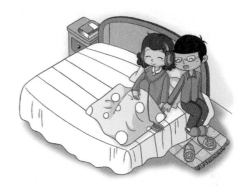

❿ 让胎儿听准爸爸的声音有什么作用

准爸爸的声音比准妈妈的声音更容易让胎儿听到，准爸爸的声音可以刺激胎儿的脑部发育，但多数准爸爸陪在胎儿身边的时间十分有限，所以大多数胎儿对准爸爸的声音并不是特别熟悉。

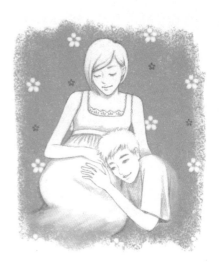

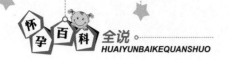
与此相反的是，一体相连的准妈妈和胎儿之间，早已非常自然地形成了一种亲子关系，而这种亲子关系，对在怀孕和分娩过程中一直起辅助作用的准爸爸来说，往往是可望而不可及的。

在这种情况下，准爸爸就更应该一有空闲时间就让胎儿听一听自己的声音，努力使自己与胎儿之间的感情变得深厚起来。

11 怎样将看到的事物描述给胎儿

将日常生活中产生的所有想法和感觉都说给胎儿听，会明显提高其智力。比如，"硬邦邦的"、"软绵绵的"、"金灿灿的"……准妈妈可以把这些通过感觉器官接收到的信息直接表达出来，这样可以使胎儿很快对其产生认识，并达到使胎儿自身的感觉变得更加灵敏的效果。

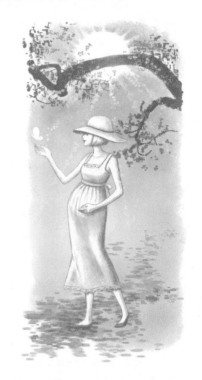

芝宝贝@你

在散步或者逛街时，准妈妈可以把周围的风景描述给胎儿。比如，天上的云朵、玩耍的孩子、橱窗里漂亮的衣服和在道路上穿梭的汽车等，都可以是描述的对象。准妈妈若能饶有兴致地观察，就可以给胎儿带来感官上和认识上的刺激，从而让其得到丰富的间接体验。

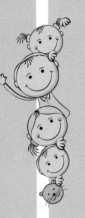

第二章

孕1月（0~4周）
我像一只透明的小海马

　　亲爱的爸爸妈妈，当你们得知我来了，一定会特别激动幸福吧！因为我不仅仅是你们生命的延续，也是你们爱情的结晶，还给你们带来了惊喜。

　　我曾经是爸爸体内的一只"小蝌蚪"，我与三亿多个竞争对手一同来到妈妈的身体里。在接下来的残酷的比赛中，我成为勇敢的优胜者，与卵子结合成受精卵，然后入住"临时住所"——子宫。

　　现在的我最怕妈妈不小心保护我，要是这个时候出点事情，那我可从"根"上出问题了。可不能让我输在起跑线上噢！

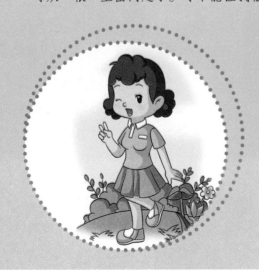

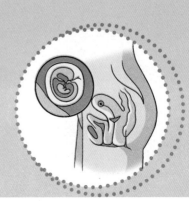

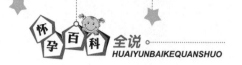
第一节 胎儿和准妈妈的变化

一、胎儿的变化

① 精子与卵子相遇啦

在这个月的某一天，精子与卵子相遇并形成了受精卵，受精卵的形成标志着新生命的开始，胎儿的性别从他们相遇的那一刻就已决定，在接下来的两三天里，受精卵会一边穿过输卵管，一边进行细胞分裂，受孕4天后，受精卵进入桑葚胚阶段，并且很快就会含有25~30个细胞。这些细胞有些会发育成为胎儿，有些会演变成胎盘。受孕4~5天后，受精卵上会出现一个充满液体的大腔，此后的阶段，桑葚胚被称为胚泡，作为胚胎，这时会在子宫壁上挖一个小洞把自己深深地埋进去，做完这件事情，大约再用6天时间胚胎就着床安家啦！

② 胚胎像一条透明的小海马

在准妈妈怀孕的第3周，胚胎长0.5~1厘米，重不到1克，就像一条透明的小海马，第4周胎盘已经开始形成。胎盘是由无数的绒毛组成的，是胚胎与准妈妈进行物质交换的场所。

③ 进入胚胎发育关键期

在这个月的最后1周，胚胎开始从圆盘形变成倒置的小梨形，并且会分成两层，胎儿所有器官和身体的各个部分都是由这两层发育而来的。从这一周到第10周，胎儿所有的器官都将开始发育，有的甚至开始工作了。

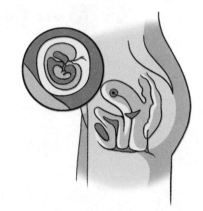

二、准妈妈的身体变化

① 从外形看，准妈妈依然苗条

准妈妈此时已经怀上了小宝宝，但由于胚胎刚刚形成，尽管体内在不停地分泌着维持怀孕的激素，但子宫的外表和形状不会发生明显变化。子宫的大小基本和没怀孕时一样，只是比没怀孕时稍微软了一点，并开始增厚，以保护刚刚形成的胚胎。所以从外形上看，准妈妈没有什么变化。

2 没有明显不适的感觉

由于胚胎很小，准妈妈体内的激素水平也比较低，大多数不会出现不舒服的感觉。但是，有的准妈妈爱犯困，也有的准妈妈会出现身体疲乏、发热或恶寒，好像要感冒一样的感觉。还有的准妈妈乳头变得敏感甚至有些疼痛，极少数的准妈妈偶尔会感觉肚子有些沉。

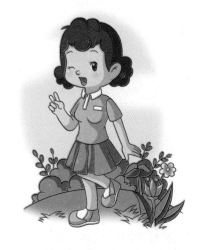

另外，准妈妈还有一些特别的身体变化，比如，月经推迟超过10天；胃口发生变化，食欲不佳，有时恶心、呕吐，本来喜欢吃的东西不爱吃了，本来不喜欢吃的东西变得特别爱吃；乳房感觉肿胀，触碰有痛感；出现尿频。如果出现这些情形，怀孕的可能性很大。

准妈妈问

在怀孕初期，因为不知道，我错把怀孕的一些症状当感冒了，吃了一些感冒药，我很担心，这些药对胎儿是否有影响？

专家答

如果错把怀孕当感冒，吃药、打针都对脆弱的胎儿伤害很大。在这里提醒准妈妈，在开始备孕之后，应该时刻提醒自己有可能怀孕，需要用药的时候都要想到这个问题，以免后悔莫及。但是吃药也不是一定会造成胎儿畸形，胎儿到底会不会受严重影响，跟感冒药的成分、剂量、服用时间等都有一定关系，可以咨询医生，分析一下。如果吃的剂量较小、时间较短、药性也较温和，可以跟踪一下胎儿的发育情况再做决定。

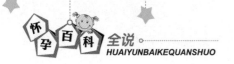
第二节 准妈妈营养速递

一、准妈妈需要补充的营养素

❶ 蛋白质的需要量要增加

蛋白质是胎儿生长发育的基本原料，孕期对蛋白质的需要量要增加，以满足母体、胎盘和胎儿生长的需要。有研究表明，人的一生中，中枢神经系统发育的最关键时期是胎儿时期和婴儿时期。准妈妈只有供应足够的蛋白质，胎儿大脑发育才能正常进行。

优质蛋白质主要来源于动物性蛋白及植物蛋白，所以准妈妈应多吃瘦肉、鱼、蛋、牛奶及其奶制品，豆腐、豆浆等豆制品。在动物蛋白中，牛奶、蛋类的蛋白质是所有蛋白质食物中品质最好的；在植物蛋白中最好的是大豆蛋白，也是素食主义者的最

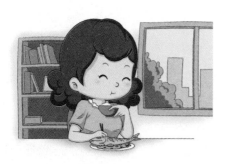

主要的蛋白质来源。动物性蛋白与植物蛋白混合食用，能更好地满足准妈妈需要。

准妈妈在孕期的不同阶段，蛋白质摄入量有所区别，以非体力劳动者女性每日摄入65克蛋白质为标准，孕初期（1~3个月）每日增加5克左右；孕中期（4~6个月）每日增加15克左右；孕晚期（7~9个月）每日增加20克左右。这样才能较好地满足准妈妈的消耗量。

❷ 适当补锌

由于胎儿生长发育迅速，准妈妈很可能有缺锌的倾向。孕早期正是胚胎形成、器官分化、初具人形的时期，如果母体内锌含量不足，可影响胚胎发育和形成，引起胎儿畸形并容易引起妊娠并发症。同时，锌对准妈妈的健康也十分重要，当准妈妈缺锌时，会出现味觉减退、食欲不振等症状，影响各种营养物质的摄入，引起营养不良。所以准妈妈应注意防止锌元素缺乏。

孕期适当补锌应以食补为主。牛肉、猪肉、羊肉、鱼肉等动物食品及各种海产是锌的主要来源；植物性食物中，荞麦、黑麦、小麦、玉米、花生米、核桃仁中锌含量也较高，准妈妈只要合理膳食，保持营养平衡，

一般可满足锌的需要。但准妈妈补锌不易过量，因为人体内大量的锌能抑制吞噬细胞的活性和杀菌力，从而降低人体的免疫功能。

二、准妈妈的饮食安排

① 粗细粮搭配着吃一举两得

有些准妈妈的营养食谱准备得十分精细，却忘记了要适量食用粗粮。其实，怀孕期间的饮食应该注意粗细搭配，营养均衡。

准妈妈吃主食的时候，要粗细搭配，不要吃得过精，以免造成某些营养元素吸收不够。据研究，经常吃粗粮的准妈妈流产和早产的发生率较低。

粗粮主要指没有经过精细碾磨的谷类，首先是玉米、小米、高粱、黑米、荞麦、燕麦等，这些都是餐桌上最常见的粗粮；其次是没有经过精细碾磨的面粉和大米，即全麦粉和糙米，以及用它们制作的全麦馒头、全麦面包、全麦饼干、全麦面条、糙米粥等；最后，绿豆、红豆、芸豆、饭豆、扁豆等杂豆类，虽然不是谷类，但其营养特点与谷类相似，也可以归入粗粮范畴。

而常见的主食，如馒头、花卷、烙饼、面包、饼干、面条、米粉等，这些食物的共同点是碾磨加工比较精细，可称为细粮。精细碾磨加工造成谷类原有营养素大量损失，所以细粮的营养价值普遍不及粗粮。

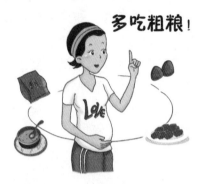

多吃粗粮！

② 适合的奶制品才是最好的

怀胎十月，营养为先。奶类是热量、优质蛋白质、脂肪、钙、磷、镁、维生素B_2等营养素的重要来源。准妈妈是选择孕妇奶粉还是鲜奶要根据自己的接受程度来定。

有以下情况的准妈妈适合喝孕妇奶粉：妊娠反应明显，因恶心、呕吐、偏食、厌食等问题而造成饮食失调，使得包括热量在内的营养素摄入不足或不均衡，怀孕前体重较轻，总体营养状况不理想，某些营养素不足或缺乏；孕期体重增加不足；因工作原因无法保证营养均衡的三餐或体消耗过大。

有以下情况的准妈妈不适合喝孕妇奶粉：妊娠糖尿病或糖耐量异常，

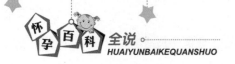
或体重超重，或体重增加过快的准妈妈不宜大量饮用，最好控制在每日300毫升左右，再搭配适量鲜奶，酸奶等其他奶制品。

有以下情况的准妈妈适合喝鲜奶：饮食全面均衡、种类丰富、营养状况好；孕前体质好、体重达标、孕期体重增加量正常且已经补充了多种营养素制剂，不习惯偏甜口味。

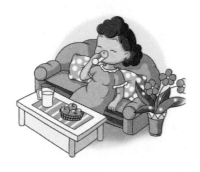

❸ 对准妈妈有益的健康食品

孕期是一个较为特殊的时期，因此，在饮食上更有着特殊的要求。对准妈妈有益的食品可以适当多吃、常吃。以下是一些对准妈妈有益的食物：

木耳。木耳有黑木耳和白木耳两种，有润燥利肠、凉血止血之功效，可滋肾养胃。

大蒜。大蒜含有多种营养物质。据分析，每500克大蒜含有蛋白质6.6克、脂肪0.3克、糖3.6克以及多种矿物质和维生素。准妈妈吃大蒜有益健康，但不宜过多生食大蒜，以免刺激胃肠道或伤肝损目。有胃、十二指肠溃疡的患者宜少吃大蒜。

核桃。核桃的营养价值和药用价值都较高。100克核桃仁可产生670千卡热量，是同等重量粮食所产热量的一倍；每千克核桃仁相当5千克鸡蛋和9千克鲜牛奶的营养价值。核桃仁中的不饱和脂肪酸含量高，有降低血中胆固醇的作用，其中亚油酸还是理想的肌肤美容剂。核桃中的磷脂具有增强细胞活力的作用，能让皮肤光滑细腻，增强机体抵抗力。中医认为，核桃有温肺、补肾、益肝、健脑、强筋、壮骨的功能。准妈妈经常食用核桃仁，可促进胎儿骨骼、毛发和细胞的生长发育，还可预防妊娠高血压疾病的发生。

海带。海带属海藻类食品，含有蛋白质、氨基酸、维生素、无机盐、微量元素等多种营养素，特别是碘的含量非常丰富，是人体碘的良好来源。孕期及哺乳期女性需要补充足够量的碘元素，以满足身体的需要。

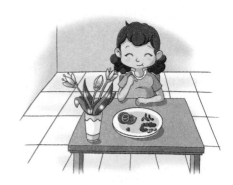

莲藕。鲜藕含有大量的糖类和丰富的钙、磷、铁以及多种维生素。鲜藕具有清热、养血、除烦等功效，可治产后失血过多引起的血虚失眠，还可止血解渴，解酒毒；藕节有止血作用。准妈妈可根据自己的口味及身体情况合理健康食用。

花生。花生中蛋白质含量较高，其营养价值可与鸡蛋、牛奶、瘦肉等媲美，而且易被人体吸收。花生皮还有补血的功效。花生可与黄豆一起炖汤，也可以和莲子一起煮粥或做成米饭。最好不要用油炒着吃，这种做法营养价值会流失很多。

夏威夷果。夏威夷果原产于澳洲，含油量高达60%~80%，还含有丰富的钙、磷、铁、维生素B_1、维生素B_2和氨基酸。夏威夷果可以鲜食，但更多的是加工成甜味点心。

松子。松子含有丰富的维生素A和维生素E，以及人体必需的脂肪酸、油酸、亚油酸和亚麻酸，不但具有益寿养颜、祛病强身之功效，还具有防癌、抗癌之作用。

准妈妈问

怀孕以后家里人买了好多营养品，而且都是挑贵的买，觉得越贵的营养越好，是不是这样呢？

专家答

食品的营养价值通常指食品所含营养素和能量能满足人体营养需要的程度而言。营养价值的高低，取决于所含营养素种类是否齐全，含量多少及其相互比例是否适宜。价钱高的食品不表明其营养价值高，如鱼翅的营养价值比不上鱼肉、鲜牛奶，鸡蛋的营养价值就高于蛋白质粉……当然，如果是因为疾病或其他特殊原因的需要，某些普通食物不适于食用时，可选择一些保健品或营养品代替。因此，不能以价钱的多少来衡量食品营养价值的高低，在选择营养品时更应考虑自己是否需要。

准妈妈应按照孕期食物选择的原则选购食品，各类食物齐全、比例搭配合理。

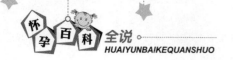
榛子。榛子含有不饱和脂肪酸，并富含磷、铁、钾等矿物质，以及维生素A、维生素B₁、维生素B₂、烟酸，经常吃可以明目、健脑。榛子可以压碎与麦片一起吃。

④ 远离那些易引起流产的食物

准妈妈在饮食上要格外注意，有些易导致流产的食物最好不要食用，千万别因为一时贪嘴而导致与宝宝无缘见面。

山楂。无论是鲜果还是干片，准妈妈都不能多吃，因为山楂有刺激子宫收缩、引发流产和早产的作用，尤其是在孕早期，或有流产、早产史的准妈妈更不可贪食。

螃蟹。虽然螃蟹味道鲜美，但其性寒凉，有活血祛瘀的功效，有明显的堕胎作用，所以准妈妈不要食用，尤其是蟹爪。

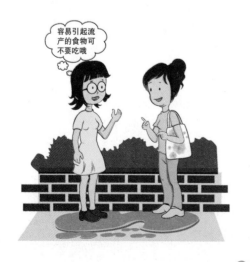

容易引起流产的食物可不要吃哦

甲鱼。虽然甲鱼具有滋阴益肾的功效，但是性味咸寒，通血络、散瘀块的作用较强，因而有一定的堕胎作用，尤其是鳖甲的堕胎作用比鳖肉更强。

马齿苋。马齿苋既是草药又可作菜食用，但其药性寒凉而滑利。实验证明，马齿苋汁对于子宫有明显的兴奋作用，能使子宫收缩次数增多、强度增大，易造成流产。

薏米。薏米具有很多营养功效，但药理实验证明，薏米对子宫平滑肌有兴奋作用，可促使子宫收缩，有诱发流产的可能。

芦荟。芦荟既具有美容功效，又具有一定的药用价值，但"是药三分毒"，中国食品科学技术学会提供的资料显示：准妈妈若饮用芦荟汁，会导致阴道出血，甚至造成流产。

⑤ 芝宝贝营养餐推荐

金针汤

主料：干金针菜30克，干木耳2克（泡软后约20克）。

辅料：料酒1大匙，盐1小匙，以及香菜少量。

做法：

① 把干金针菜根部掐掉，用水洗净，水中泡软后取出沥干水分。

② 干木耳泡软，洗净，撕成小片。

③ 锅内加水至烧开，加入金针菜和木耳煮5分钟，用盐、料酒调味，撒上香菜即可。

养胃肉

主料：鸡肉150克，黄瓜140克，萝卜140克，酱菜2片，番茄、莴苣各适量，马蹄（罐装）20克。

辅料：干香菇2朵，料酒2/3大匙，酱油2/3大匙，麻油2/3大匙，醋2.5大匙，盐酌量。

做法：

① 黄瓜洗净，切块。

② 马蹄从罐中取出，切粗末。

③ 干香菇去柄，用水泡软，切粗末。

④ 把鸡肉放入碗内加料酒、酱油、麻油充分混合，加马蹄、香菇后放入较深的盘子或器皿中，做成约2厘米厚的肉块，用盘子盖好上锅蒸10~15分钟，蒸熟后切成适当大小的肉丁。

⑤ 萝卜削皮，切成长5厘米、宽1厘米的长条，撒少许盐腌渍片刻。黄瓜也和萝卜制法相同，做好后沥干水分备用。

⑥ 把醋、盐放入碗中，加入沥干水分的萝卜和黄瓜，酱菜切成1厘米厚的片，番茄切成梳子形，莴苣削皮后切大块，也泡在碗里面让味道渗入为止，加入之前做好的肉丁即可。

第三节 准妈妈的全方位保健

一、准妈妈日常生活需注意

1 怎么知道是否怀孕了

妊娠检查是非常必要的，尤其是对于那些平时身体不太好、月经不规律、刚做完人工流产手术或自己判断不出是否怀孕的女性，更应该做一些相关的妊娠检查，以便尽早确诊是否已经怀孕。这些检查有的可以在家自己做，但最好还是去医院检查确认，这样准确度更高一些，同时医生还会给已怀孕的准妈妈一些孕早期的建议。

妊娠试纸检查。妊娠试纸检查，是早期妊娠最重要的辅助检查。由于怀孕后绒毛的滋养叶细胞分泌绒毛膜促性腺激素，可以在血中或尿中测定该激素，一般只需做尿检就可以了。方法很简单，将小便接放在试纸上，3~5分钟后根据试纸的反应就可以判断是否已经怀孕。若试纸上出现一条紫红色带为阴性，就是未怀孕；若试纸上出现两条紫红色带为阳性，就说明怀孕了，用此方法测定是否怀孕的准确率高达90％以上，尤其是用早起第一次

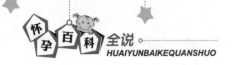

排出的中段尿液检测，测出的结果最准确。但如果是妊娠初期，有可能测试不出来。所以当月经持续不来的时候，一般至少超过月经期10天以后再检查一次。

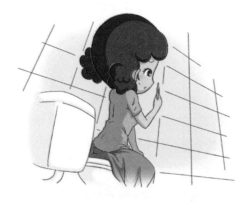

宫颈黏液涂片检查。宫颈黏液涂片需在医院妇产科做，医生取一点儿黏液在涂片上，如见到典型的羊齿状结晶，就排除妊娠的可能；若见到典型的椭圆体，则可确认为怀孕。

超声波检查。如果怀孕，在妊娠5周时即可见到子宫增大及宫腔内妊娠囊的无回声图像。利用超声波检查是否怀孕，一般适用于月经期不规律或妊娠试纸测不出怀孕的女性。通过超声波检查，还可以根据测得的孕囊大小来推算预产期。

阴道检查。阴道检查对受孕后两星期的准妈妈来讲，其准确率达100％。医生将两根手指伸入阴道直至触摸到子宫颈，而另一只手则按在下腹。由于在妊娠初期子宫会变大，子宫颈及子宫下端会变得柔软，因此，医生可准确知道是否怀孕了。虽然在检查时有少许不舒服，但无须担心，胎儿是不会受到影响的。

2 验孕时间太早，结果可能不准确

通常最常见的自测验孕方法就是使用早孕试纸，但很多女性会出现这样的情况，月经期过了好些天了，还没有来月经，用早孕试纸测试，可是也没有怀孕，于是就开始有些着急了，月经也不来，又没有怀孕，怎么回事呢？其实，大可不必担心。每个人的身体都存在着差异性，所以准确测出是否怀孕的时间也会略有差异，一般最早的可以在受孕后10多天时检测出来。还要注意的是在使用早孕试纸的时候，有可能出现一些意外情况，会让结果出现假阴性或假阳性。在测试的时候要严格按照早孕试纸的说明来做，一定要在5分钟内观察结果，超过这个时间的结果无效。再者就是过两天如果还没有来月经，可以再测试一次，这样得到的结果比较确定。当然，最好还是去医院确认是否怀孕。

❸ 伴随怀孕的一些迹象

对于大多数女性来说，如果怀孕了，身体状态就会与往常有所不同，可能最初这些不同不会那么明显，但随着时间的推移，这种不同就会越来越明显。然而，人和人是存在着个体差异的，怀孕后的反应不尽相同，尤其是在刚怀孕时，那些对症状反应不明显，或根本没什么反应的准妈妈来说，的确不好判断。

所以要仔细检查自己的身体状态，并了解相关知识，及早确认是否怀孕。当然，最直接、最可靠的方法是去医院确诊。一般来说，怀孕后随之而来的会有以下变化：

月经停止是信号。对身体健康、月经一向很规律的女性来说，如果一旦发现月经超过1周以上没来，就有可能是怀孕了。但是，仅凭这一点还不能100%说明已怀孕。有时月经的推迟还受环境的变化和精神因素的影响，比如，精神受到刺激、遭到创伤、生病、环境艰苦或在恶劣的环境下工作等，也会暂时停经。还有的女性，已经怀孕了，但阴道里还有和月经很相似的血排出，由此认定自己并没有怀孕，其实是有的女性在受精卵着床的时候，会有少量的出血。

乳房肿胀。怀孕早期，乳房表皮下的静脉会扩张，可以很明显看到分布在乳房上的脉络。乳房会变大，坚挺。乳头变得较以前硬，而且特别敏感，有时衣服的轻微摩擦也会感到疼痛。同时，乳晕颜色加深，这是怀孕后黑色素增加的缘故。有一点要加以区别，怀孕后乳房的肿胀与月经前乳房的肿胀不太一样。月经前的肿胀一般只持续2~3天，乳晕的颜色没有什么变化。

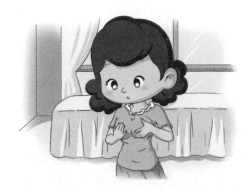

阴道分泌物增多。是否怀孕，还可以从阴道分泌物增多这一现象进行判断。怀孕后白带会增多，这是因为受精卵着床后，子宫的活动增加，其分泌物自然也会跟着增加，这时的白带应该无味，呈现出乳白色。

懒倦和焦虑。时常感到身体疲乏，懒得动弹，往往刚醒又想睡，特别是下午瞌睡现象更严重。同时情绪波动很大，有时毫无缘由地发火，精神焦虑不安。

总想小便。如果一段时间里总想小便，而且小便过后总觉得没有尿

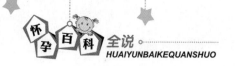
干净，马上再尿，也仅有几滴，这就是怀孕的一个征兆。之所以有这种现象，是因为怀孕后子宫变大压迫膀胱所致。

基础体温持续升高。女性的基础体温在一个月之中会有周期性的变化，呈现由低到高、由高到低的变化。如果怀孕，基础体温会持续在36.7℃～37.2℃。这种状态会一直持续到怀孕13～14周。千万不要把这种持续低热当成感冒而吃药打针。

便秘。首先要排除是否水喝少了、生活不规律了、上火了等因素。怀孕后之所以会引起便秘，是因为黄体荷尔蒙分泌异常活跃，从而减弱了肠道蠕动，再加上变大了的子宫压迫肠道，导致肠道蠕动、吸收困难，因此造成了便秘。无论出现何种原因的便秘，都应该积极予以治疗，特别是因怀孕引起的便秘，如果延误治疗，或任其发展，便秘现象会随着孕期的

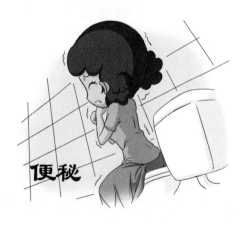
便秘

增加而更加严重，极易在妊娠中期或者分娩后患上痔疮。所以要养成良好的排便习惯，每天早上起床后马上喝一杯水，这样有利于肠道蠕动，达到顺利排便的目的。饮食上要多吃新鲜的蔬菜、水果，多饮水，还要进行适量的运动。

恶心、呕吐。呕吐是一个怀孕信号，也是一种比较正常的妊娠反应，发生在怀孕的初期。对绝大部分准妈妈来说，在怀孕初期都经历过这种恶心、呕吐，只是厉害程度有所不同。

怀孕之所以会发生恶心、呕吐现象，是因为血液里的激素增加了许多。这种激素为绒毛膜促性腺激素，它分泌在血液里面，其重要作用就是刺激雌激素和黄体酮继续分泌，使子宫内膜不致剥落，从而维持正常怀孕。绒毛膜促性腺激素突如其来的骤增，会直接刺激胃内壁黏膜，所以会造成恶心、呕吐现象。它还会令血糖降低，使准妈妈感到饥饿和晕眩。

口味的改变。怀孕初期，甚至停经之前，大部分准妈妈的口味就与平时不一样了，最突出的反应就是有的人特别喜欢吃辣的，有的人特别喜欢吃酸的，由此民间有一种说法，吃酸的生儿子，吃辣的生女儿，其实这种说法是毫无科学道理的。

因为胎儿的性别是由性染色体

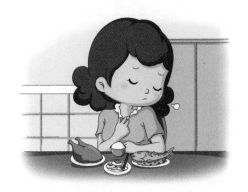

决定的，并不是由饮食决定的。准妈妈之所以会出现喜酸喜辣现象，一是因为怀孕后，母体和胎儿的胎盘会分泌绒毛膜促性腺激素的物质，这种物质有抑制胃酸分泌的作用，使胃酸减少，消化酶活性降低，从而影响胃肠的消化吸收功能，使准妈妈产生恶心、呕吐、食欲下降等妊娠反应。由于在所有食物中酸性食物对味觉的刺激性最大，使胃分泌胃液，增加食欲，且能提高消化酶的活性，促进胃肠蠕动，所以，多数准妈妈都爱吃酸食。二是因为准妈妈的地域和饮食喜好不同，有些准妈妈偏爱吃辣，则是个体对刺激性食物的偏好，也与家庭的饮食习惯有关。

❹ 使用手机时最好离自己远点

现在几乎人人一部手机，但准妈妈要了解，手机本身所发射的高频电磁波对人体会产生危害，据报道，手机刚接通时，产生的辐射比通话时产生的辐射高20倍。因此，准妈妈使用手机时，信号接通的瞬间最好把手机离自己远一点，这样能减少辐射。还有一点要注意，准妈妈千万不要为了图方便会把手机挂在胸前，因为手机挂在胸前对心脏和内分泌系统会产生一定的影响。即使在待机状态下，手机周围也存在电磁波辐射，虽然没有接通时危害大，但对娇弱的胎儿来说也是非常不利的。

❺ 小小电吹风危害大

电吹风的某些部件是由石棉做的，使用时吹出的热风中大多含有石棉纤维微粒。这种石棉纤维微粒可通过呼吸道和皮肤进入血液，经胎盘循环进入胎儿体内，诱发胎儿畸形。据统计，经常使用电吹风的准妈妈，胎儿畸形的发生率要比正常准妈妈高1倍以上。此外，电吹风工作时会形成电磁场，电磁场的微波辐射会使人出现头痛、头晕、精神不振等症状，对准妈妈及胎儿都不利。因此，准妈妈最好不要使用电吹风，可使用干发巾或让头发自然晾干。

❻ 准妈妈要注意食品的卫生和安全

食物的威胁可能比化学物质更迅速，原因是食物中可能有污染性的微

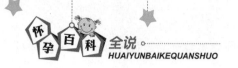

生物——细菌和寄生虫，可以产生小至胃部不适，大到严重疾病的影响。所以准妈妈一定要注意食品卫生安全。

蔬菜、水果应充分清洗干净，并用水冲洗干净残留的洗洁精，必要时可以浸泡一下，水果应去皮后再食用，以避免农药污染。

在家庭炊具中应尽量使用铁锅或不锈钢炊具，避免使用铝制品及彩色搪瓷制品，以防止铝元素、铅元素对人体的伤害。

对食物有疑心时就扔掉。准妈妈应该把这句话作为自己安全饮食的信条，这适用于任何仅仅是怀疑其变质的食物。准妈妈一定要阅读并遵守食物包装上的保质期。

购物时，准妈妈不要买那些没有被妥善冷藏或是用冰保存的鱼类、肉类和蛋类，扔掉那些漏气的罐装食物，生锈、看起来膨胀或有其他变形的罐头也同样要扔掉。

准妈妈处理食物之前，以及接触生肉、生鱼或是蛋类之后都要洗手。如果手上有伤口或是感染情况，应该在准备食物时戴上橡胶或塑料手套，并且记住，伤口和手一样需要经常清洗，严防生肉中的弓形体原虫感染胎儿。

保持厨房台面和水池的清洁。准备食物时使用无孔表面（例如，玻璃、不锈钢和丽光板），而非有孔的（有藏污纳垢的切缝的木头或是塑料）的菜板，并要小心保持干净（用肥皂和热水或是洗碗机清洗）。经常清洗抹布，并保持海绵的整洁（也要经常更换），因为它们可能会携带细菌。

热菜要加热，剩菜要冷藏。剩菜应该马上冷藏，并在下一次吃之前加热到冒热气的程度（放置超过两小时的易腐烂食物应该扔掉）。尽量不要吃那些冷冻的食物。

如果时间允许，应该在冰箱中解冻食物。如果时间有限，应该在微波炉里，或是放在冷水中的不漏水的塑料袋中解冻食品（并且每30分钟换一次水）。切不可在室温中解冻食品。

外出就餐时，不要去那些看起来不重视基本卫生规范的餐馆。识别方法很简单：把易腐烂的食物在室温中保存，厨房工人和服务员直接用手处理食物，卫生间不干净等。

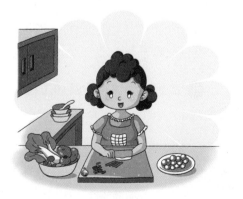

7 准妈妈不要染发、烫发、化妆

在怀孕的第1个月里，胎儿各器官的神经系统开始进入分化形成时期，由于对外界环境的刺激反应比较敏感，如果受到严重的毒性侵害，就有可能造成流产或胚胎停止发育。为此，准妈妈不要染发、烫发、化妆，如果确实需要化妆时尽量化淡妆，切不可浓妆艳抹。

化妆品所含的化学制剂很有可能对胎儿的发育造成不良影响，特别是其中所含的铅危害更大。如果这些化妆品中的铅含量超标，铅与过氧化脂质结合后，不仅会加剧准妈妈细胞内黑色素沉着而影响美观，而且这些铅还有可能通过胎盘传递给胎儿，导致母源性铅中毒，会损伤胎儿的脑组织，甚至造成发育迟缓，出生后体重减轻或智力低下，严重者还会影响宝宝儿童期的体格和智力发育。下面介绍了几种常用化妆品对胎儿的危害。

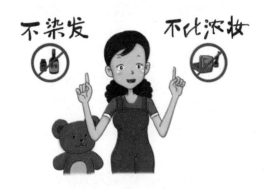

常用化妆品	对胎儿的危害
染发剂	据国外医学专家调查，染发剂不仅会引起皮肤癌，而且还会引起乳腺癌，导致胎儿畸形
冷烫精	不利于胎儿生长发育，少数准妈妈还会对其产生过敏反应
口红	口红中的羊毛脂除了会吸附空气中各种对人体有害的重金属微量元素，准妈妈涂抹口红以后，这些有害物质就容易被吸附在嘴唇上，并随着唾液侵入体内，影响胎儿健康。口红中还含有铅等不利于胎儿健康的化学物质
指甲油	指甲油里含有一种叫"酞酸酯"的物质，这种物质若被人吸收，不仅对人的健康有害，而且容易引起准妈妈流产及生出畸形儿
香薰精油	部分香味浓烈的精油会导致胎儿流产，孕早期应严格禁止使用，孕中期以后，可在医生指导下适当使用
脱毛剂	脱毛剂是化学制品，会影响胎儿健康
祛斑霜	很多祛斑霜都含有铅、汞等化学物以及某些激素，长期使用会影响胎儿发育，有发生畸胎的可能

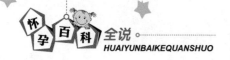
❽ 准妈妈要避免接触农药和汽油等有害物质

农药是一种毒性很强的化学药品，对胎儿有很强的致畸作用。生活在农村的准妈妈孕期若不断接触农药等刺激性化学药品，可影响胎儿的中枢神经系统发育及性腺的分化，造成胎儿生长发育迟缓及出生后可能发生器官功能障碍，生活能力低下，不易喂养且易患病。

孕期不宜接触汽油等有害气体。难闻的汽油味会使准妈妈感到头晕、恶心、呕吐、烦躁，轻则影响食欲，重则影响准妈妈的精神状态。另外，汽油燃烧时释放的铅随废气排入大气中，准妈妈接触微量铅，即可影响胎儿的健康。为安全起见，准妈妈最好远离汽油废气环境。

二、本月保胎最关键

❶ 孕早期生活有规律能保证胎儿健康发育

怀孕的第1个月里，胎儿正在进行细胞增殖分化，因此从这段日子一直到怀孕第3个月，就成了关乎胎儿健康发育的一个非常重要的时期。

由于大多数准妈妈都是初次怀孕，还不太了解身体的反应，如果忽视了生活上的细节，就很有可能给自己或胎儿造成不良影响。很多准妈妈怀孕前可能毫无顾忌地忙于工作、加夜班，或者和朋友出去聚会，如果怀孕了，最好能制订计划，每天有规律地生活，如就寝、起床、吃饭等时间都妥善安排，这样才能为腹中的胎儿创造一个健康舒适的生长环境。

特别是上班的准妈妈，有时会因为工作的关系导致生活不规律而影响健康。所以在健康管理上，上班族的准妈妈一定要格外注意。不妨以休息日为主制订一周的行程表，尽量避免不必要的应酬聚会，有效利用闲暇时间，保证充分的休息与睡眠。

❷ 孕早期要注意预防自然流产

刚刚植入子宫内膜的胚胎，与准妈妈的连接还不是很稳定，一旦受到外界干扰，就有发生流产的可能。那么，流产通常是由什么原因造成的呢？

新婚初期，准妈妈和准爸爸性欲比较旺盛，过性生活时情绪亢奋，动作激烈，很容易使准妈妈子宫强烈收缩而导致流产。同时，准妈妈在强烈的性兴奋刺激下，体内雌激素分泌增多，孕激素分泌相应减少，也可能诱发先兆流产。

准妈妈不注意保健，怀孕后过分劳累，睡眠不足，再加上上班时吃饭随便对付，晚上回家后又没有精力进行调理，长期饮食不调，这种情况很可能造成流产。

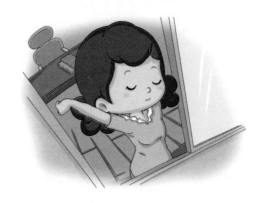

胚胎发育不健全也可以导致自然流产，发生这种情况的概率为50%。因为这些受精卵由于染色体异常或受精卵本身有问题，胚胎发育到某种程度后可能就会萎缩，从而导致死胎或流产。

准妈妈有内分泌疾病，如黄体功能不足、甲状腺功能低下、妊娠期糖尿病等，也会引起流产。其他的全身性疾病，或者生殖道本身畸形，如子宫有纵膈、畸形，也容易流产。

怀孕之初预防流产不容忽视，建议准妈妈在孕期生活中，要注意补充维生素与矿物质，保证营养均衡；要正确处理工作和生活的关系，做到劳逸结合，善于缓解工作压力和情绪；做到有规律起居，养成良好的生活习惯，讲究卫生，节制性生活；要按时进行孕期检查，如合并有内科疾病，应按医生要求积极治疗，如果黄体期（从排卵日起，到月经到来之前这段时间）过短或分泌不足的准妈妈，最好及时补充黄体酮。

如果准妈妈不幸流产，自己和准爸爸也不要过于悲伤，通常有流产迹象，不建议刻意保胎，这是一种优胜劣汰的结果，在一定程度上避免了畸形儿的出生。准妈妈流产后至少要等待2个月经周期以上再尝试怀孕。

芝宝贝@你

准妈妈应避免震动的工作环境，不要做过重的体力劳动，尤其是增加腹压的负重劳动，如提水、搬重物，做家务时也要避免危险性动作，如登高取物、举胳膊并伸长上半身晾衣服等。

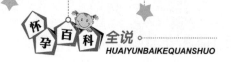

3 出现阴道流血就是流产吗

一般来讲，受精卵分裂发育成胚泡，并进入子宫内膜需要5～6天时间，实现顺利着床的过程要在受精后的11～12天才能完成。在整个过程中，由于体黄体酮的作用，月经周期停止，因此，在正常情况下不会出现阴道流血的现象，偶尔有着床过程的少量出血。在医学实践中，怀孕初期出现阴道出血现象大致有以下几种可能：宫颈糜烂、先兆流产、宫外孕、葡萄胎或宫颈癌等。由于宫颈糜烂和先兆流产导致的阴道出血，其出血量、出血时间以及血液的颜色自己很难鉴别，所以准妈妈千万不要掉以轻心，必须及时到医院进行检查。

此外，如果有出血现象时，除了到医院检查之外，还要在生活中加以注意，比如，注意卧床休息，禁忌性生活，也不要过多吃巧克力、辣椒或桂圆等热性且具有刺激性的食物，以免加重出血症状。

准妈妈问

我怀孕已经5周多了，最近由于工作忙，有时会觉得上腹有坠胀感、腰胀、阴道流血，这会不会有什么问题？

专家答

准妈妈出现以上症状时要赶紧去医院检查，通过B超检测胚胎的存活情况。如果确诊为自然流产时，医生会做及时处理，将子宫内的残留物清理干净。如果是由孕激素缺乏引起的阴道流血，就可以继续妊娠，医生在必要时会让准妈妈服安胎药或注射黄体素，直到胎盘胎盘发生功能为止。准妈妈不必担心，孕早期出现阴道出血后，约50%的准妈妈会妊娠成功。

4 怎样辨别宫外孕

宫外孕就是受精卵在子宫腔以外的某些地方着床，其主要原因是输卵管狭窄或功能不全，从而使受精卵不能进入子宫腔。如果发生宫外孕，准妈妈一般会出现停经、阴道流血、腹痛下坠等典型症状，如果宫外孕部位破裂出现内出血，还会伴有恶心、呕吐、头晕、出汗、面色苍白或有便意感等情况，必须马上到医院进行检查治疗，否则可能导致大出血、休克，严重者可危及生命。

由于宫外孕的症状与某些疾病的症状相类似，因此应注意鉴别。因为宫外孕的症状常是模糊不清的，病人要把发病以来的细节向医生汇报。宫外孕也易和其他一些腹痛的症状相混淆，准妈妈应注意区分。肠套叠是剧烈腹痛，大便带血；阑尾炎的疼痛多是从心口开始逐渐移至右下腹；胆结石是右上腹痛；而宫外孕则是下腹压痛及反跳痛，并伴有出血。

一旦怀疑宫外孕，应提高警惕，必要时住院观察，根据病情变化，及时制订治疗方案，争取良好结局。如果宫外孕处理得当，既能保留患者生

育机能，又能保留器官，且不影响患者的生活质量和生命安全，因此，早期诊断至关重要。月经规律的育龄女性，月经停止来潮或有不规则阴道出血或伴有下腹痛时，应及时到医院就诊，防止误诊误治，给自己造成不必要的伤害。

第四节　孕1月胎教指南

一、运动胎教：适当运动，多加小心

舒展背部

① 盘腿而坐，两手手指在胸前交叉再一起向上推过头顶。

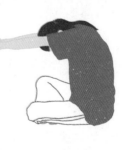

② 将背部伸直，借用两臂的力量

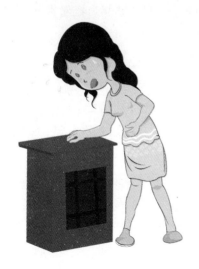

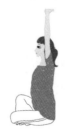
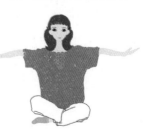

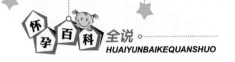
尽力向上推。上推的同时吸气，随着两臂的放下再缓缓地吐气。

功效：反复做这一动作可以强化筋骨，解除双肩紧张状态。

转动颈部

① 脖子向右边缓缓转动侧视右方，然后变为向左转动并侧视左方。

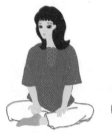
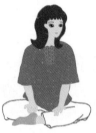

② 向上仰视，再转而向下。

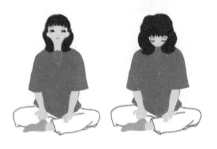

功效：通过从左到右，再从右到左的旋转，可以缓解颈部的僵硬状态，达到松弛肌肉的效果。

深呼吸

① 将双手放在腹部两侧，用鼻子深深地吸入一口气，同时向前挺起腹部。

② 慢慢地用嘴将气息吐出，并随之收缩腹部。

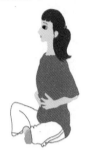
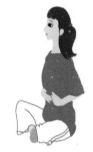

功效：不仅可以缓解孕吐，还可以使准妈妈的心态变得更加安定。

拉伸肋部

① 两腿分开而立，两臂伸开置于胸部前沿。

② 一只手高高举起，另一只手放在下

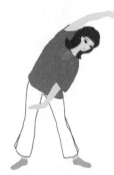

端，在一侧肋部收缩的同时尽可能地拉伸另一侧的肋部。接着换一个方向重复这一动作。

拉伸腿部肌肉

① 在一条腿向前迈出的姿势下把前腿伸直，让脚后跟接触到地面。

② 后腿弯曲的同时尽量使上半身的头部和腰部保持一条直

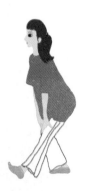

线。保持15~30秒，注意呼吸均匀。

③ 为使前腿的膝盖不发生弯曲，可以用手轻轻按住。

功效：增加腿部后半边肌肉韧带的柔韧程度。

二、按摩胎教：减缓孕期不适

怀孕之后，准妈妈不得随意服用药物这一点是显而易见的。那么，在整个怀孕期会出现一些不适，有的症状还会随着时间的推移而逐渐加重。这时可以通过按摩解决问题。怀孕时如果接受按摩，一定要告知按摩师自己怀孕的事实，应用拇指或手掌轻轻地进行按摩。

白带增多

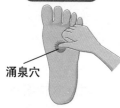

涌泉穴

① 在肾脏的反射区涌泉穴上用大拇指轻轻地按1~2次。

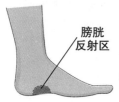

膀胱反射区

② 用大拇指在膀胱反射区上下按摩3次。

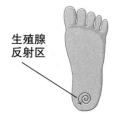

生殖腺反射区

③ 握起拳头在脚后跟底部的生殖腺反射区上轻轻敲击4~5次。

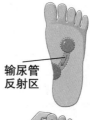

输尿管反射区

④ 涌泉穴和膀胱反射区之间是输尿管反射区，按照箭头所示方向用大拇指滑动搓摩约9次。

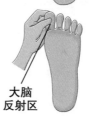

大脑反射区

⑤ 用大拇指按摩位于大脚趾底部的大脑反射区，每次持续4秒钟，共进行4~5次。

子宫和卵巢反射区

⑥ 在子宫和卵巢反射区按照逆时针方向画圆。

尿频

① 在肾脏的反射区涌泉穴上用大拇指缓慢地连按4下，再重复3~4次。

② 在足部内侧的膀胱反射区，以没有痛感为前提，按3秒钟，重复按3次。

③ 在涌泉穴和膀胱反射区之间的输尿管反射区，用大拇指滑动搓摩约9次。

④ 用大拇指轻按位于大脚趾底部的大脑反射区，重复4~5次。

三、优境胎教：在优良的环境下安心养胎

所谓优境胎教就是为胎儿提供一个优良的生长环境。优境即优良的

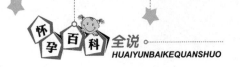
环境，包括胚胎发育的内环境和外环境，两个环境都应该是良好的，适合胚胎发育的。在胚胎发育环境中最重要的是准妈妈合理、均衡的营养，情绪的稳定，以及避免接受外界不良因素影响。

优境养胎

在还没有感觉宝宝来临时的孕1月，准妈妈就要开始积极着手准备胎教了。其实准备怀孕之初，就应做好孕期的胎教计划。因为生命在孕育之初，就具有感知能力，母体的健康、情绪、饮食等都具有胎教的意义。在胎儿发育成长的各个时期，准妈妈都应该科学地提供视觉、听觉、触觉等方面的刺激，使胎儿大脑神经细胞不断增殖，这样一来，神经系统和各个器官的功能才能得到合理的开发和训练，才能最大限度地发掘胎儿的智力潜能。

孕1月的胎教最重要的是给胎宝宝提供一个优良的环境，胎儿所生活的环境包括准妈妈的子宫环境、准妈妈生活的环境。备孕夫妻在计划怀孕前就要开始了解和学习环境安全知识，这样才能有利于优化环境，安心养胎。

优境养胎的另一个重点是好的心理环境。在制订怀孕计划时，夫妻二人就要有心理准备，并有意识地进行心理调适，让双方的心态都更加平和、愉悦，而不要有大悲、大怒、大喜等比较激烈的情绪波动。夫妻感情稳定、恩爱，为胎儿日后的发育打好坚实的基础。

为受孕营造温馨氛围

备孕女性与备孕男性可以制造浪漫的情调，设想宝宝降临的各种美好情景，让心中对宝宝的憧憬和渴望成为最初的胎教。备孕女性最好平时多听一些欢快的乐曲，晚上临睡前听一些舒缓的音乐，让自己尽量摆脱压力，放松身心，期待和迎接宝宝的到来。良好的心态、积极的情绪，不但有助于提高受孕质量，对胎儿神经系统的发育也有很大的影响。

芝宝贝@你

准妈妈的修养、兴趣、爱好以及与准爸爸之间的融洽关系，都能影响到胎儿生存的环境，准妈妈丰富的生活、美满的家庭生活、满意的工作以及高雅的情趣，都会使胎儿的外环境稳定，从而让胎儿在刚形成时就拥有一种"幸福感"。

四、情绪胎教：母子连心

孕1个月的时候，胎儿其实还是一个幼小的胚胎，胎儿此时还是在从无到有的发育中，他还没有任何感知能力。但其实这个时候也是可以进行情绪胎教的。注意哦，与平时的音乐胎教可不大一样呢。

对小宝宝的期待。胎教最重要的条件之一是使胎儿生活在优良的环境中。准爸爸应该对怀孕这件事表现出由衷的喜悦和期待，让准妈妈感受到被爱的幸福。心理上和财政上的压力是自然存在的，不安和恐惧都是人正常的反应，所以不要隐瞒自己的不安和不快，夫妻俩应共同分享这些心理压力，共同面对现实的问题。

平静的心绪。在整个孕期中，平静的情绪是良好母体环境的基础。准妈妈遇事应尽量保持不急不躁、不郁闷、不愤怒、情绪安定、心境平和。持续的坏情绪会使胎儿的大脑和神经发育受到影响，从而伤害到胎儿的健康和智力。

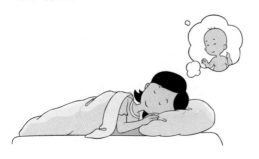

五、日记胎教：记录这段终生难忘的美丽时光

受到体内激素变化的影响，准妈妈在一天内可能时而忧郁，时而感到幸福，情绪处于起伏不定的状态。在这种情况下准妈妈最好养成写日记的习惯。日记胎教能给内心带来温暖感觉。

写胎教日记已经成为一种潮流

在孩子出生前写胎教日记，出生后写育儿日记，这是一件多么有意义的事情啊！如今记录胎儿成长过程并写成胎教日记已经形成了一股潮流。越来越多的准妈妈把胎教日记贴到育儿专题网站上，不仅让自己体会其中的乐趣，还能和众多的准妈妈分享胎教的喜悦与经验。

在写日记的时候使自己的内心平和下来

准妈妈往往都会有一种不安的感觉，因此，有必要对自己的内心进行一番探索。要想达到这个目的，最好的方法就是写日记。写日记其实是为了更好地了解自己，通过这样的过程可以使准妈妈不安的内心渐渐平和下来，并逐步加深对胎儿的爱。与丈夫一起写日记还可以增进夫妻之间的感情，夫妻关系会变得更加亲密，准妈妈也会得到一种情绪上的安慰感，这

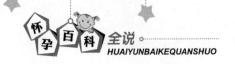
种安慰感会自然而然地提升胎教的效果。

将消极想法转化成积极想法

准妈妈应该将自己的真实想法坦率地写进日记当中，同时我们也要注意到，在怀孕期间，准妈妈的感受并不仅仅是舒适和幸福。

对于即将成为母亲的事实感到不安，担心自己生下畸形儿，担心怀孕之后夫妻之间疏远，这些都是准妈妈在怀孕过程中很容易遇到的问题，对此，准妈妈首先应该做到坦率地面对它们。一边写日记一边思考，然后让自己的想法逐渐向积极和肯定的方向转变。

购买自己喜爱的日记本

准妈妈首先应该买一本自己喜欢的笔记本。学生专用的笔记本或是带有漂亮图片的手册都是不错的选择。把买来的日记本放在最显眼的地方，好让你在任何时候都可以记录。准妈妈还应该把它当作自己在怀孕期间最亲密的朋友，与其分享所有的秘密和心里话。

不要拘泥于形式，而是完全按照自己的想法写

日记的形式并不固定。准妈妈可以把它写得很长，也可以写得很短，甚至写成一封信也很好。最好是在睡觉前像与胎儿进行交谈一样把自己想说的话写成一封信。有一点非常重要，那就是，一定要坦率地对待自己。一旦开始写日记就要做好对写下的内容负责的准备。

每天都写日记固然是一个很好的习惯，但也没有必要过于坚持。准妈妈完全可以根据自己的意愿，在特别想与胎儿对话时，以及有特殊事件发生时写日记，而不要把写日记当成例行公事的任务。

写日记就好像与宝宝对话

在写日记时，准妈妈应该从心里跟宝宝进行对话。除了文字内容以外，准妈妈还可以把B超检查的照片贴在日记本里。如果拍下自己每个月发生的外貌变化贴在日记本里，今后也一定会成为美好的回忆。在宝宝出生以后妈妈可以把这本日记当作礼物送给宝宝，一定会比千言万语更能传达自己心中的深厚爱意。

记录每周胎儿与准妈妈发生的变化

一本好的胎教日记往往涵盖怀孕期间准妈妈和孩子的所有身体变化，在刚刚得知怀孕消息的日子，第一次感觉胎动的日子，在B超检查时看到孩子模样的日子，听到孩子心脏跳动的日子等这些特殊的日子里，准妈妈可以把自己的喜悦和神秘感一一记录下来，还可以把在胎教过程中读过的

诗句或播放的音乐，自己和丈夫之间的深厚感情以及对孩子的无限期待全部作为日记的内容。

写完一篇日记后可以自己朗读出来，胎儿一定会对爸爸妈妈充满爱意的声音产生好感，这样一来顺便起到了胎谈的作用。

如果准妈妈感到写日记压力很大，可以偶尔尝试一下写信的滋味。信写完之后应当像写好日记一样，用

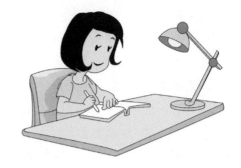

舒适的姿势躺下来并大声地朗读给胎儿听。准妈妈的声音将向胎儿传递自己的深厚爱意。

准妈妈读美文

快乐王子的旅行

城市里有座快乐王子的铜像。快乐王子每天都用温柔的眼神看着他所在的这座城市，但不知何时起，王子看到了人群中的悲伤：开着满载货物的卡车司机，一脸的沧桑；老人在推着垃圾车赶路，可能是因为肚子饿了，老人一点力气也没有，走起路来跌跌撞撞。

王子找到燕子，让它把自己身上的金叶子和宝石分给这些人，于是燕子把王子身上的红宝石眼睛送给了饿肚子的老人，把王子的蓝宝石眼睛送给了卡车司机，这样他就有时间陪伴家人了。

王子身上那些金叶子，送给了穷苦的人。结果，快乐王子身上一点值钱的东西都没有了，于是人们把快乐王子装进了货车箱。

一场旅行开始了。

火车发动了，咣当咣当，不知驶向何方。透过车厢缝隙，快乐王子看到，推着垃圾车的老人手握红宝石，满脸喜悦。

接着人们把快乐王子从火车上抬下来，又装进了卡车，卡车摇摇晃晃

地爬上山坡，又沿着山坡驶下。这时王子看到，又驶来一辆车，车里是很长时间没有见到的卡车司机，他正开车带家人出去旅行，这时的卡车司机神采奕奕，看起来很有精神。

王子的车子最终驶向了目的地——大广场的熔炉前，人们把王子装进熔炉，王子开始慢慢融化，但王子丝毫不伤心，因为他的旅行并没有因此而结束。

他明白，就算躺在火热的熔炉里，他再也不是原来的快乐王子，他还是可以给人们送去幸福的。

他相信，自己的爱和快乐，会照亮世界的每一个角落，而他也可以以崭新的面貌，开始自己的快乐和爱之旅，

让我们跟着快乐王子，一起旅行吧！

——改编自王尔德的《快乐王子》

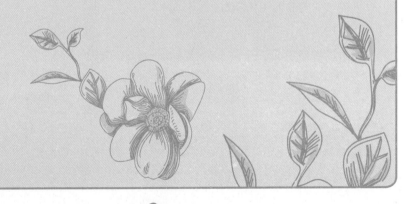

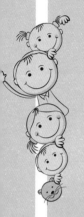

第三章

孕2月（5~8周）我已经有了心跳

亲爱的妈妈，到现在为止，我孕育在你身体里这件事情还是只属于我们俩的秘密，不过直觉告诉我，你已经把这个秘密告诉了爸爸。

这段时间我变化很大的，我拼命地生长：我的心脏开始有规律地跳动，并且开始供血。我的心跳达到150次/分钟，相当于大人们心跳的两倍，心脏也分为左心房和右心室；连接脑和脊髓的神经管开始工作；我的四肢、五官等都已经开始有了雏形。

妈妈，我知道你总是没有力气，还恶心、想吐，有时候还要经常跑厕所。这么多变化让你多少有些不开心，但你千万别发脾气噢！也不要随意吃药，那样的话，可能会伤害到我的。

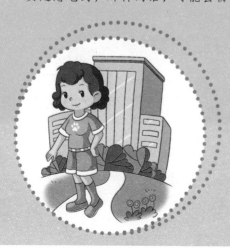

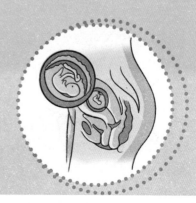

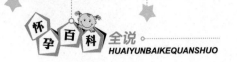
第一节 胎儿和准妈妈的变化

一、胎儿的变化

1 心脏开始跳动了

怀孕第4周时，胎儿的手脚还蜷曲在一起，但到第5周时就像植物发芽一样伸展开来。这时可以分辨出胎儿的身躯和头部，胎儿背部颜色较深的部分将发展成为脊髓。神经管两侧凸起的体节将发展成为脊椎、肋骨和肌肉。胎儿的心脏尽管还没有成形，但已经有了由两个血管结合而成的心室。虽然B超无法听到胎儿的心跳声，但可以看到，小小的心室像痉挛一样反复收缩，喷出血液。这就可以证明，胎儿的心脏开始搏动了。

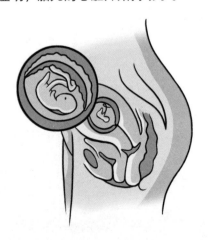

2 胎儿有身形了

从怀孕第6周开始，虽然胎儿后面还拖着一条小尾巴，像只小海马，但已初显身形。胳膊比腿长，两只手有像动物一样的蹼。此时脸部也有了眼睛、嘴巴、鼻子、耳朵的雏形。由于大脑的成长发育加快，使神经管闭合，其管腔演变为脑室并积满脑脊液；肝、胰腺、甲状腺、肺等器官的原始状态开始成形。随着胎儿脊椎的成长发育，心脏管融合，并开始收缩。

3 内脏初具规模

怀孕满7周时，胎儿长长的尾巴逐渐缩短，头和躯体的区别也比较清晰，肚子明显凸起，这是肝脏的雏形。肺部形成支气管。盲肠、胰脏、胃和肠初显雏形。骨骼还处于软骨状态。

4 胎儿像在羊水里游泳

进入第8周时，羊膜腔里积有羊水，胎儿漂浮在里面。小尾巴逐渐消失，仍是头大身小。脖子长出来了，但从外形看，只有后脖颈，因为宝宝的头是向前屈的，下颌紧紧贴着胸部，所以看不到前脖颈，就像胎儿在给妈妈鞠躬一样。

二、准妈妈的变化

1 出现早孕症状

此时准妈妈开始出现早孕反应。乳房胀痛，乳晕颜色变暗，甚至会出现头晕、鼻出血、心跳加快、腹部和腰部酸胀、阴道分泌物增加等症状。

大部分准妈妈都有恶心、食欲不振、轻微呕吐的症状，有的准妈妈早孕反应强烈，剧吐，一天经常要吐上好几次。准妈妈可少量多餐，不要吃太多量，吃些苏打饼干或吐司以减轻症状。严重时，可去妇产科求诊，由

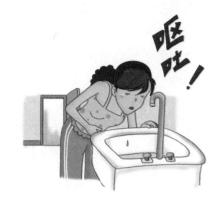

医师给予维生素B$_6$或止吐针，对解除症状，大有帮忙。如果呕吐剧烈，将胃液都吐出来，也无法喝水，有可能导致缺水及电解质不平衡，此时需要赶快就医，严重时需住院治疗。

准妈妈问

我刚刚怀孕，这几天总是感觉头晕眼花的，这是怎么回事呢，有什么解决办法吗？

专家答

出现这种症状的原因主要有三种：怀孕后准妈妈的植物神经系统失调，调节血管的运动神经不稳定，可能会在体位突然发生改变时，出现头晕；由于怀孕，血容量增加，以适应胎儿的生长需要；由于早孕反应引起的进食少，常伴有低血糖，因而孕早期容易头晕和眼花。

为预防发生这种现象，准妈妈应注意转换姿势时速度要慢，并避免长时间站立，如果发生上述症状时应立即蹲下，或躺下休息一会。若准妈妈经常出现这种现象，就可能患有贫血、低血压或高血压、营养不良或心脏病，应及时就医检查。

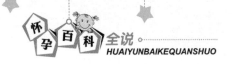
另外，准妈妈还会出现尿频现象，这是由于随着胎儿的不断长大，逐渐变大的子宫开始挤压膀胱所致，属于正常现象。如果排尿时有痛感，或出现排尿不畅等症状时，准妈妈就要提高警惕，应及时到医院确诊是否患有膀胱炎。

❷ 情绪多变，昏昏欲睡

这一时期准妈妈的情绪波动很大，身体不适也会造成准妈妈心情烦躁、多疑、敏感。可能会因为一些鸡毛蒜皮的小事而大发雷霆，一些准妈妈什么事都懒得去做，有时从早晨起来就昏昏欲睡，总是睡不够。

准妈妈和胎儿的神经系统虽然没有直接联系，但有血液物质及内分泌的交流，准妈妈的情绪变化会引起某些化学物质的变化，从而影响胎儿的发育。孕6～10周是胚胎腭部发育的关键时期，如果准妈妈的情绪过分不安，会影响胚胎的发育并导致腭裂或唇裂。因此，这时准妈妈一定要保持良好心境，扩大支持自己的朋友和家人的范围，让自己包围在爱和支持中。

❸ 子宫如鹅蛋一般大小

孕8周末的子宫如鹅蛋一般大小，虽然比未怀孕时要稍大一点，但腹部表面还没有增大的痕迹，体形基本没有什么变化。从这一时期开始，准妈妈的体重有所增加，穿衣服时会有紧绷感。同时，下腹部变硬，感觉有些肿胀。

第二节　准妈妈营养速递

一、准妈妈需要补充的营养素

❶ 孕早期开始适当补铁

怀孕后母体需血量明显增加，对铁的需要量也会相应增加，而且胎儿自身造血及身体的生长发育都需要大量的铁，这些铁都是通过母体供给，不仅如此，准妈妈分娩时的血液流失及婴儿出生后的乳汁分泌，也需要准妈妈在孕期储备一定量的铁。如果在怀孕期间铁量不足，准妈妈往往会出现贫血，胎儿的生长发育也会受影响，准妈妈还容易导致缺铁性贫血，可能会增加难产的概率。

准妈妈每天对铁的总需求量约为1克，在整个妊娠期约需1000毫克铁，比非妊娠妇女增加15%～20%。准妈妈补铁的最佳时间是是怀孕的第2个月，最好选择食补的方式。

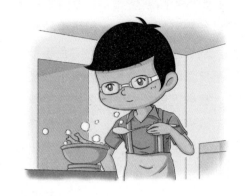

多吃一些含铁丰富的食物。瘦肉、家禽、动物肝脏及血（鸭血、猪血）、金枪鱼等动物性食品含有丰富的铁。除此之外，一些豆制品，不仅有较高的含铁量，同时还非常利于肠道的吸收。在主食方面，准妈妈应该多吃面食，面食较大米含铁多，肠道吸收也比大米好。相比较而言，动物性食品的铁质比植物类食物的铁质更容易被吸收。

多吃有助于铁吸收的食物。水果和蔬菜不仅能够补铁，所含的维生素C还可以促进铁在肠道的吸收。准妈妈最好鸡蛋和肉同时食用，提高鸡蛋中铁的利用率。或者鸡蛋和番茄同时食用，番茄中的维生素C可以提高

铁的吸收率。

一般情况下，对于贫血现象不太严重的准妈妈，最好还是采取从食物中摄取铁为好。如果贫血现在比较严重，可以在医生指导下补充铁剂，一定要与餐共食或餐后服用，可以降低铁质对肠胃到的刺激性，同时食物中的蛋白质，更可以提高铁质的吸收率。

芝宝贝@你

由于钙会影响准妈妈身体对铁的吸收，所以，在吃富含铁的食品或服用补铁剂时，不要同时服用钙补充剂。同样，由于牛奶中富含钙，补铁剂不要用牛奶送服。

② 准妈妈不能缺碘

碘是一种人体内重要的微量元素，是合成人体内甲状腺激素的关键

原料，甲状腺激素减少会降低母体的新陈代谢，并因此减少对胎儿的营养素供应。准妈妈补充碘是必需的，碘缺乏会导致胎儿体格发育障碍，缺碘

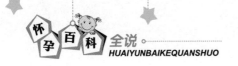

准妈妈所生的新生儿，其体重等指标明显低于同龄健康准妈妈所生的新生儿。缺碘的准妈妈所生的宝宝还可能有更严重的后果，如智力低下、聋哑等。研究发现，即使轻度碘缺乏不至于造成这些可怕后果，也会降低胎儿出生后的智力评分，因为碘也是一种与胎儿大脑发育息息相关的营养素。

准妈妈新陈代谢加快，自身碘需求量增加，同时还需供碘给腹中的胎儿，满足胎儿生长发育时对碘的需求。因此，怀孕后有相当一部分准妈妈处于缺碘状态。

食补是最好的补碘途径。含碘量最丰富的食品为海产品，如海带、紫菜、淡菜、海参、干贝、龙虾、海鱼等。食用这些海产品时应注意烹调方式，避免碘缺失，同时碘盐的摄入是补碘的又一重要途径。

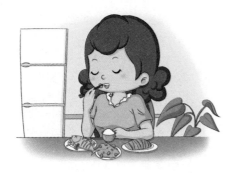

③ 保证脂肪的供给

脂肪是构成脑组织的极其重要的营养物质，在大脑活动中起着重要且不可代替的作用。脂肪占脑重的50%～60%，其来源大多数要依靠从食物中摄取，体内只能制造一小部分，因此，准妈妈要想让将来的宝宝有一个聪慧的头脑，就应该适量摄取脂肪。

很多准妈妈一听到脂肪二字，就会认为它会让自己长胖，并让胎儿体重增加，所以，会严格控制脂肪的摄入，简直谈"脂"色变；也有一些准妈妈认为脂肪也是营养，多吃一些脂肪含量高的食物，胎儿才会长得壮实。其实，对于任何一种营养成分来说，人体的需求量都是有限的，盲目地舍弃或过多地摄取一些营养元素都是不恰当的。

准妈妈适当摄取脂肪有很多好处。它能为准妈妈提供足够的能量。1克脂肪在体内完全氧化所产生的能量约为9千卡。比碳水化合物和蛋白质产生的能量要多一倍以上，是人体能量的重要来源。

提供必需脂肪酸。必需脂肪酸构成神经细胞的细胞膜和神经髓鞘，对胎儿快速生长的脑细胞起着至关重要的作用，还能促进胎儿视网膜的发育。

促进一些维生素的吸收。有些维生素在与脂肪性食物一起烹调和进食才能更好地吸收。如维生素A、维生素D、维生素E、维生素K。

调节体温。由于脂肪不易导热，它可以防止体内热量的散失。也可以防止外界的热量过快地传入机体。从而使体温保持相对的恒定。

保护内脏。脂肪组织较为柔软，分布于腹腔、皮下和肌纤维之间，对体内的脏器和关节等具有支持和垫衬的作用，可以保护这些脏器和组织免受外力震动损伤。

那么，准妈妈每天摄取多少脂肪为宜呢？以孕中期体重为60千克的准妈妈为例，每日摄入60克左右的脂肪为宜。大致相当于准妈妈一天吃主食300克、牛奶250毫升、酸奶100毫升、黄花鱼100克、猪肉50克、鸡蛋1个、核桃仁25克、花生油25克提供的脂肪量。

准妈妈要注意多摄取含有不饱和脂肪酸的食物，如海产品，豆油、葵花籽油、核桃油、红花油、大豆色拉油和坚果类食物。

二、准妈妈的饮食安排

❶ 怎样通过饮食缓解孕吐

怀孕早期恶心、呕吐是每个准妈妈都会经历的生理变化。孕早期的呕吐主要是由于绒毛膜促进性腺激素的升高、黄体酮增加引起胃肠蠕动减少，胃酸分泌减少引起消化不良等原因造成的。

开始恶心的时间和具体症状会因为准妈妈的体质和其他因素而有所不同。这个时候的准妈妈非常敏感，如果闻到厨房的油烟味，或者饭菜不可口，都有可能引起恶心、呕吐。所以准妈妈最好远离不喜欢的味道，因为呕吐会造成营养和水分的丢失，从而影响准妈妈和胎儿的健康。

那怎么才能通过饮食缓解这种症状呢？

准妈妈最好在饭前、饭后1小时左右喝些大麦茶、燕麦片、牛奶、果汁等液体食物，还可以吃些核桃、杏仁、南瓜子、葵花子、开心果、松子、芝麻等坚果类的食品，因为这些食品中所含的亚油酸等不饱和脂肪酸和蛋白质，对准妈妈的健康和胎儿的生长发育极为有利，还可以适当缓解准妈妈呕吐。

为了不在早晨起床时因胃里空空而恶心，可在睡觉前适量吃一些饼干、小酥饼等含碳水化合物丰富的食物，因为这些食物中含有的色胺酸也可有效缓解孕吐。

对气味反应强烈的准妈妈，应尽量避开自己比较敏感的气味和食物，以免失去食欲。一般来说，肉味、油

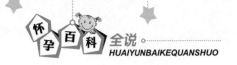

腥味最容易引起恶心反应，准妈妈要少进厨房，少看这些食品，准爸爸及家人也要给予充分的理解和体谅。

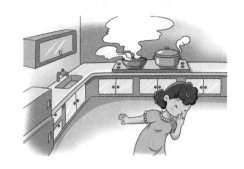

要掌握营养和量的均衡问题，不能因这些食物合自己口味就无所顾忌，要知道，只有摄入的营养丰富、均衡才会对自己及胎儿宝宝有利。

芝宝贝@你

在生活中，准妈妈还可以培养多种兴趣缓解早孕反应的症状，如写日记、做手工、看书、织毛衣、整理抽屉等，在做这些事情的时候，准妈妈往往注意力集中，忘记和感觉不到早孕反应带来的恶心、呕吐，能够有效地抑制早孕反应。另外，与其躺在家里忍受早孕反应之苦，还不如精心打扮一番，带着好心情，准备好塑料口袋（以备不时之需）出门逛一逛。对于早孕反应，与其痛苦地承受，不如想办法去愉快地战胜它。

❷ 远离容易致胎儿畸形的食物

怀孕前3个月是宝宝中枢神经系统发育的关键时期，因此也是致畸敏感期，准妈妈日常生活中要多注意，尽量远离容易致畸的食物。

过多酸性食物。 从营养学角度出发，准妈妈吃些酸味食物，能满足母体与胎儿对营养的需要，但是，物极必反，准妈妈妇如食用大量的酸性食品，会使体内碱度下降，容易引起疲乏、无力，不仅容易使母体患某些疾病，更重要的是可因此而影响胎儿正常、健康地生长发育，情况严重者，甚至可导致胎儿畸形。在妊娠的最初半个月左右，不食或少食酸性食物或含酸性的药物，如维生素C、阿司匹林等。

含有弓形虫的食物。 在怀孕早期，急性感染弓形虫会导致胎儿脑积水、小头畸形、脑钙化、流产等，所以准妈咪一定要避开弓形虫。蔬菜、水果表面，还有猪肉、牛肉和羊肉中都容易寄生弓形虫，且特别容易感染胎儿。所以水果、蔬菜吃前要仔细清洗；肉类一定要加工熟透再吃；切生肉和内脏的菜板要和其它的菜板分开。准妈妈接触过这些后要仔细洗手。

久存的土豆。土豆中含有生物碱，存的越久的土豆生物碱含量越高。过多食用这种土豆，可影响胎儿正常发育，导致胎儿畸形。

受汞污染的鱼类。有些鱼类容易受汞的污染，如剑鱼、金枪鱼、鲈鱼、鳟鱼、梭子鱼等，每周食用不要超过1次，以免汞过量，伤害胎儿神经。

准妈妈问

我自从怀孕后，每天都会担心宝宝的健康问题，比如，发育是否健康啦，器官是否健全啦，这样疑神疑鬼的，自己都觉得影响孕期的心情，请问其他准妈妈也像我这样胡思乱想吗？

专家答

这是典型的"致畸幻想"的表现。如果你在孕前进行过优生咨询或体检，确认没有致畸因素的威胁，完全没有必要担心宝宝的健康问题。如果没有进行过孕前检查，孕期也可以去医院做相关的咨询，以排除自己的顾虑。如果你怀疑自己在孕期可能接触过致畸的因素，不必惊慌，可以去医院咨询医生，不用大惊小怪，自寻烦恼。

3 准妈妈的营养够不够，用体重说话

按标准来计算的话，在整个孕期，单胎准妈妈的体重最多增加12.5千克，双胞胎的准妈妈体重则增加15~30千克。

孕早期（1~12周）

由于孕早期有妊娠反应，呕吐、

恶心、食欲不佳，此时准妈妈选择能促进食物的食物，来满足对营养的需求。

这个阶段准妈妈的体重仅增加1千克即可。

孕中期（13~28周）

准妈妈的妊娠反应减轻，体重渐渐增加，腹部隆起并不突出，身体活动尚且自由。饮食注重荤素搭配，粗

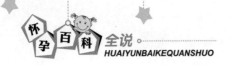
细搭配。

在孕中期，准妈妈的体重可增加3～4千克。

孕晚期（29周以后）

从孕晚期开始，母体内就要逐渐储存一定量的能量。不过，在孕晚期的最后1个月，要适当限制饱和脂肪酸和碳水化合物的摄入，以免胎儿过大。

在孕晚期，准妈妈的体重可增加8千克左右。

4 芝宝贝营养餐推荐

风味秋刀鱼

原料：秋刀鱼2条。

调料：酒5毫升、盐8克、胡椒粉少许。

做法：

① 将秋刀鱼洗净，抹酒、盐和胡椒粉腌制10分钟。

② 将秋刀鱼放入烤架烤熟即可。

③ 食用时，可滴少许柠檬汁。

莴笋沙拉

原料：莴笋80克，圣女果30克，豌豆苗10克，黄甜椒15克。

调料：沙拉酱10克，原味酸奶20克，盐适量。

做法：

① 莴笋洗净并切成滚刀块，再用加了适量的盐的沸水汆烫后捞起放凉备用。

② 将黄甜椒切丝，与豌豆苗一起用沸水汆烫，捞起后用冷水过凉后备用。

③ 圣女果洗净去根，放入果汁机中打成汁，倒出拌入沙拉酱、原味酸奶调匀备用。

④ 将做法①、②的材料摆盘，食用时淋上做法③的调味酱料即可。

第三节 准妈妈的全方位保健

一、准妈妈日常生活需注意

1 宽松、舒适的衣服能让准妈妈身心愉悦

由于胎儿在准妈妈子宫内不断生长发育，会使准妈妈逐渐变得腹圆腰粗，胸围也会相应增大，同时准妈妈自己和胎儿所需的氧气量也会增多，呼吸通气量也随之增加，因此，准妈妈要穿一些宽松的衣服才会感觉到舒服。也许准妈妈会有这样的担心，本来身材就没有怀孕前苗条了，再穿宽松的衣服会不会更难看。其实准妈妈大可不必有这样的心理，宽松并不等于松垮，不是一味地追求宽松

而穿得松松垮垮。穿起来只要自己感觉舒服，又能给他人整洁大方的感觉就可以了。再说得体的服饰不仅可以掩饰准妈妈体形的变化，还可以愉悦心情，抵消一些孕期的不良反应，这对准妈妈和胎儿的身心健康都十分有利，可谓是一举两得的事呢。

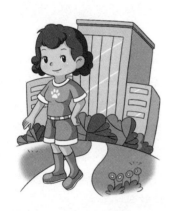

❷ 透气、棉质内衣保障母子健康

准妈妈因身体负荷的不断加大，内分泌会比较旺盛，容易出汗，所以要选择透气、无刺激、密度较大的棉质贴身内衣，以防皮肤不适。

准妈妈在怀孕期间乳房会逐渐膨胀，所以准妈妈所戴的胸罩，要选择号码适中、纯棉质地的，只有这样才不会造成将来泌乳障碍与乳头凹陷，还有利于以后对宝宝的哺乳。

在选择内裤方面也要注意，准妈妈腹部逐渐变大，继续穿以前的三角内裤显然是不合适的。最好穿能把腹部全部遮住的孕妇专用内裤。因为准妈妈孕期出汗多，阴道分泌物也多，穿三角紧身内裤不利透气和吸湿，容易诱发妇科炎症，所以孕妇专用内裤是准妈妈最好的选择。

孕妇内裤需依怀孕时期腹围、臀围大小的改变来选购，也可购买能够调整腰围的钮扣式内裤，即可适用于怀孕全期。至于款式，多以高腰、中腰为主。高腰的设计可将整个腹部包裹，具有保护肚脐和保暖的作用。面料以透气性好，吸水性强及触感柔和的质地为佳。怀孕各阶段选购内裤标准也不同，如怀孕初期选择合身及具有适当承托的孕妇专用内裤；怀孕中期选择防止腹部和臀部受凉，包腹包臀且保暖的内裤；怀孕后期因分泌物增多，选择吸湿性佳，裤底材质采用防菌抗臭处理的内裤。

❸ 准妈妈应正确选择护肤品

妊娠会导致准妈妈体内激素水平改变，影响到皮肤的蓄水能力和皮脂膜的完整性，有的准妈妈会发现自己的皮肤变得格外柔嫩红润，有的人会出现皮肤过干或者过油的情况，易敏感，有的还会出现色素沉积或者色斑问题。

皮肤作为人体一大器官，本身有完美的代谢系统，一般情况下，只有

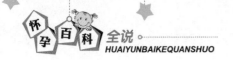
极少量的护肤产品成分能够通过皮肤进入血液循环。所以"孕期不能保养皮肤"的观念需要更新,因为那样对准妈妈皮肤的损伤更大,一旦造成了皮肤严重缺水干燥或是斑块形成,此后都很难恢复。

但准妈妈不能随便选择护肤品。这是因为怀孕后母体的养分是通过胎盘供给胎儿,很多小分子物质能透出胎盘屏障到达胎儿体内,直接影响到胎儿的生长发育。在怀孕的前3个月,胎儿是最不稳定的,这段时间,准妈妈的身体会自然地提高自身防御能力,这就导致皮肤变得比较敏感,对添加了香料、酒精或添加剂的护肤品容易出现过敏反应。一旦出现过敏,又不能用药,对于准妈妈来说,就非常很痛苦。

所有的准妈妈都想既保证胎儿的健康又能拥有完美肌肤。其实,这并非不可兼得。准妈妈一定不要选择含有激素类和对胎儿有害的化学成分的护肤品。建议准妈妈尽量选择孕妇专用护肤品,可以根据自己的肤质,有针对性地选择正规品牌的产品。也可以选择一些没有刺激成分,不含香料等的保湿护肤品,也就是常说的基础类保养品,如一些品质比较好的纯植物、富含维生素E的护肤品。这类护肤品能最大程度地保证有效性和安全性。不过,准妈妈选择纯植物护肤品时需要注意,不要选择含有凉性植物成分的护肤品。

芝宝贝@你

怀孕期间皮肤对紫外线很敏感,防晒也是孕期护肤的一项必修课,即使在秋冬季节也要涂抹准妈妈专用的防晒霜或者无刺激性的防晒霜,出门最好使用遮阳伞。

❹ 准妈妈要注意看电视的时间和距离

准妈妈看电视不能太久,否则,电视屏幕发出的射线会对胎儿产生不良影响。另外,电视机工作时会产生

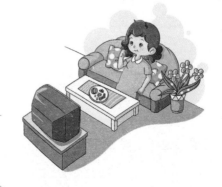

高压静电，使室内阳离子饱和，空气中的负离子缺乏，干扰准妈妈的情绪及新陈代谢，影响胎儿的大脑发育。

准妈妈看电视时，应距离电视机2米以上，一次看电视的时间不宜超过2小时，避免用眼过度，尤其是有妊娠高血压疾病的准妈妈更应注意。

5 准妈妈尽量不要开灯睡觉

据测定，电灯光会对人体产生一种光压，长时间照射可引起神经功能失调，使人烦躁不安。

日光灯缺少红光波，且以每秒钟50次的速度抖动，当室内门窗紧闭时，可与污浊的空气产生含有臭氧的光烟雾，对居室内的空气形成污染。

白炽灯光中只有自然光线中的红、黄、橙三色，缺少阳光中的紫外线，不符合人体的生理需要。荧光灯发出的光线带有看不见的紫外线，短距离强烈的光波能引起人体细胞发生遗传变异，可诱发畸胎或皮肤病。

因此，准妈妈在睡觉前关灯的同时应将窗户打开10~15分钟，以使有害物质自然排出窗外。白天在各种灯光下工作的准妈妈，要注意抽空去室外晒太阳。

6 准妈妈怎样拥有好睡眠

怀孕初期，由于早孕反应，加上心理紧张等因素，准妈妈的睡眠状况很不佳。以下几种方法也许可以帮助准妈妈更好地享受夜间睡眠。

别把工作带回家。不要把工作，至少不要把工作上的忧虑带回家。对工作的担忧会使准妈妈一夜睡不好。

睡前吃些点心。睡前吃些清淡的点心，如全麦面包、乳制品、瘦肉以及一些水果，有助于安睡。

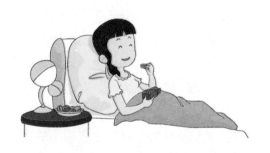

少吃含利尿成分的食物。下午3点之后，避免食用一些具有利尿成分的食物和饮料。当睡到半夜，感觉有尿意时，马上起床把尿排掉，不要憋尿。

选择舒服的床铺。尽可能挑软一点、大一点的床铺，让身躯得以做最舒适的伸展。

保持良好的室内空气质量。新鲜空气可以帮助入睡，睡觉时可以打开窗户。如果太冷不便开窗，不妨使用加湿器，尽量让房间空气保持湿润，这样就会觉得舒畅一些。

保持良好的睡姿。怀孕前3个

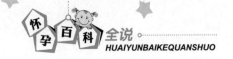

月，最好侧卧位。怀孕后3个月，朝左侧睡是最好的姿势。准妈妈不必过于担心什么样的睡姿会影响胎儿的健康。事实上，大多数准妈妈晚上的睡姿会变来变去，根本不可能整晚固定一种睡姿。

放松心情入睡。睡觉是一件很自然的事，不要强迫自己。如果准妈妈真的睡不着，以下几种方法也许可以帮得上一点忙：随意阅读内容轻松的散文、杂志。千万别在这个时候读那些内容血腥、刺激、有悬念和使人情绪不安的小说，这样会更难以入睡。与丈夫轻松交谈一会儿。看部令人神经放松的电影。喜剧可使人发笑，而欢笑可松弛神经。舒舒服服冲个热水澡，请丈夫帮你从头到脚按摩一番。听些能使你进入梦乡的歌曲。芭蕾和古典音乐缓慢升降的高潮和低潮，催眠作用很好。准妈妈还可以试试听些声音单调重复播放大自然中声音的音乐，如潺潺的小溪流水声，或是海浪拍打岸边的声音。

7 保持居室空气流通

长期在空调环境里生活和工作的人，一半以上有血液循环和头痛方面的问题，而且尤其易患感冒。这是由于空调使室内空气流通不畅，负氧离子减少造成的。所以为了不影响自身和胎儿的健康，准妈妈一定要经常开窗通风。如果有条件的话，尽量每隔3个小时到室外透透气，但要注意别着凉。

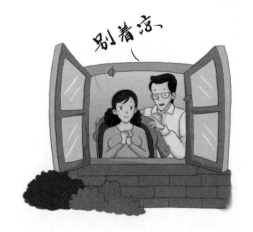

8 准妈妈如何推算自己的预产期

正确推算预产期有很多好处，首先根据预产期，准妈妈可以提前得知何时临盆，尽早做好充分准备，也可以根据自身具体情况在这段特殊的日子里制订好孕期的生活规划，并安排各阶段的胎教计划。此外，推算出预产期还有助于医生观察胎儿的发育情况，并对是否与准妈妈体重匹配做出准确判断。

胎儿在妈妈肚子里的时间是从排卵受精开始到胎儿的出生，一般历时为280天。如果怀孕前每天测量基础体温，就可以知道受孕日期并由此推

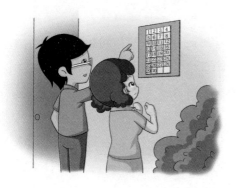

由胎动开始计算。

感觉胎儿在体内(子宫)活动，称为"自觉胎动"。初次感觉胎动，一般是在怀孕第19 ～ 20周，在妊娠历上则为第五个月(20周)，因而再加4个月又20天，即为预产期。

但是，曾生产过的孕妈妈往往会提前感觉到胎动，在第17 ～ 18周就能感知，因此加22周(即5个月又4天)才是预产期。

自觉胎动时期往往因人而异，所以这种算法不够精确。怀孕月数并非根据月历上的月数计算，而是由最后一次月经来临的第一天算起，以7天为1周、4周为1个月计，所以怀孕280天就等于满10个月了。

以孕吐计算。

大部分孕妈妈从第4周、第5周开始会有孕吐现象。在孕吐开始之时，加上250天即为预产期。但是孕吐开始时期也会因人而异，并不能算是准确的方法。

预产期大圆盘。

有一些医院会印制"预产期大圆盘"，只要将圆盘上的一个指针标注"末次月经的第一天"，另一个指针就会指出"预产期"。这种方法非常简单，但是未经过专业人员审核印刷的这种日历准确度可能较差。

算出预产期；基础体温的曲线中，低温期的最后一天即为排卵期，再加上38周(266天)就是预产期；或者只要记住末次月经的第一天是何月何日，就可以按照"月上减3或加9，日上加7"这个公式来计算了。

预产期的计算方法很多，如果最后一次月经日期不确定，很容易推算错，

不妨配合以下的方法作辅助。

公式计算法：

例1：如果最末次月经的第一天是2013年

2月	8日
+9月	+7日

预产期：2013年11月15日

例2：如果最末次月经的第一天是2013年

8月	14日
-3月	+7日

预产期：2013年5月21日

9 何时公布孕情比较合适

当你得知自己怀孕了，是不是心情非常激动呢？是不是想马上告诉周围的亲戚朋友呢？冷静下来，你就会想到先让谁知道你怀孕的信息，或者什么时间去说合适。一般最先知道的是自己的家人，然后是朋友，接着是公司的领导和同事。

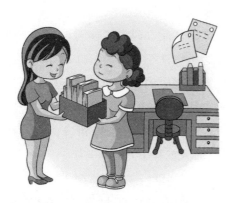

对于家人你肯定是迫不及待地就告诉他们了，而其他的人是不是可以晚一点儿再告诉呢，因为你要确保怀孕情况稳定了。对于朋友和家人，你可以自己决定什么时候向他们告知怀孕的消息。丈夫、父母一般是最先得知消息的人。接下来其实大家就会传开了，你也会陆续收到人们的祝贺。但是有过流产史的准妈妈可能在怀孕3个月以后再对大家说，因为这时已经过了流产的危险期。

适时告诉公司领导和同事们你怀孕的消息。在把这个消息告诉单位领导之前，要先搞清楚有关保护准妈妈的一些法律和公司的相关规定。同事们知道了你怀孕的消息一定会分享你的喜悦并送上最美好的祝福。

在告诉单位你怀孕的消息之前，你要想到请产假的程序，产后回来上班是否能回原位，或者是想休长假，还是直接辞职。诸如此类的问题，你一定要想清楚。如果告知同事后继续工作的话，大家会在工作中对你有所照顾。如果工作环境接触到一些对胎儿有害的气体或物质，或者是不适的环境，就最好尽早告知单位你怀孕的消息，以便能帮你调换一下工作岗位，避免影响胎儿的发育。

二、敲响安全警钟

1 孕早期不宜同房

很多人并没有听过，准妈妈因为怀孕早期的同房影响了胎儿健康。但是，有的医生可能还会建议准妈妈在怀孕前3个月避免或减少同房。孕早期是最容易发生流产的时期，尤其是有流产高风险的准妈妈。医生认为在早孕期胎盘和子宫壁连接还不太紧密，如果性生活不当，可能引起子宫收缩造成流产的可能性。所以最好是不同房。如果有性要求，也应减少同房次数和注意方法。另外，此时准妈妈的生殖器官相对脆弱，同房时一定要注意卫生，防止准妈妈感染疾病。其实，怀孕早期，准妈妈由于心理和生理的原因，性要求不高，丈夫应克制自己，尽量不要违背准妈妈的意愿。

② 孕早期应避免X线检查

任何人长时间停留在有X射线的环境都会受到伤害，如果准妈妈在孕早期过量接受X射光照射，有可能导致胎儿畸形、胚胎残废、脑部发育不良以及儿童期的癌症发病率的大大增加，但是如果是在接近预产期受到少量的X光照射，一般对胎儿不会有太大的影响。

受精卵从受精到着床需要一周的时间，如果此时接受过量X线照射，可能对受精卵有危害。据调查显示，在怀孕第6周时如果受到X线照射，胎儿畸形的发生率最高，因此，一旦准

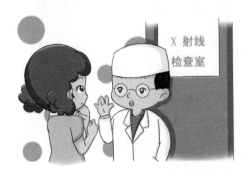

妈妈有了怀孕的迹象，就一定要远离X线。

女性如果在孕早期的确需要接受X线检查或其他放射性治疗，应该明确告知医生自己已经怀孕，让医生评估最安全的方式，如用防辐射服屏蔽腹部，尽量缩短照射时间，最大程度地减少X线对胎儿的伤害。

如果准妈妈在接受X线检查后不放心胎儿的安全，可以定期做产前检查，观察胎儿的发育情况是否有异常，如果出现异常症状，需及时就诊治疗。

③ 准妈妈应避免做CT检查

CT是利用电子计算机技术和横断层投照方式，将X线穿透人体每个轴层的组织，具有很高的密度分辨力，要比普通X线强100倍。一次CT检查受到的X线照射量比X光检查大得多。

准妈妈做CT检查会产生严重的不良后果。如果不是病情需要，最好不要做CT检查。如果必须做CT检查，应在准妈妈腹部放置防X射线的装置，如铅衣等物品，来避免和减少胎儿畸形的发生。

④ 警惕葡萄胎

葡萄胎又称为水泡状胎，这种病的确切病因现在尚不明了，一般认为与

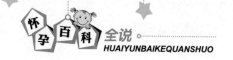
营养障碍（叶酸缺乏）、病毒感染、遗传和免疫机能障碍等因素有关。

在我们的生活当中，患葡萄胎的女性并不在少数，但是对于这些人来说，有很多的时候都不能及早发现疾病。葡萄胎早期症状是什么呢？只有了解了这一方面的内容，我们才能够自如地判定自己是否患病，及时治疗。

阴道出血。由于绒毛失去了吸收营养的功能，所以胎儿早已死亡。到了怀孕2～3个月时出现阴道持续的或间歇性的出血，这是葡萄胎早期症状的表现。大多数是断续性少量出血，其间可能有反复多次大流血。假如出血量多，还会引发出血性休克。

子宫异常增大。怀有葡萄胎的子宫大于正常的妊娠子宫，对于葡萄胎早期症状，有时女性甚至能自己触及下腹包块（胀大的子宫），有时往往误以为是怀了双胞胎或羊水过多。

腹痛。由于子宫增大的速度太迅速，以致出现腹痛。此外，葡萄胎早期症状体现在子宫内出血，胎块从子宫壁大块脱落，也会产生腹痛现象。

无胎儿。子宫虽胀大到4～6个月妊娠大小，葡萄胎早期症状可能在检查时查不到胎体，听不到胎音，B超检查未见怀孕迹象。即使女性自己也未感到有胎动。

一旦确诊为葡萄胎，应立即手术。两年内应严格避孕，最佳避孕方法为避孕套或阴道隔膜。

⑤ 留心孕期出现的牙周问题

准妈妈在孕期容易患牙周疾病，较常见的有以下几种。

牙龈炎。这是孕期最常见的牙周疾病，表现为牙龈发炎。得了牙龈炎的准妈妈除了做到勤刷牙、保持口腔清洁外，还要多吃富含维生素C的新鲜水果及蔬菜，也可在医生指导下服用维生素C片，以增强毛细血管的弹性。平时多喝牛奶，可补充钙质，坚固牙齿。

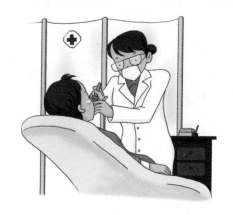

妊娠性牙龈瘤。这是指准妈妈牙龈的某个部位上长出一个小瘤子样的东西，不痛也不痒。有的颜色特别红，容易出血，比较软；有的颜色和正常牙龈差不多，不容易出血，比较硬。一旦发生妊娠性牙龈瘤，将给准妈妈带来很大的痛苦。因此，准妈妈要注意保持口腔卫生，要清除牙石、软垢、茶垢等局部刺激物，消除牙龈炎、牙周炎。

其他症状。准妈妈怀孕期间也可偶尔出现牙齿容易松动及牙周囊袋加深等症状。其实口腔卫生不良及以往有牙龈炎的准妈妈，都可能发生牙周问题。所以，在计划怀孕前应先做口腔检查与预防治疗，在怀孕期间也应定期进行检查并保持口腔清洁。

准妈妈患牙周疾病如果没有及时治疗，很可能会引发早产。

芝宝贝@你

妊娠期如遇必须拔牙的情况，怀孕第4~6个月是较为安全，在严密的观察下可以进行。怀孕期间前3个月拔牙容易流产，怀孕期间后3个月拔牙容易早产。准妈妈一定要在正规医院就医。

6 准妈妈不宜去人多拥挤的地方

人多拥挤的场合容易发生意外，如在人多的大商场，挤着上公交车等，都有可能被人撞到或挤到，易发生流产。

人多拥挤的地方，空气污浊，会给准妈妈带来胸闷、憋气的感觉，胎儿的供氧也会受到影响。

人多拥挤的场合必然人声嘈杂，形成噪声，且这种噪声对胎儿发育十分不利。比如，在足球场看球赛就会不时出现尖叫声。

人多拥挤的地方易传染上疾病。公共场合中各种致病微生物的密度远高于其他地区，尤其是在传染病高发期间和地区，准妈妈应远离人多拥挤的公共场所。

7 孕早期做B超影响胎儿吗

正常情况下，妊娠早期应进行一次B超检查，以明确是否妊娠，并确定妊娠的天数。建议怀孕7周以上做第一次胎儿黑白B超监测。目的有三个：一是确定是正常怀孕状态，还是有异常情况。如果是宫内妊娠，可就此推算预产期，但也可能存在宫外妊娠或葡萄胎等问题，一旦发现须及时处理。二是确定胚胎个数。三是此时

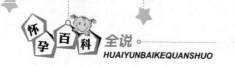
子宫还不太大，可通过B超清楚地观察附件情况，如果有卵巢囊肿、输卵管包块等能及时发现并对症处理。过了这个时期，子宫明显增大，包块可能被挡住而难以发现。此外，还可以从B超结果了解胚胎质量，如妊娠囊好不好，会不会是空囊妊娠等。

准妈妈问

有人说做B超影响胎儿健康，真是这样吗？我还有必要做B超吗？

专家答

目前临床上所应用的B超，其探头发射的声强度小于10毫瓦/平方厘米，而且超声检查的时间往往只有5～10分钟，对每个器官的探测时间更短。所以，B超检查对胎儿的危害是极小的，不会影响胎儿的身心发育。因此，孕妇不必对孕期B超检查产生恐惧心理，适时的B超检查是确保胎儿正常发育的重要手段。

但这并不意味着孕期可以随意进行B超检查，研究证明，照B超时间超过20分钟，就会对胎儿产生不利影响，所以，孕早期照B超时间不要超过10分钟。正常情况下，整个孕期只照3~4次B超就可以。

8 怀孕后能否像以前一样佩戴隐形眼镜

很多准妈妈原先佩戴的隐形眼镜，在怀孕期间却变得不易佩戴，无法长时间佩戴，甚至根本戴不上。这是因为怀孕以后，准妈妈的泪液分泌会比平时大大减少，所以戴隐形眼镜就常会出现眼睛有异物感、眼干、眼涩、磨眼等不适症状。

准妈妈戴隐形眼镜可能损伤角膜和眼结膜。由于女性在怀孕期间内分泌系统发生很大变化，其角膜组织会发生轻度水肿，使得角膜的厚度增加；而隐形眼镜本身阻隔了角膜与空气的接触，孕期继续戴隐形眼镜，将增加角膜缺氧程度，降低角膜敏感度，容易发生急性角膜损伤。通常会出现视力减弱、无故流泪等症状。

除了会造成自身的不适，准妈

妈更关心的是戴隐形眼镜会不会影响胎儿呢？据研究，隐形眼镜的护理液也可能影响胎儿。细心的准妈妈可能会注意到，隐形眼镜护理液外的外包装盒上一般会标明"孕妇忌用"的字样。毕竟护理液是药物成分，长期使用会对胎儿有影响。

很多准妈妈在眼睛不舒适时会买来眼药水或眼药膏，然而，许多眼药水、眼药膏的成分对胎儿都不好，如氯霉素对骨髓有严重的抑制作用，准妈妈最好忌用；四环素的药物明确有致畸作用，可以使胎儿发生畸形，也不能用。

芝宝贝@你

准妈妈在孕期不能做近视眼手术。首先，做近视眼手术时会使用抗生素类和激素类药品，虽然量不大，但仍可能通过胎盘或母乳传给胎儿，抑制胎儿的正常发育。其次，由于准妈妈体内的激素水平与平时大不相同，也不能很好地保证治疗效果。最后，怀孕会使人的免疫力下降、抗感染能力变差，准妈妈如果做手术，术后感染的概率也会增大。所以，还是建议戴普通的框架眼镜。

9 准妈妈应慎用花露水和风油精

在夏季，准妈妈经常成为蚊子的叮咬目标，这是因为准妈妈在妊娠后呼气量比非妊娠女性大，呼出的潮湿气体与二氧化碳对蚊子具有较强的吸引力。此外，准妈妈体温比非妊娠女性高，体温温度越高，皮肤表面所散发的挥发性物质越容易吸引蚊子。

很多准妈妈在孕前都习惯用花露水、风油精、清凉油等产品驱蚊、止痒，但怀孕后就不适宜再继续使用，因为它们含有的有些物质会影响胎儿的健康。

大部分花露水说明书上也会标注"孕妇慎用"，这是因为花露水含有一定量酒精成分，酒精是一种潜在的致畸物质，准妈妈长期使用可能会对胎儿健康不利；有些花露水含有冰片、麝香等易导致准妈妈流产的成分，孕早期的准妈妈一定不要使用；

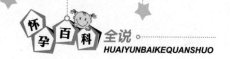
花露水对皮肤和呼吸道黏膜都有刺激作用，所以准妈妈不用为好。

准妈妈应慎用风油精、清凉油、万金油等药油，这些药油均同属芳香疗法，樟脑、薄荷脑、桉叶油、冰片、丁香油是其主要成分。樟脑具有一定的毒副作用，樟脑进入人体后，正常人体内的葡萄糖磷酸脱氢酶会很快地与之结合，使之变成无毒物质，然后随小便一起排出体外，所以它的毒副作用不会在正常人身上显现，但是准妈妈体内的葡萄糖磷酸脱氢酶的含量降低，无法与樟脑结合产生无毒物质。怀孕3个月内若过多地使用清凉油，樟脑就会通过胎盘屏障进入羊膜腔内作用于胎儿，影响胎儿生长发育，严重者可导致胎儿死亡。药油中的其他成分，如冰片，也可对准妈妈造成刺激而引起早产。

芝宝贝@你

一些小妙招可以帮准妈妈缓解蚊虫叮咬的烦恼，可将适量白糖水或啤酒装在空酒瓶或口杯中放在阴暗处，蚊子闻到味道就会往瓶子里钻。如果准妈妈被蚊虫叮咬后，可用肥皂水涂抹，也可以用大蒜或薄荷叶挤出汁擦在被咬处。

第四节 孕2月胎教指南

一、运动胎教：舒展筋骨、放松心情

肩部放松

① 以舒适的姿势盘腿而坐，将力量集中到肩部，同时略微提肩。

② 一下子放松下来，让两肩自然降下。

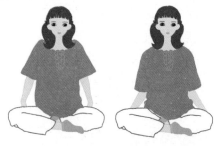

功效：让肩部得到适当的放松。

提拉上身

① 平躺时将膝盖立起，双手朝屋顶方向推去，感觉就好像要接触到屋顶一样。

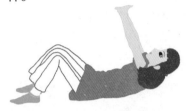

② 同时提拉上身再慢慢躺下，上身被提拉起来的时候吐气，躺下的时候再重新吸气。

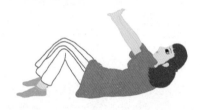

功效：强化腹部的肌肉。

臀部运动

① 躺下以后将双腿高高举起。

② 同时抬起臀部。

功效：锻炼下腹部肌肉。

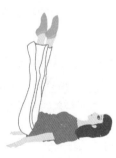

二、按摩胎教：帮助准妈妈缓解身体不适

针对孕吐

① 用大拇指在涌泉穴上轻按3

次，每次持续4秒钟。

② 在输尿管反射区用大拇指滑动搓摩9次以上。

③ 用大拇指在膀胱反射区上按下4~5次，每次持续4秒钟以上。

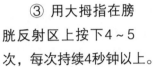

输尿管反射区

膀胱反射区

④ 每两个脚趾之间的部位是淋巴系统的反射区，在这一区域用大拇指和食指向外抽拔，每一个部位重复1~2次。

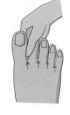

⑤ 在肠胃的反射区用大拇指进行挤压，一共3次，每次4秒。另外，在胰脏和十二指肠的反射区内用大拇指按照逆时针方向进行旋涡式旋转。结束之后在这三个区域之间从上到下缓慢地搓摩，以达到最佳的按摩效果。

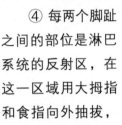

肠胃反射区

胰脏反射区

十二指肠反射区

⑥ 用双手握住整个脚背，模仿掰开一个苹果的动作来进行按摩，重复4~5次。

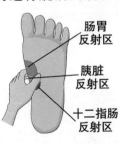

针对疲劳

① 用热水泡脚15分钟左右。

② 用大拇指在涌泉穴上轻按3

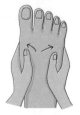

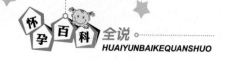
次，每次持续4秒钟。

③ 在输尿管反射区用大拇指滑动搓摩9次以上，再在膀胱反射区上按摩4～5次，每次持续4秒钟以上。

④ 从脚腕开始朝膝盖方向按摩，争取做到让脚上的血液向上循环的效果。

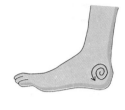

⑤ 用大拇指在每一个脚趾靠近顶端的凹陷处按摩2～3次，每次持续4秒钟。

预防流产

① 在涌泉穴上用大拇指从里到外画圆，每一次持续4秒钟。画的时候要按照逆时针的方向，并重复4～5次。

涌泉穴

② 位于大脚趾中央的是脑垂体反射区，用大拇指在这一区域画圆并重复4～5次。

脑垂体反射区

③ 在脚后跟底部的生殖腺反射区上用大拇指画圆，搓摩4～5次。

生殖腺反射区

④ 在脚踝的内外两侧用大拇指按逆时针方向画圆，搓摩4～5次。

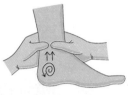

⑤ 从内侧脚踝向上三指的部位是三阴交穴，用两只手一起从脚踝推摩三阴交穴。

三、音乐胎教：享受一场视听盛宴

由于在孕期第2个月胎儿的听觉器官已经开始发育，而且神经系统也已初步形成，尽管发育得还很不成熟，但已具备了可以接受训练的最基本条件。因此从这个月的月末开始，准妈妈可以给自己和胎儿放一些优美、柔和的乐曲。

胎教音乐每天听3～5次，以每次10分钟左右为宜。胎教音乐不仅可以

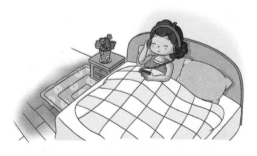

令准妈妈情绪愉快，也可以对胎儿的听觉给以适应性的刺激，为进一步实施的音乐胎教和听觉胎教奠定基础。

准妈妈可以听一些名曲，如柴可夫斯基的《花之圆舞曲》、《糖梅仙子之舞》，这是著名的芭蕾舞剧《胡桃夹子》中第二幕的两首舞曲。李斯特的《爱之梦》，这是匈牙利作曲家李斯特为德国浪漫派诗人弗莱里格拉特的著名抒情诗《爱吧，你可以爱的这样久》所配的声乐曲谱，这首乐曲，在情绪、速度各方面都非常适合做胎教音乐。

除了名曲外，准妈妈也可以给胎儿读一些节奏明快的儿歌，通过欢快、跳跃的节奏也能感染到胎儿。准妈妈在读的时候一定要注意语速和缓、轻声朗读，音调要稳定，不要忽高忽低，以免刺激到胎儿，影响他的器官发育。

给宝宝读儿歌

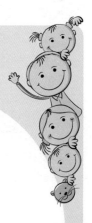

摇摇船

摇，摇啊摇，
摇到外婆桥。
外婆对我笑，
叫我好宝宝。
糖一包，果一包，
吃完饼儿还有糕。

拉大锯

拉大锯，扯大锯，
姥姥家里唱大戏。
接姑娘，请女婿，
就是不让宝宝去。
不让去，也得去，
骑着小车赶上去。

小白兔

小白兔，白又白，
两只耳朵竖起来，
爱吃萝卜爱吃菜，
蹦蹦跳跳真可爱。

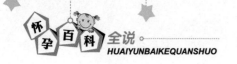
准妈妈读诗歌

天馈赠的礼物

（韩）张炳惠

一天，我收到了一粒种子，
这是来自上天的礼物。
我把它放在怀中，细心看护
40周。

无论痛苦还是快乐，哭泣还是
大笑，
我都始终如一地携带着这份珍
贵的礼物。
每天，我都以一颗虔诚的心度过。

我怀中的种子一天天发生着新
的变化，
也一天天在长大。

我很好奇，
种子以后会开什么花，结什么果。

但，最令我困惑的是，
我是否可以一辈子守护它。

上天对我说：
如果你能给我个理由，
让我相信你可以照顾好种子，
我就赋予你世界上最珍贵的礼物。

每天我都非常虔诚地照顾它，
它发芽，长出枝丫，然后变成绿
叶。
上天告诉我，等到种子开花，
我便可修成正果。

种子渐渐长大，终于结出了迷
人的果实，
我不断将满腔的爱给予它，
它不断地成熟。

我怀抱着这颗种子，
我觉得，
它是世界上最珍贵的礼物。
因为我明白，
这颗种子，
为我独有。

我也比别人更明白，
这份礼物，只为我而准备。

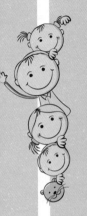

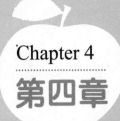

第四章

孕3月（9~12周）
我在"小房子"里做运动啦

　　亲爱的爸爸妈妈，在你们的呵护下，现在的我已经打好了未来成长的基础！我的小尾巴逐渐消失了，所有的神经肌肉系统都开始工作了，四肢也开始长出来了，骨头也越长越结实了，我已经开始在"小房子"里做运动了。

　　现在，我已经进入了脑迅速增长期，要想让我长成一个聪明的宝宝，现在可是关键时刻！妈妈可要多吃一些补脑的食物，多给我听一些好听的音乐哦。

　　哈，我还有一个秘密，现在我知道自己是男孩还是女孩了，可惜你们不知道，那就给你们一个美好的悬念，等我出生时再揭开谜底吧。

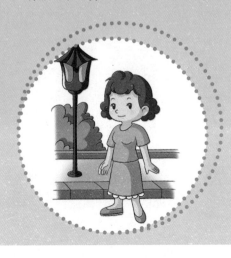

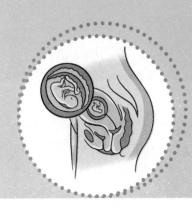

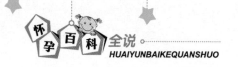

第一节 胎儿和准妈妈的变化

一、胎儿的变化

❶ 尾巴逐渐消失，长出手指和脚趾

怀孕第9周时，随着胎儿胳膊和腿逐渐变长，手指和脚趾开始形成，并能够弯曲。上周还清晰可见的小尾巴逐渐消失。面部越来越清晰，面部肌肉逐渐发达，长出眼睑，并渐渐覆盖眼睛。外耳的轮廓清晰可见。嘴巴已不再是条小缝，开始长出上嘴唇，由于颈部越来越清晰，所以整个身体看起来较为分明。

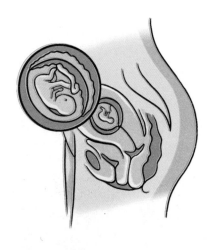

❷ 生殖器官开始形成

怀孕第10周时才可以说是胎儿期的真正开始。这时胎儿的生殖器官开始形成，可以区分出胎儿的性别。胎儿的氧气和营养通过脐带与胎盘由母体供给。

❸ 内脏及大脑器官形成并已发挥功效

怀孕11周时，胎儿的生长发育非常快，其细胞以惊人的速度增长，新生的细胞向自己未来的活动区域移动。神经管最终将发育成大脑脊髓，脊神经从脊髓伸展开，并日渐发达，脊柱轮廓清晰可见。肝脏、肾、肠、肺、大脑等重要的身体器官在这一时期完全形成并已发挥功效。纵观胎儿身体轮廓，头部占身体全长的一半左右。面部额头突出，颈部拉长，下颚出现，已经可以看到头发等细微的部分。

❹ 能在羊水中自由地运动

10～12周时，胎儿的身体以每天1厘米左右的速度增长着，上身长6～8厘米，体重为20～30克，与前两周相比，增大了将近2倍，这个时候胎儿身体各处的毛囊开始生成，身体各个器官已经基本形成，借助多普勒仪甚至可以听到胎儿心跳的声音。肌肉已经非常发达。主管触觉和味觉的器官开始形成，脑部基本成形，开始行使某些职能，特别是可以储藏外部对脑的刺激。脸部已略具人类雏形，有眼睑，嘴唇构造完全，鼻子隆起，这时的胎儿会转动头部，也会改变身体的方向或姿势，会在羊水中非常活泼地运动。

二、准妈妈的身体变化

1 出现皮肤问题

很多准妈妈怀孕后，各种肌肤问题也接踵而至，如过多油脂、色素沉淀、妊娠纹……这些问题让准妈妈很苦恼，事实上这些都是孕期的正常反应，爱美的准妈妈也不必心焦，可以通过皮肤护理来缓解这些皮肤问题。

皮肤干燥粗糙、易生暗疮

由于孕激素的关系，准妈妈的皮肤失去了以前的柔软感，而略呈粗糙，甚至会很干燥，有些区域会出现脱皮现象，脸部的色素沉淀增加。

准妈妈可以使用能给皮肤增加水分的护肤品，涂抹在干燥区内并轻轻地加以按摩，选用婴儿润肤膏或润肤露，防止皮肤干燥，并能保持酸碱度平衡。洗浴时不应浸泡太久，否则容易造成皮肤脱水，尽可能少用普通肥皂，可使用不含皂质、ph值属中性的沐浴露或婴儿香皂。沐浴后，应在全身涂抹润肤油。准妈妈应特别注意饮食营养平衡，增加镁、钙等矿物质的摄取，如肉类、鱼、蛋，还要增加必要的脂肪酸和维生素，如绿色蔬菜、水果、坚果、谷物、牛奶、鱼油等，多喝水，少喝咖啡和茶。

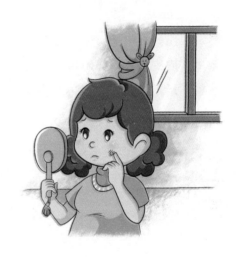

皮肤瘙痒

怀孕后，准妈妈经常觉得皮肤痒，为此很烦躁。遇到这种情况，可用一些不含激素的润肤霜擦揉皮肤，以减轻瘙痒。实在不能忍受时，可咨询医生，用一些止痒药物。当体重增加过多后，准妈妈还有可能感到自己的皮肤发生摩擦，尤其是大腿内侧。这除了要经常洗澡外，还要注意穿棉布衣服。

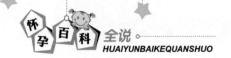

脸上各种色斑和身上的妊娠纹

有些色斑可以在分娩后自然消失的。准妈妈应注意避免日光的直射，可选用对皮肤刺激少的护肤品，不宜化浓妆。准妈妈沐浴后，在可能发生妊娠纹的部位涂上保护油，沐浴时，坚持用冷水和热水交替冲洗相应部位，促进局部血液循环，这些方法都可以预防妊娠纹。

皮肤油腻

准妈妈新陈代谢缓慢，皮下脂肪增厚，汗腺、皮脂腺分泌增加，全身血液循环量增加，面部油脂分泌旺盛的情况会加重，皮肤变得格外油腻，"T"型区域更为显著。

准妈妈在保持皮肤清洁的同时，不能用清洁能力太强的洗面奶，最好每天多洗几遍脸。饮食上要多摄取含优质的动物蛋白和维生素的食物；蔬菜、水果可使准妈妈的皮肤保持水分。均衡摄入营养，平衡的膳食能使准妈妈的头发和皮肤以及体内各器官得到很好的保护。

❷ 乳房增大、肿胀

准妈妈的乳房从4～6周开始增

准妈妈问

我是一个特别爱美的准妈妈，总是担心怀孕后脸上会出斑，有什么可以预防长斑的食物吗？

专家答

孕期长斑因人而异，并不是所有的准妈妈都会长斑。可以通过调理饮食来预防。准妈妈可以多吃一些含维生素C高的食物。维生素C能抑制皮肤内多巴醌的氧化作用，使皮肤中深色氧化型色素转化为还原型色素，干扰黑色素的形成，预防色素沉淀，保持皮肤白皙。这类食物有：鲜枣、萝卜缨、青椒、油菜、猕猴桃等。除此之外，准妈妈也要多吃富含维生素E的食物，维生素E能够破坏自由基的化学活性，抑制过氧化脂质产生，从而起到干扰黑色素在皮肤沉积的作用，而且能延缓皮肤衰老。这类食物有：坚果、植物油、芝麻酱等。

大，持续整个孕早期。荷尔蒙改变使血流量增加、乳房组织发生变化，乳房肿胀、酸痛，有刺麻感。这种感觉很像是月经前乳房胀痛的感觉，但会更剧烈些。

很多准妈妈发现自己的乳房仍在不断地增大，乳晕的色泽也变黑了，并且周围长了很多小疙瘩。乳房皮肤上有很清晰的静脉血管，尤其是在乳房下方，这都是孕期的正常表现。戴孕妇胸罩是非常必要的，这样可避免增大的乳房组织受到下垂的牵拉。有些女性洗澡时，喜欢用力搓澡，把皮肤搓得通红，甚至出现皮下出血点。这种习惯可不好，尤其是乳房部位，怀孕后，乳腺组织快速增生，要轻柔地对待乳房，也不要用力清洗乳头，更不能用力擦洗乳头开口，以免哺乳期发生漏乳现象。

③ 情绪波动强烈且易眩晕

随着身体出现越来越多的不适，准妈妈的心理也开始发生各种各样的变化，种种顾虑导致她无端猜疑，如"宝宝不会有毛病吧？""生的时候会不会难产？""自己的体态变形，脸上布满黄褐斑，丈夫是否讨厌我？"特别是对那些避孕失败而意外怀孕，或在没有心理准备的情况下怀孕的准妈妈，这种情况更加明显。这

个时期，准妈妈特别敏感，情绪波动非常强烈，很多时候会因一点小事而大动肝火，使丈夫及家人感到莫名其妙。与此同时有的还出现头痛、睡不好等现象。

在这种情况下丈夫及家人就要给予充分的理解，及时进行疏导和宽慰，让准妈妈能够得到理解和感到温暖。但准妈妈自己也要有意识地打消这些担心与顾虑，以阳光般的笑脸和心态面对生活。

这一时期准妈妈有时会出现眩晕现象，尤其是上卫生间忽然一站，或猛一转身、一抬头时就感到头晕目眩，甚至站立不稳。这种现象称之为体位性低血压，是由于循环系统一时难以向大脑供血造成的。另外，有时是因为进食间隔时间太长，引起血糖下降而导致眩晕，但只要不是因为贫血所致，就不必太担心。准妈妈在平时要注意自己的姿势和动作，站立、转身或抬头的时候，动作一定要慢。

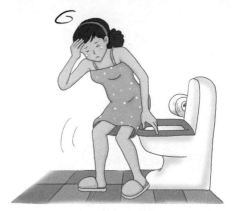

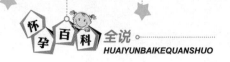

4 子宫增大并且上升到腹部

怀孕大约12周以后，骨盆腔便容不下涨大的子宫，于是子宫从骨盆过耻骨的上端上升到腹腔内，子宫进入腹部之后对膀胱的挤压减轻，尿频及便意感也将逐渐消失。但是支撑子宫的韧带收缩，有可能引起腰痛。如果抚摸肚子，会有比以前稍硬，隆起的感觉。

随着子宫逐渐增大，准妈妈能够明显地感觉到全身不舒服，如下腹部胀痛，腰背酸痛，双腿不仅麻木，而且紧绷胀疼，全身提不起劲，以上这些都是比较正常的现象。但如果疼痛的同时还伴有出血，就必须到医院诊治。由于疼痛不舒服使准妈妈的变得烦躁，因此保持平和的心态是非常重要的。

第二节　准妈妈营养速递

一、准妈妈需要补充的营养素

1 食物纤维不可少

怀孕第3个月时，随着子宫的增大，直肠受到挤压，加上体内水分不足，使大便变得干燥、秘结、不规律，以致有的准妈妈一进卫生间就发憷，解便成了一件非常痛苦的事情。可以说，及时排便就是对身体的最好维护。而要想使大便保持通畅，就要在饮食上下功夫。

食物纤维能够吸收毒素、缓解便秘、增加营养。食物纤维对人体来说有着不可或缺的重要作用，现代医学和营养学经研究确认了食物纤维可与传统的六大营养素并列称为第七营养素。它对人体的有益功能涉及方方面面，而吸收毒素、缓解便秘、增加营养就是其中的几项功能。

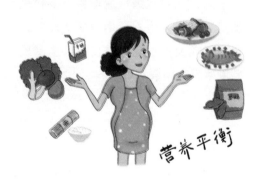

营养平衡

吸收毒素。人体摄入了食物纤维后，纤维素在胃肠道中遇水形成致密的网络，能够吸附有机物、无机物和水分，对维持胃肠道的正常菌群结构起着重要作用；同时肠内容物中的毒素会被纤维素吸附，使肠黏膜与毒素接触的机会减少，从而有效地保护胃肠道不被有毒物质侵害。

防治便秘。食物纤维能够刺激口腔的活动，使唾液和胃液的分泌更加旺盛，更好地帮助消化。而且食物纤维体积大，比较疏松，使胃肠有充满的感觉，既能抑制热量的摄取，又增加排便量，还可有效地促进和刺激肠的蠕动，使废弃物能及时排出体外，从而减少有毒物质对肠壁的毒害作用。另外，食物纤维通过在肠道内吸水，对肠内容物起到稀释作用，使胆汁的浓度降低，助长了肠道内正常菌群的生长繁殖。重要的是它还与肠道中的大肠杆菌合成泛酸、尼克酸、核黄素等人体不可缺少的生命物质，并有很高的营养价值。

准妈妈问

我怀孕第9个周时，感觉排便困难，而且疼痛，有什么好的办法吗？

专家答

如果纤维素摄取不足，会加重便秘，排便时感到疼痛，严重时还会出血。相反，如果纤维素摄取过多，就会减少钙与铁的吸收，对身体不利。正确的饮食原则是：减少脂肪的摄入量，适当增加蔬菜和水果的比例，保持营养的均衡。

2 哪些食物富含纤维素

富含纤维素的食物很多，如玉米、糙米、黑米、大豆、燕麦、黄米、荞麦、木耳、海带、茭白、魔芋、红薯、芹菜、苦瓜、胡萝卜、南瓜及水果等。实验表明，同样都是食物纤维，但蔬菜纤维比谷物纤维对人体更为有利。在日常饮食中，对食物纤维的摄入还要讲究一些科学的饮食方法：

每天不要只吃大米、白面，各种杂粮都要吃；白面面包虽然口感好，但大麦面包对人体一样有益；新鲜的蔬菜、水果每天、每顿都要吃；有条件的家庭可以每顿吃不少于5种以上的蔬菜；每天至少要吃海带、紫菜、鱼、虾、海青菜等海藻类食物中的一种；摄取食物纤维的同时，不要忘了

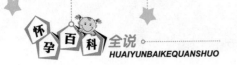
多喝水。

3 保持体内水、电解质平衡

准妈妈还常常伴有恶心、呕吐、厌食等早孕反应，这种反应一般持续到怀孕3个月以后就逐渐好转。但是，有些准妈妈由于早孕反应较重，食欲全无，呕吐频繁、剧烈，有的不仅将胃内食物吐出，而且还将胆汁等内容物吐出，引起体内水、钠、钾等营养素丢失，电解质紊乱，如不及时纠正和治疗，就会造成体内营养环境失衡，可导致水、电解质平衡失调和酮症酸中毒的产生，对母婴健康极为不利。

为了保持水、电解质的平衡，准妈妈的饮食要尽量做到以下几点：

多喝水，多吃蔬菜和水果；不偏食、不挑食，品种丰富、营养均衡；少吃多餐，多食易消化的食物，如蛋白类、蔬菜、水果类等食物，身边放一些平时喜爱的小吃，如饼干、瓜子、话梅，感到饥饿或恶心时吃一点儿。

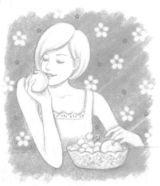

4 准妈妈的"水之密语"

在孕期如何补水是很多准妈妈关心的问题。早晨补水最关键，所以准妈妈最好早晨起床后喝一杯温白开水，此时肠胃比较空，白开水可以"洗涤"肠胃。然后在早饭前30分钟喝一杯200毫升左右的温开水，既能温养湿润肠胃，促进消化液的分泌，促进食欲，又能加快肠道的蠕动，有利于准妈妈定时排便，防止便秘。

不过，准妈妈补水也有讲究，有一些注意事项需要掌握，才能做到健康补水。

不要饮用生水。生水中含对人体有害的微生物和寄生虫，直接饮用可引发急性胃肠炎、伤寒、痢疾等疾病，使准妈妈受到感染，从而影响胎儿发育。

不要饮用长时间沸腾的水。水在反复沸腾后，其中的亚硝酸物质增加，准妈妈饮用后会导致血液携带氧量减少，引起血液中毒。

不要喝过量的鲜榨果汁。很多准妈妈觉得白开水索然无味，所以选择用鲜榨果汁代替，认为多喝果汁等于多吃了水果，以后生出来的宝宝皮肤会很细腻白嫩。其实不然，因为果汁内除了大量的水分，还有很多容易被人体吸收的多糖和单糖类营养物质，容易造成准妈妈血糖增高，加大患妊娠糖尿病的概率。准妈妈每天饮用果汁最好不要超过500毫升。

少饮用饮料。基本上所有的饮料都含有防腐剂、色素、香精等，为了腹中的宝宝，准妈妈最好不要饮用饮料。

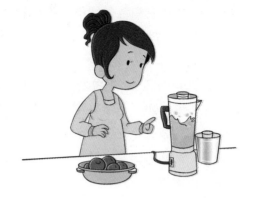

芝宝贝@你

准妈妈应多喝水，水能促进细胞发挥功能，促进机体内的新陈代谢，消除肌肉中的乳酸积累，改善人体的免疫功能，还能消除便秘。孕早期准妈妈每天要喝大概1000~1500毫升的水，孕晚期要喝1000毫升左右的水，大概每2小时饮用1次，一天保证在7~8次即可。水也不是喝得越多越好，喝水过量容易加重准妈妈肾脏的负担。

二、准妈妈的饮食安排

1 孕期烹调的注意事项

孕期烹调的原则是减少损坏营养物质的可能，使营养物质更易被人体吸收，适当使用各种调味品，使饭菜可口，增加食欲。烹调的具体注意事项如下。

烹调要符合口味。怀孕后，很多人饮食习惯发生变化，烹调时可用柠檬汁、醋拌凉菜，让食品具有一定的刺激性。冷食能减轻食品对胃黏膜的刺激作用，如凉拌双耳，凉拌茄泥等。

口味宜清淡。面汤类食物往往含过多的盐分，所以不宜将汤全部喝完；酱油最好选用含盐分不多的，每餐食盐量不要超过3克。另外，孕吐时期注意以清淡饮食为主，改善食欲不振，以低盐饮食预防妊娠高血压综合征等。

选择促进食欲的食品。如番茄、黄瓜、鲜香菇、新鲜平菇、新鲜山楂

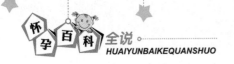

果、苹果等，它们色彩鲜艳，营养丰富，易激发准妈妈的食欲。

选择易消化、易吸收，同时能减轻呕吐的食品。动物性食品中的鱼、鸡、蛋、奶，适量豆腐、豆浆，均便于消化吸收，并含有丰富的优质蛋白质，且味道鲜美，准妈妈可经常选用。大米粥、小米粥、烤面包、馒头、饼干、甘薯，易消化吸收，含糖分高，改善准妈妈因呕吐引起的酸中毒。酸奶、冰激凌等冷饮较热食的气味小，有止吐作用，又能增加蛋白质的供给量，准妈妈可适量食用。

注意减少营养素流失。淘米的次数不能过多，不能用热水淘米。做菜时，应该先将菜洗净后再切，块不要切得太小、太细，切后立即入锅，暴露在空气中的时间不要过长，烧煮的时间也不要太长。做饭，做菜最好采用铁制器具。蔬菜最好用炒、煮、凉拌、稍稍腌渍、生食等方法烹饪。

❷ 科学吃水果

水果营养丰富，香甜可口，食用起来很方便，所以备受准妈妈的青睐。但是准妈妈吃水果也要讲究科学。

每天要控制食用的数量。水果中含有大量葡萄糖、果糖，经胃肠道消化吸收后会转化为中性脂肪，诱发肥胖，甚至引起高脂血症。医生建议，准妈妈每天食用的水果量应不超过500克，且应选择含糖量低的水果。

不能用水果代替正餐。尽管水果营养丰富，但营养并不全面，尤其是蛋白质及脂肪相对较少，而且这两种物质也是胎儿生长发育所必不可少的，因此不能以水果代替正餐。

将水果清洗干净。吃水果最好在两餐之间，要将水果清洗干净或用专用的水果刀削去外皮，不可用平时用的菜刀，以免将寄生虫卵带到水果上。

吃水果后要漱口。因为大多数水果中都含有发酵糖类物质，会腐蚀牙齿。若食用后不漱口，口腔中的水果残渣很容易造成龋齿。

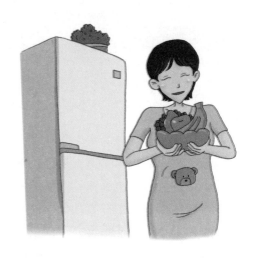

❸ 孕期要尽量避免食用这些食物

怀孕后的准妈妈，身体的抵抗力和对食物的适应力都有所降低，一些平时常吃的食物，此时吃进去就有可能生病或感染病毒，其危害是相当大的，因此，准妈妈对食物的选择和摄取要格外注意，对以下食物还是避开为好。

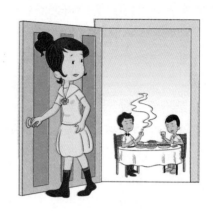

生鱼片、半生肉类不能吃。一些准妈妈平时爱吃生鱼片、涮羊肉或各种烤得半生不熟的肉制品，但如果怀孕后还继续这样吃，就相当危险，因为这些没有经过高温加工的鱼、肉类存在着大量的细菌和有害物质，吃进去之后有可能感染病毒或生肠道寄生虫，因此，准妈妈还是不吃为好。另外，冷冻肉制品，必须经过解冻，并煮熟后才能吃。

不新鲜的甲壳类、贝壳类食品。甲壳类和贝壳类食品存在着大量的细菌，加工过后如果没有尽快吃完，细菌又会繁殖出来。

❹ 吸烟、喝酒会对胎儿造成危害

准妈妈如果吸烟、喝酒，其危害性是非常大的，首当其冲就是对胎儿的危害。

准妈妈吸烟胎儿遭殃。吸烟危害

不容置疑，吸烟不仅对吸烟者自身有害，被动吸烟危险性更大，特别是对还在妈妈腹中的胎儿。烟草中含有多种有害成分，如一氧化碳、尼古丁、硫氰酸盐，以及卷烟中的铅、镉等。

尼古丁能引起子宫胎盘血管收缩，减少胎儿组织血流而影响胎儿发育；一氧化碳可以通过胎盘进入胎儿血流，导致胎儿缺氧，影响胎儿发育；硫氰酸盐在体内解毒时需消耗B族维生素和氨基酸，胎儿缺乏B族维生素和氨基酸，可使蛋白质合成受抑制而影响发育；铅可影响胎儿体格及智力发育；镉可蓄积胎盘影响绒毛发育，并有致畸、致癌作用。

如果准妈妈每天吸烟10~15支，可降低胎儿体重100克，即新生儿体重低于2 500克；妈妈每天吸烟10支以上，宝宝身高平均比同年龄组矮1~1.5厘米，阅读和算术能力落后3~5个月；吸烟的母亲早产率是非吸烟母亲的2~3倍；吸烟母亲所生先天畸形儿数是非吸烟母亲的2~3倍。

通过这组数字可以看出，吸烟对胎儿的危害是多么的大，吸烟的准妈妈一定不要再吸了，而且希望准爸爸也掐灭手中的烟头，不要让准妈妈吸"二手烟"。

准妈妈酗酒容易生出患酒精综合征的婴儿。酒中的乙醇是常见的致畸物，准妈妈喝酒后，乙醇就会随着血液进入胎盘，影响胎儿的生长发育，其危害有：孕期酗酒导致流产、死胎、死产及低体重儿发生率高；慢性酗酒者尿锌排出量增加，可引起胎儿锌缺乏，并有B族维生素和氨基酸缺乏，此外，兼有宫内发育迟缓及其他各种畸形，如腭裂、心脏瓣膜症等。喝酒的危害是触目惊心的，希望饮酒的准妈妈不要再贪这杯中之物了。

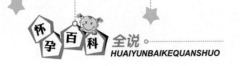

芝宝贝@你

准妈妈为了胎儿的健康，应该尽最大努力戒烟。在想吸烟的时候嚼口香糖、吃点零食，或者出门走走。总之，想一些办法，把注意力从香烟上转移开几分钟。另外，亲人和朋友的支持也可以提高准妈妈戒烟的成功率。如果准妈妈和准爸爸一起戒烟，成功率会更高。准妈妈的戒烟动力就是为了孕育一个健康的宝宝，所以一定不要半途而废。

5 芝宝贝营养餐推荐

鸡丝烩白菜

主料：生鸡脯肉50克，白菜梗200克。

辅料：淀粉10克，盐5克，鸡蛋半个，葱、姜、料酒、食用油各适量。

做法

① 先将鸡脯肉洗净，切成丝，用蛋清、盐、淀粉5克、料酒拌好，将白菜梗切成丝。

② 锅内加食用油和葱、姜，烧至微热后，再等油凉，然后将鸡丝放在锅内过油，用筷子拨散，不使其成团，盛出备用。

③ 锅内留油，投入白菜丝，炒至8成熟时，加少许盐，并将鸡丝倒入，炒匀，剩余的5克淀粉加少量水调匀，放入勾芡，待汁浓即成。

棒骨海带汤

主料：海带100克，猪棒骨1根。

辅料：葱段、姜片、大料、醋、盐各适量。

做法

① 海带洗净，切成丝。

② 猪棒骨洗干净后，用开水焯一下，再放入热水锅中，和葱段、姜片、大料一起煮。

③ 猪棒骨煮至六成熟时海带下锅，并加入适量的醋。猪骨棒煮至熟透，出锅前放盐调味。

银鱼豆芽

主料：银鱼20克、黄豆芽300克。

辅料：鲜豌豆50克、胡萝卜丝50克、食用油、葱花、白糖、醋各适量。

做法：

① 银鱼放开水中焯一下，捞出沥干；鲜豌豆煮熟。

② 炒锅加底油，葱花爆香，放入黄豆芽、银鱼及胡萝卜丝。

③ 略炒后加入煮熟的豌豆。

④ 放入适量白糖、醋调成糖醋味。

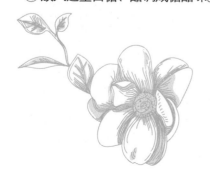

第三节　准妈妈的全方位保健

一、准妈妈日常生活需注意

1 使用电脑时间不宜过长

很多准妈妈怀孕后，在使用电脑这个问题上都很纠结，过去有些医学报告称准妈妈使用电脑时间长可能导致流产、胎儿畸形等，但是现在的工作生活又都离不开电脑，准妈妈们不知所措，难道为了胎儿的健康，要放弃工作吗？

其实，怀孕后使用电脑是安全的。到目前为止，专家们尚未发现准妈妈使用电脑会对胎儿有不良影响。世界卫生组织的专家们表示，影响女性妊娠结束的原因很多，最主要是工作疲劳和过度紧张，其次可能来自电脑的极低频电磁场。

造成准妈妈流产、胎儿畸形有很多因素，不能因此给电脑"定罪"。准妈妈大可放松心态，只要不是在庞大的机房、工作站等大功率的辐射下工作，日常使用电脑不会对准妈妈及胎儿造成影响。为了能生育一个健康、聪明的孩子，建议从事电脑操作

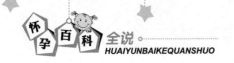
的准妈妈采取以下防护措施：

如果条件允许，怀孕前3个月暂时不接触电脑。在整个孕期，不要长时间连续工作，每工作1小时，到室外活动一会儿。

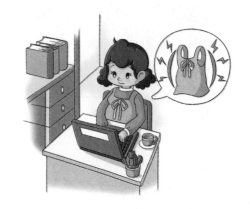

电脑机房要定时换气，保持空气清新。

电脑排列应背靠背，以减少电磁辐射的强度。

操作电脑时可以穿防辐射服，做些适当保护是有好处的。

准妈妈在使用电脑时应该注意一些事项。

准妈妈每周接触电脑时间不超过20小时。要防止长时间坐位，以免引起盆腔血液滞留不畅，做到张弛有度；要注意电脑与座椅的高低配合，让胎儿健康发育。

注意劳逸结合，防止肌腱劳损。长时间操作电脑会导致手指关节、手腕、手臂肌肉、双肩、颈部、背部等部位出现酸胀疼痛，因此，准妈妈在工作1小时后应休息10分钟，或者做

准妈妈问

我怀孕后，妈妈和婆婆都让我请假在家休息，但是有时候在家里也要和同事进行工作沟通，和朋友进行交流，这些都需要使用电脑，这样会影响胎儿的健康吗？

专家答

怀孕期间尽量少用电脑并不在于电脑的辐射问题，每一种电器都是有辐射的，电脑当然也不例外。不过家用电脑的辐射并不比普通家用电器高，因此不必担心。医生不建议准妈妈长期使用电脑，是因为长期保持坐姿容易引起疲惫，而且会加重双脚的水肿，所以即使准妈妈需要长时间使用电脑，也要每隔1小时起身活动一下。

做简单健身操。

长期从事电脑操作的准妈妈，应多吃一些新鲜的蔬菜和水果。同时增加维生素A、维生素B_1、维生素C、维生素E的摄入。

每天泡点绿茶。茶叶中的脂多糖，可改善机体造血功能。人体注入脂多糖后，在短时间内即可增强机体非特异性免疫力。茶叶还有防辐射的功效。

② 保持有规律的生活起居

怀孕初期，由于体内激素发生变化，准妈妈时常感到疲劳、嗜睡，打不起精神，即使进行轻微的活动，也会感到疲惫不堪。这种时候准妈妈千万不能因为身体状况不太好而放任自己，终日躺在床上昏昏欲睡，什么家务也懒得做，又疏于打扮。应该从怀孕初期开始，保持有规律的生活起居，这不仅有利于健康，而且可以适度地调节情绪。

适当延长睡眠时间。怀孕初期，睡眠时间可以比平常延长1~2个小时，晚上睡觉最好不要超过10点，早晨最好在8点以前起床，中午小睡片刻，时间不宜过长，约1小时。

适当做些家务。做家务，在某种程度上也是身心的一种自我调剂。怀孕初期，准妈妈由于时常恶心，呕吐，休息不好，吃不好，因此身心处于疲惫状态，这时会对家务感到厌倦。不过，越是这样，越应及时料理家务，权当做身体运动，但不可太过劳累。如果集中完成堆积的家务，会长时间处于劳累状态，容易导致疲劳过度，而且处于脏乱的环境中心情会更加烦乱，身体就更加不适了。可以说，准妈妈适当做些家务，既做了运动又缓解了心理压力，何乐而不为。

保持个人卫生。怀孕期间准妈妈要保持好个人卫生，因为怀孕后出汗和分泌物增多，易于疲劳。若要缓解疲劳，应当经常洗澡。夏季最好每天都洗澡，冬季每周应不少于2次。但值得注意的是，洗澡的时间不宜过长，10~15分钟为宜。另外，平时也应勤换衣服，把自己梳洗得清清爽爽、干干净净，好心情也会随之而来。

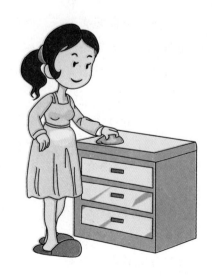

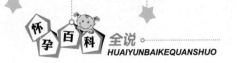

准妈妈问

冬天到了，我想在屋内放一些绿植，请问是否可以？

专家答

准妈妈的卧室里最好不要摆放花草。因为有些花草能够引起准妈妈的不良反应。若是准妈妈的皮肤触及它们或不小心将其汁液弄到皮肤上，可能发生急性皮肤过敏反应，出现瘙痒、皮肤黏膜水肿等症状。因此，准妈妈的卧室应避免放花草，绿萝等清新空气的绿植以摆放在客厅为宜。

❸ 休闲旅行要适当

怀孕初期，由于准妈妈呕吐等早孕反应明显，再加上要有适应体内胎儿的过程，做一个身心大调整，所以不适宜长途旅行。但也不能总是闷在家里，这样对身体也不好。准妈妈应适当地到近郊及公园去游玩，呼吸新鲜的空气，与丈夫搞一个别开生面的"二人游"，这样可以有效地调整情绪，缓解早孕反应。

如果必须进行长途旅行，最好先向医生咨询，在确认身体允许的情况下再出行。应该在以下几个方面注意。

首先要确定是否为宫内正常妊娠。因为异位妊娠极有可能发生破裂或流产，从而导致大出血。因此，外出前一定要经过B超检查，确认是宫内正常妊娠。

如果既往有习惯性流产史者，怀孕早期要避免外出旅行。因为外出时长途旅行，由于疲劳或路途颠簸极有可能引起流产。

妊娠中没有出现阴道见红等先兆流产现象或者是腹痛现象。

外出旅行最好选择飞机或者卧铺，软卧或者硬卧的下铺，最好结伴而行。

预防感冒和感染风疹等疾病。

注意做好卫生防护，勤洗澡、勤换内衣，多喝水，以防由于长途旅行抵抗力降低，导致泌尿系感染和阴道炎的发生。

尽量避免用药。一旦出现腹痛、阴道见红症状，应立即就近看病。

芝宝贝@你

准妈妈出行时，衣服一定要舒适宽松，不要穿束缚身体的长筒丝袜，还要准备充足的水和零食。每过2小时就应当从座位上站起来活动，或者在中途充分休息后再继续前行。

④ 准妈妈日常生活中要保持正确姿势

准妈妈怀孕期间，腹部会逐渐膨大，腹肌和腰肌逐渐伸展，对脊柱的支撑作用相应减弱；同时受孕期内分泌激素的影响，关节韧带松弛，对人体的支撑很不利。所以，准妈妈一定要注意好保持正确的姿势。

站姿。正确的姿势是两腿平行、两脚稍分开，重心落在脚心附近，这样不易疲劳。如长时间站立，隔几分钟就要把两腿的位置前后倒换一下，把体重放在伸出的前腿上，这样可以减少疲劳度。

走姿。不要过于昂首、挺胸、凸腹，这样走路太累而且不安全。特别要注意不穿高跟鞋，不穿太硬的皮鞋。走路时，要自然抬头挺脖，下腭微低，后背直起，臀部绷紧，一步一步地走，不可急匆匆地行走，更不可跑着走。

坐姿。准妈妈应轻轻坐下，由椅边慢慢向里靠，保持后背正直，股关节和膝关节成直角，大腿要保持水平状态。不要用力坐下或突然落座，也不要长时间坐着，每隔8~10分钟应站起来活动活动，防止腿脚抽筋。

睡姿。在孕早期，准妈妈宜采用仰卧姿势，全身肌肉放松，可得到很好的休息；在妊娠中期以后，由于肚子大起来，采取仰卧的姿势就会感到有点不舒服，这时候，侧卧位比较舒服，当腿脚疲劳或水肿，有静脉曲张时，把枕头放在腿下，把腿垫高，这样的睡眠效果会更好；妊娠后期应头枕枕头，向左侧卧，再把两个枕头放在上面弯曲腿的下方，下面的腿伸直，身体稍向前倾30~40度，使腹部搁在床上。头、臂姿势以舒适为度，不要把一条腿压在另一条腿上，以免影响血液循环。

起床的姿势。从仰卧的姿势起来时，先变成侧卧位，再做半坐位，然后起来。不要用腹肌以仰卧的姿势直接起身。妊娠后期即使是侧卧，起床

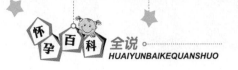

时也不能动作太快、太猛，要清醒一会再慢慢起身。

取物姿势。取高处物品时，不要强取，不要登高，以防摔倒；取地面物品时，应先屈膝后落腰，蹲好后再取物，慢慢起立，不要弯腰拾取重物。

上下楼梯的姿势。不要弯腰或过于挺胸腆肚，只要伸直背就行。要看清楼梯，一步一步地慢慢上下。特别是妊娠后期，隆起的肚子遮住视线，看不见脚下，千万注意不要踩空，踩稳后再移动身体。如有扶手，一定要扶着走。

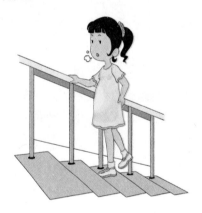

孕妇上楼梯

二、孕期检查不可忽视

① 孕期检查的时间

从严格意义来讲，孕期检查的时间，应该是在确诊怀孕时就开始了。

一旦确定怀孕，就开始进入孕期保健和孕期检查阶段了。按40周为一个孕期，一般的孕期检查的时间和次数应该是：

第一阶段：孕早期做第一次孕期检查，最迟不超过孕3个月，如果检查结果一切正常，那么以后就平均4周检查一次，直到怀孕7个月时，也就是28周。

第二阶段：28周以后就应该每2周检查一次，直到36周。

第三阶段：36周以后就应该每周检查一次了。

以上是在正常情况下的孕期检查的时间安排，如果期间出现异常情况，检查的时间和次数就要根据具体情况进行安排了。

② 孕期常规检查的项目

初次产前检查的内容。检查生殖道情况及具体受孕的时间，推算预产期，测量血压、尿蛋白、血色素，对准妈妈基本情况做出评估。

建册时常规辅助检查。空腹血糖、肝功能、血浆蛋白、总蛋白、白蛋白、球蛋白、血浆铁、钙、镁等元素测定、乙型肝炎病毒指标测定（也称乙肝二对半）、肾功能、心电图。

血型测定。测定准妈妈及准爸爸的血型，既为分娩做准备，也为了解

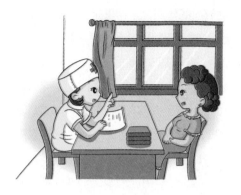

有无母儿血型不合情况发生。如果准爸爸为A型、B型或AB型血，准妈妈为O型血，生出的小宝宝有ABO溶血的可能。如果夫妻Rh血型不合，也有可能发生新生儿溶血。如果准妈妈为Rh阴性，在生产前医院还要预先备好Rh阴性的血液，以便一旦分娩时发生意外，确保证血液的及时供给。

血总胆汁酸。如升高，则提示有孕期肝内胆汁淤积症（ICP）可能，此病为准妈妈特有疾病，预后无不良影响，但对胎儿影响较大。

艾滋病病毒（HIV）、梅毒筛选试验（RPR）。筛查准妈妈有无传播性疾病，减少母婴之间及医源性的传播。

唐氏综合征血清筛查。此项检查在怀孕14~20周做。抽取母血检查，用以筛查胎儿21-三体儿、18-三体儿、开放性神经管缺陷等先天异常。唐氏综合征为第21条染色体上多了一条染色体，多见于年龄较大的

准妈妈。

妊娠糖尿病筛查。在怀孕24~28周做。口服含50克葡萄糖的水，1小时后抽血检测血浆血糖值。用以筛查有无妊娠期糖尿病的可能。如果≥7.8mmol/L（或140mg/dL），则说明筛查阳性，需进一步进行75克葡萄糖耐量试验，以明确有无妊娠糖尿病。

胎心监护。怀孕35周后每周一次。以了解胎儿宫内安危情况，及时发现胎儿宫内缺氧等异常情况。

阴道分泌物检查。怀孕13~27周建卡时做。检查项目：白带清洁度，有无念珠菌和滴虫、线索细胞。白带是由阴道黏膜渗出物、宫颈管及子宫内膜腺体分泌物等混合组成的。在正常情况下清洁度为Ⅰ~Ⅱ度，如果为Ⅲ~Ⅳ度则是异常白带，表示阴道有炎症。如果念珠菌或滴虫出现阳性，说明有感染，需要进行相应的治疗。正常值为阴性。线索细胞是细菌性阴道疾病最敏感、最具特异性的指标，如果在阴道分泌物中找有线索细胞，即可做出细菌性阴道病的诊断，如为阴性说明正常。

尿常规检查。检查项目：尿液中蛋白、糖及酮体，镜检红细胞和白细胞等（每次产前检查均化验）。了解准妈妈尿液中有无蛋白、糖及

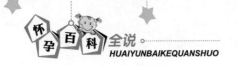
尿比重等，以了解准妈妈有无泌尿系统及其他系统的疾患。正常情况下，上述指标均为阴性。 如果蛋白阳性，提示有妊娠高血压、肾脏疾病的可能。如果糖或酮体阳性，说明有糖尿病的可能，需进一步检查。如果发现有红细胞和白细胞，则提示有尿路感染的可能，需引起重视，如伴有尿频、尿急等症状，需及时治疗。

血常规检查。 除初诊检查外，在怀孕32周、分娩前分别再检查1次，主要是判断准妈妈是否贫血，正常值是100g/L～160g/L。轻度贫血对准妈妈及分娩的影响不大，重度贫血可引起早产、低体重儿等不良后果。白细胞在机体内起着消灭病原体，保卫健康的作用，正常值是 $4 \sim 10 \times 10^9/L$，超过这个范围说明有感染的可能，但孕期可以轻度升高。血小板在止血过程中起重要作用，正常值为 $100 \sim 300 \times 10^{12}/L$，如果血小板低于 $100 \times 10^{12}/L$，则会影响准妈妈的的凝血功能。

超声波检查。 怀孕11～14周、20～24周、32～34周、36～38周各做1次。B超可以看到胎儿的躯体、头部、胎心跳动、胎盘、羊水和脐带等。可检测胎儿是否存活，是否为多胎，甚至还能鉴定胎儿是否畸形（如无脑儿、脑积水、肾积水、多囊肾短肢畸形、先天性心脏病等）。

芝宝贝@你

准妈妈要尽早选定医疗条件和医疗设施比较满意的医院。从准妈妈角度来说，找熟悉自己情况的医生检查，心里就有一种信赖感，有助于安心地迎接分娩。另外，也利于医生把每次诊察的内容记入《围产期保健手册》中，这对母婴来说是相当重要和必需的。

❸ 高危准妈妈需要重点检查的项目

对一些有异常情况的准妈妈，特别是高危准妈妈，医生会根据每个人的具体情况，建议做一些相关的检查。

甲胎蛋白筛查。 甲胎蛋白检查适宜在怀孕16～20周实施，甲胎蛋白检查是通过对准妈妈血中的甲胎蛋白含量数值来了解胎儿是否有问题，甲胎蛋白数值常很低，若此时血中甲胎蛋白升高，所怀的胎儿可能有神经管缺损，如脊椎裂或其他脑发育异常。但这不是唯一的结论性证据，双胎时甲胎蛋白水平就可能升高。甲胎蛋白值通常指示有先天愚型（唐氏）综合征的危险。要根据准妈妈的年龄、体重及怀孕的时间综合分析，如果甲胎蛋白检查发现了问题，通常还需要做其他的检查，才能得出结论性的结果。

三项试验。三项试验适宜在怀孕16周进行，这是另一种准妈妈血清筛选试验（也称巴特氏三项试验、利氏试验、拜尔马克试验或倍他三项试验）。是甲胎蛋白的扩展试验。其目的是检测血中2项或更多的激素，如雌三醇和绒毛膜促性腺激素。此结果是要根据准妈妈的年龄来进行评价，从而预测胎儿得唐氏综合征的概率，一般来说，年龄超过35岁的准妈妈风险比较大一些。

绒毛膜绒毛取样检查。此项检查适宜在怀孕9~12周进行。利用超声波检查确定胎儿和胎盘的位置后，通过子宫颈部，抽取绒毛组织，做染色体或基因分析，可诊断35岁以上准妈妈及胎儿的异常，胎儿是否患有先天性畸形，胎儿有无遗传病，如镰状细胞性贫血、血友病和囊性纤维化病。35岁以上的准妈妈、以前生产过畸形儿的准妈妈、家族中有遗传病例的准妈妈，都必须做绒毛膜绒毛取样检查。

羊膜穿刺术。此项检查适合在16~20周内进行。即抽取羊水腔内的羊水，做羊水细胞染色体或基因的分析。用于检测胎儿生理缺陷，包括脊椎裂和先天愚型。如果有家族遗传病、性连锁疾病或怀疑有某些畸形而其他方法又检查不出时应用。因为只抽取羊水，所以对胎盘和胎儿没有什么危害。

胎儿脐静脉穿刺术。此方法适宜在怀孕22~23周进行。将针刺到胎儿的脐带里，抽取脐静脉血来做胎儿的染色体检验，诊断胎儿是否存在染色体病，代谢病。

梅毒血清学试验。包括螺旋体抗体血凝试验（TPHA）和快速血浆反应素试验（RPR）。梅毒是由梅毒螺旋体引起的一种性传播性疾病。正常准妈妈这两项试验结果均为阴性反应。当机体受到梅毒螺旋体感染后，会产生两种抗体，表现为RPR阳性和TPHA阳性。RPR阳性的特异性不高，会受到其他疾病的影响而出现假阳性，TPHA阳性可作为梅毒的确诊试验。如果准妈妈患梅毒可通过胎盘直接传给胎儿，有导致新生儿先天梅毒的可能。

艾滋病的血清学检查。艾滋病是一种严重的免疫缺陷疾患，其病原体

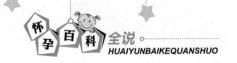
是HIV病毒。如果感染了HIV病毒，结果为阳性。HIV病毒会通过胎盘传播给胎儿，会造成新生儿HIV病毒感染。正常准妈妈HIV抗体为阴性。

淋病的细菌学检查。取准妈妈的宫颈管分泌物做淋菌培养。淋病是由淋病双球菌引起的性传播疾病，准妈妈如果患上淋病，可通过被淋病污染的衣物、便盆、器械等传播，也可通过患母的产道传染给胎儿。正常准妈妈培养结果应该为阴性。如果为阳性，说明有淋球菌的感染，需及时治疗。

妊娠糖尿病筛查。此项检查适宜在妊娠24~28周进行，是一种妊娠糖尿病筛查试验。

脐带血检查。此项检查适宜在孕20周后进行。利用超声波观察胎儿的位置，对胎儿直接实施采血，进行染色体分析。其目的除了诊断胎儿是否畸形外，还可以对胎儿的整体状态进行直接的确认。如果认为胎儿红血球异常、患有血小板疾病或非免疫性胎儿水肿时，医生就会建议实施该项检查。

颈项折迭扫描。此项检查适宜在怀孕11~13周进行。用高分辨率的超声扫描测量胎儿颈部透明带，用以评估先天愚型综合征的危险和神经管缺损。若大于2.5毫米，则指示高危状态，可能为畸形，但还需要做进一步试验来验证。

准妈妈问

我做完产检后有点担心，医生看了检查结果后只说一句"没事"，就不再多做解释。我真的不用担心吗？

专家答

有时候检查涉及的知识过于复杂，对于没有医学基础的准妈妈而言，很难一下子解释清楚，比如，脐带绕颈，这个问题听似简单，但想要解释清楚却很难。一般情况下，医生是不会对准妈妈轻易承诺或担保什么的，如果连医生都说"没事"，准妈妈就可以完全不必担心了。

三、敲响安全警钟

1 如果发生妊娠剧吐，要引起重视

妊娠剧吐是指少数准妈妈早孕反应严重，恶心、呕吐频繁，不能进食。妊娠剧吐是一种病理情况，不仅会影响准妈妈的身体健康，还会影响胎儿的健康。

妊娠剧吐往往会使准妈妈对妊娠产生抗拒、恐惧的心理，这会造成准妈妈体内皮质酮水平升高，皮质酮分子可通过胎盘传递给胎儿，若胎儿长期受到这样的影响，会导致将来出生后，易情绪激动。

如果准妈妈在孕期发生妊娠剧吐，一定要及时就医，并在医生指导下积极治疗，可以进行一些必要检查，排除急性病毒性肝炎、肠胃炎、胰腺炎或胆道疾患的可能。准妈妈在医生的指导下服用维生素B_6，另外，也可以通过静脉输液迅速调整脱水及补充各种营养物质，这两种方法是目前治疗妊娠剧吐的主要手段。

妊娠剧吐往往与准妈妈的精神状态有密切关系，准妈妈在精神紧张下，呕吐会更加频繁，见到食物往往有种恐惧心理，害怕进食，这样会导致恶性循环，所以准妈妈不要顾虑太多，保持情绪平稳、愉快，可以适当转移注意力，如出门散散步，听听音乐等。

2 噪音危害胎儿的健康

越来越多的研究表明，噪音会导致畸形胎儿增多。因此，准妈妈要警惕身边的噪音。

美国医学研究表明，噪音对胎儿危害非常大，因为高分贝噪音能损坏胎儿的听觉器官。

近年在加拿大进行的研究也证明，那些曾经接受过85分贝以上（重型卡车音响是90分贝）强噪音的胎儿，在出生前就已丧失了听觉的敏锐度。

美国有一位儿科医生对万余名新生儿做了研究，结果证实，在机场附近地区，新生儿畸形率从0.8%增到1.2%，主要属于脊椎畸形、腹部畸形和脑畸形。

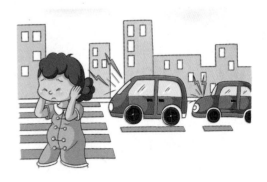

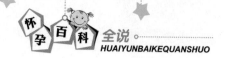
噪音能使准妈妈内分泌腺体的功能紊乱，从而使脑垂体分泌的催产激素过剩，引起子宫强烈收缩，导致流产、早产。噪音对胎儿有非常严重的影响，因此，准妈妈要警惕身边的噪音，不要受噪音影响，更不要收听震耳欲聋的刺激性音乐。

第四节　孕3月胎教指南

一、运动胎教：安安全全享受运动

转动肩部

以放松的姿势盘腿而坐，两肩先从后向前、再从前向后进行转动。

功效：使肩部的关节变得柔软，并能缓解紧张的感觉。

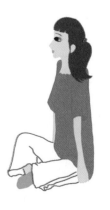

肋部运动

① 采取仰卧的姿势，曲起膝盖然后上举，双手叉在一起并放在头部后方。

② 抬起上身，尽量让左肘接触到右膝，之后再次躺下。抬起上身的同时呼气，躺下的同时再次吸气。

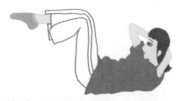

功效：有效地锻炼腰部的肌肉。

推动骨盆

① 在仰卧的姿势下立起膝盖。

② 向上推抬臀部，用大腿和臀部的力量上推再下降。

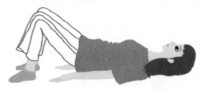

功效：强化大腿和骨盆下部的肌肉。

骨盆运动

① 两脚分开，膝盖稍适弯曲。

② 慢慢地转动臀部。尽量保持腰部不要跟着旋转，而让其起到带动臀部的作用。在重复数次之后，要记得更换转动的方向。

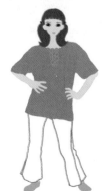

保持平衡

① 两手抓住椅背或将双臂张开以保持平衡。

② 抬起脚后跟再轻轻放下。

功效：能更好地支撑日渐增重的身体，提高准妈妈掌握身体重心的能力。

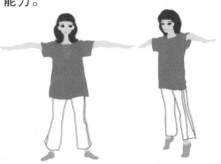

二、按摩胎教：孕期不适早缓解

针对贫血

① 用大拇指在足底中央的肾脏反射区涌泉穴上按3次，每次持续4秒钟。

② 以对角线方向向下滑动并挤压输尿管反射区，重复9次。

③ 在脚踝内侧的膀胱反射区挤压3次，每次4秒钟。

④ 用大拇指和食指一起按大脚趾上的大脑反射区，每次4秒钟，重复4~5次。

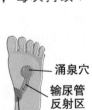

涌泉穴

输尿管反射区

膀胱反射区

⑤ 在膀胱反射区范围内靠近跟腱部位的尿道反射区上按摩，方法是用大拇指按照椭圆形的路线不断搓摩。

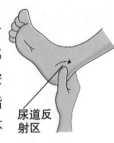

尿道反射区

⑥ 用大拇指在足底的小肠反射区上按箭头方向滑动搓摩，重复4~5次。

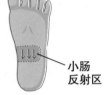

小肠反射区

针对消化不良

① 在位于足底的涌泉穴上用大拇指按3次，每次持续4秒钟。

② 在输尿管的反射部位用大拇指轻按4~5次，每次持续4秒钟。

③ 在脚踝内侧的膀胱反射区挤压3次，每次4秒钟。

④ 用大拇指在尿道的反射部位按摩9次以上。

⑤ 从涌泉穴开始向下推至小肠反射区，反复按摩。

⑥ 在脚腕到膝盖上10厘米的区域内按摩，通过挤按内侧、外侧和底侧而让足部的血液向上循环。

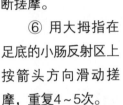

防止便秘

① 在足底中央的基本反射区涌泉穴上用大拇指轻按3~4次。

② 在位于涌泉穴对角线方向的输

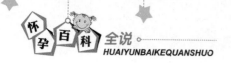

尿管反射部位用大拇指轻轻挤压4～5次，每次4秒钟。

③ 在膀胱反射部位用大拇指轻轻挤压4秒钟。

④ 在足底中央的小肠反射部位按照箭头所示方向向下轻捋，重复4～5次。

三、语言胎教：体验和胎儿说话的乐趣

很多准妈妈都知道和胎儿说话的好处，不仅可以把快乐的情绪传递给胎儿，促进胎儿发育，还能让准妈妈更快地进入妈妈的角色。不过对胎儿说话也是要讲究技巧的，掌握了方法可以让准妈妈的语言胎教事半功倍。

就像与朋友说话时一样真诚

由于说出的话得不到任何回应，有些人会因此而不感兴趣。但实际上，在进行胎教时准妈妈不应该觉得自己是单独一人，而应该用与身边的朋友交谈的真挚态度和嗓音来诉说自己的心里话。说话时要注意抑扬顿挫，并尽量做到发音标准；如果能够保持平静、柔和的声音，胎儿就不会产生拒绝感。一边深情地抚摸肚皮，一边温柔地对胎儿说话，只要这样做，就可以把妈妈的安定情绪完完整地传递给胎儿。

自己的各种体验是胎谈的最佳话题

每次说不同的话题可以对胎儿的大脑起到良好的刺激作用。如果想让胎儿的情绪安稳，就应该经常对胎儿的大脑进行良性刺激。事实上，胎谈时的最佳话题就是准妈妈自己的各种体验。

此外，胎儿对语言的初步学习过程也是从腹中时期开始的，这时准妈妈只要进行各种积极的活动并用话语向胎儿表达自己的感情，就可以对胎儿产生极大的帮助。

在迎接美好清晨的那一刻，为什么不试着向胎儿问好呢？这样向胎儿问好会使自己的心情也渐渐地爽朗起来，不知不觉就做好了迎接快乐一天的心理准备。如早上起来时，和胎儿打招呼："宝宝，睡得好吗？""妈妈昨天做梦梦到你啦！你看看这升起的太阳是多么的美丽呀，让我们一起开始精彩的一天吧！"

四、联想胎教：想象一下宝宝的样子

联想胎教是一种重要的胎教形式，它通过对美好事物的想象，使准妈妈处于一种美好的意境中，并通过与胎儿在生理上与心理上的相通，把

这种美好的情绪和体验传递给胎儿，使胎儿也感受到美。比如，准妈妈可以想象宝宝的样子、想象漂亮的娃娃，想象美丽的风景等。

科学研究表明，准妈妈在怀孕期间经常设想宝宝的美好形象，即使是相貌平平的父母，也能生出非常漂亮的宝宝。很多准妈妈从知道自己怀孕的那一刻开始，就不厌其烦地在心中描绘着宝宝的样子：他最好长着爸爸那样高挺的鼻子，长着妈妈那样水汪汪的大眼睛和秀美的眉毛……宝宝的模样究竟会是什么样的呢？这几乎就是另一个"哥德巴赫猜想"呢！

用想象塑造理想中的宝宝

准妈妈可以用想象来塑造理想中的宝宝，无论是性格还是模样，这也是胎教的重要内容。通过意念构成胎教的重要内容，转化渗透于胎儿的身心感受中，从而影响着胎儿的成长发育。

把美好的愿望具体化

在用想象塑造宝宝的时候，应当具体化、形象化，不要笼统地想 "我的宝宝一定要漂亮"。可以看一些喜欢的儿童画和漂亮宝宝的照片，并仔细观察夫妻双方的相貌特点，择取各人长处进行综合，在头脑中给宝宝画一个明晰的画像，并反复强化。每一遍的强化都默默地告诉宝宝："你会长得这样哦。"时间一长，这些就会潜移默化地被胎儿接受，成为胎教。

有些科学家认为，如果准妈妈怀孕期经常设想宝宝的形象，那么胎儿出生后会在一定程度上与这种设想中的形象相同。这是因为准妈妈通过自己与胎儿在心理上和生理上的相通，将这种信息传递给了胎儿。

另一个原因是，准妈妈在构想宝宝的形象时，情绪会非常好，从而促使体内具有美容作用的激素增多，这些激素有利于胎儿面部器官的结构组合和皮肤发育，从而塑造出准妈妈理想中的宝宝。

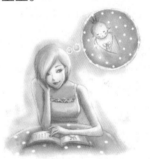

五、抚摸胎教：和胎儿愉快交流

抚摸胎教是准妈妈和胎儿之间最简单的交流，它传递着准妈妈对腹中胎儿的关爱和期许，还有种种不可言说的温情。胎儿天生需要和喜欢准妈妈的爱抚，当感受到准妈妈双手轻轻的抚摸后，胎儿会有一定的条件反射，这不仅能激发胎儿活动的积极

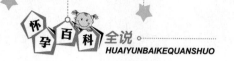
性，形成良好的触觉刺激，还能通过反射，促进大脑功能的协调发育，可见，准妈妈对胎儿的抚摸是多么重要。

抚摸胎教的最佳时期

怀孕3个月后是进行抚摸胎教的最佳时期。一般在怀孕后第7周胎儿开始活动，随着月份的增加，其活动内容也越来越丰富，如吞羊水、眯眼、咂拇指、握拳头、伸展四肢、转身、蹬腿、翻筋斗等，而且受到刺激后会做出各种反应。因此，这个时候准妈妈一定要在胎儿状态好的时候进行抚摸，与其沟通信息、交流感情，就像是准妈妈与胎儿的对话一样，可以形成良好的反应与互动。这样一来，就会在最短的时间内提前建立起亲子感情。

怎样正确进行抚摸胎教

抚摸胎教不等于乱摸肚皮，频繁乱摸肚皮会引起子宫收缩，可能导致婴儿早产。不当手法还可造成脐带绕颈、胎位不正。这并不是不让准妈妈摸肚子，而是提醒准妈妈要用正确的方式。

抚摸时间。一般以早晨和晚上开始做为宜，每次时间不要太长，5~10分钟就可以。

做好准备。抚摸胎儿之前，准妈妈应排空小便，以便达到最舒适的状态。抚摸胎儿时，准妈妈要避免情绪不佳，应保持稳定、轻松、愉快、平和的心情。进行抚摸胎教时，室内环境要舒适，空气新鲜，温度适宜。

最佳姿势。准妈妈可以仰卧在床上，头不要垫得太高，全身放松，呼吸均匀，心绪平静，面部呈微笑状，双手轻放在腹部。准妈妈也可将上半身垫高，采取半仰姿势。不论采取什么姿势，一定要以感到舒适为原则。

抚摸方法。准妈妈双手从上至下，从左至右，轻柔缓慢地抚摸胎儿。反复抚摸10次后，用食指或中指轻轻抚压胎儿，然后放松。也可以在腹部松弛的情况下，用一个手指轻轻按一下胎儿再抬起，来帮助胎儿做体操。胎儿有时会立即做出反应，有时则要过一阵子，甚至几天后才有反应。这些情况都是正常的，准妈妈不要操之过急。

营造温馨的家庭氛围

在抚摸宝宝时，准妈妈可以一边和准爸爸谈心，一边和胎儿轻轻地说话，好似一家三口围坐在一起，其乐融融，温馨快乐。别以为胎儿听不到声音，就忽略他，其实胎儿对外界的声音正有探索的欲望呢，准妈妈这样抚摸与说话"双管齐下"，一定会收到意想不到的效果。

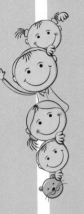

第五章

孕4月（13~16周）
我的模样初长成

亲爱的爸爸妈妈，现在的我已经有模有样了呢！猜猜我像你们谁呢？调皮的我还喜欢做鬼脸，当然是孤芳自赏了，因为你们根本无法看到。我有时候吸手指，不过科学家们说，这些动作都可以促进大脑的发育。看来我将来还会很聪明呢。

可能在这个月的某一天，妈妈将真切地感受到我在你身体里动来动去，妈妈感觉到我的胎动后，是不是很幸福呢？

最近，我在黑漆漆的"房子"里找了一样新玩具，那就是脐带。我会拉它，用手抓它，妈妈不必太担心，我会很有分寸的，因为我知道那是我空气和养分的来源，也是与你交流的纽带。

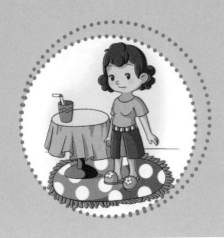

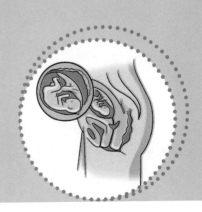

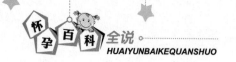
第一节　胎儿和准妈妈的变化

一、胎儿的变化

1 身体有了感知，脸部完全形成

怀孕进入13周后，胎儿的头渐渐伸直，脸部已有了人的轮廓和外形，眼睛、鼻子都找到了自己的位置，虽然眼睑依然覆盖着眼睛，但是眼睛已经完全长成。胎儿还长出一层薄薄的毳毛，头发也开始长出；下颌骨、面颊骨、鼻梁骨等开始形成；肌肉、骨骼继续发育。

由于大脑发育日趋成熟，听觉器官基本完善，对声音刺激开始有反应。

对声音和触摸有了反应，如果准妈妈隔着腹部触摸胎儿的手或脚，胎儿就会条件反射似地缩回去，会四处蠕动，伸胳膊伸腿。但是胎儿力薄气小，现在胎动时准妈妈会有喝了饮料后胃肠蠕动的感觉，所以胎动感觉还不是太明显。

胎儿的身体组织及各个器官基本形成，脊柱、肝、肾都"进入角色"。

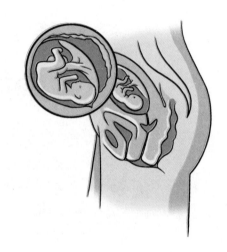

2 可以在羊水里自由自在地活动

怀孕进入15周时，胎盘完全发育成形，这意味着与母体的联系更加紧密，流产的可能性大大减少。由于

芝宝贝@你

怀孕进入14周后，男宝宝长出了前列腺，女宝宝的卵巢从腹部进入骨盆。胎儿全身的皮肤上开始长出细微的小漩涡状的毳毛，毳毛对皮肤有很好的保护作用，而且决定着胎儿将来的肤色。

胎盘形成，改善了母体供给胎儿的营养，胎儿的生长速度增快。胎膜长结实了，羊水量也从这个时期开始急速增加。由于羊水里的养分已经达到要求，胎儿在羊水里自由自在地活动。随着肌肉的发达，胎儿有时紧握着拳头，有时还会吮吸大拇指。脸上生出毳毛，眉毛和头发也长出，这时的胎儿脸部表情显得很滑稽，眉头紧皱，眼睛有时张开一条小缝。皮肤薄而透明，血管清晰。内脏已接近全部成形，在肝、胃、肠的功能作用下，已形成了绿色的胎便，但要等生后才能排出。心脏的搏动更加活跃，是成人的2倍。

3 出现呼吸的征兆——打嗝

怀孕进入16周时，胎儿的身长达到12~16厘米，体重80~120克。纵观胎儿的整个身体，头、躯干、腿几乎为三等份。头部像乒乓球一样大小，大脑充满了整个头盖骨内，但是这时候的大脑表面还没有长出皱纹，仍然很光滑，对外部的刺激已经有了反应。由于身体的肌肉骨骼更加结实，并长出皮下脂肪，通过超声波可以清晰地看到胎儿对外界刺激所表现出来的各种表情或动作，如愉快、不愉快、不安、焦急等。特别是胎儿对光很敏感，而且出现了呼吸的征兆——打嗝。

准妈妈问

我怀孕4个月了，发现长了讨厌的妊娠纹，请问我怎么才能除去呢？

专家答

妊娠纹的出现因人而异，有的准妈妈一点儿都没有，有的准妈妈却很明显。一般来说，体重突然增加的情况下容易出现妊娠纹，妊娠纹属于正常生理现象，产后颜色会逐渐变浅，但不会完全消失。需要提醒的是，准妈妈不能为了消除妊娠纹而用力按摩这些部位，以免造成子宫收缩。也不能胡乱涂抹软膏或者化妆品。因为含有类固醇成分的产品会透过皮肤进入体内，对胎儿产生不利影响。

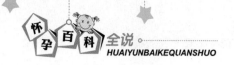
胎儿打嗝可能是由于试图呼吸而进行的胸廓运动，这种运动可以促使胎儿肺部的膨胀和发育。胎儿打嗝时准妈妈腹部出现阵发性跳动，比较短促有节奏感，不同于胎动，可以用手摸到。胎儿打嗝的时间没有规律，每天1～4次，大多数胎儿打嗝的频率在3～5分钟。

二、准妈妈的身体变化

① 皮肉开始堆积，出现妊娠纹

怀孕第4个月，也就是说开始进入孕中期了，这时虽然准妈妈的肚子还没有发生引人注目的变化，但是臀部、肋下和大腿内侧等部位的皮肉开始堆积，腹部、大腿内侧和臀部开始出现了妊娠纹，并随着腹部的逐渐增大，妊娠纹会越来越明显。乳腺也开始发达，乳房表皮的正下方出现静脉曲张，能够摸到肿块，偶尔还会感到疼痛，乳头和乳晕的颜色逐渐变深。除此之外，有的准妈妈的乳头还可以挤出乳汁来，看上去像刚分娩后分泌的初乳。

② "害喜"现象消失

怀孕4个月时困扰准妈妈的恶心、呕吐现象终于都消失了，这意味着准妈妈开始进入怀孕的"黄金时期"。随着"害喜"现象的消失，准妈妈胃口大开，食欲增强，尿频与便秘现象渐渐消失，可以吃自己想吃的许多食物了。但这时更需注意科学的饮食方法，因为这时既是营养摄取期，也是极有可能发胖的时期。肥胖可引发妊高征，增加难产概率，因此，防患于未然对准妈妈来说是非常重要和必要的。这一时期可能出现牙龈炎症，主要是由于激素的变化使得牙齿和牙龈变得脆弱，牙龈组织的抵抗力降低、唾液分泌减少，从而引发牙龈炎或者牙周炎。

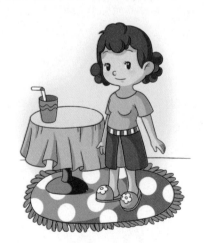

③ 基础体温下降

准妈妈自怀孕以来持续较高的基础体温在这个月开始逐渐下降，并且直到分娩都保持低温状态。怀孕初期那种疲惫无力、困倦嗜睡的感觉几乎完全消失，流产的危险也大大降低，准妈妈的情绪逐渐平稳，食欲大增，体重开始增加。随着子宫的变大，支撑子宫的韧带增长，准妈妈时常感到腹部和腹股沟疼痛，这是适应子宫变化的短暂现象，对母婴不会有影响。为了减轻这种不适，平时动作要缓慢轻柔，不要太猛，并且保持腹部温度。

怀孕期间准妈妈的手脚一定要保持温暖。这是因为，到了孕中期，由于胎儿的生长发育需要更多的营养成分和氧气，使得准妈妈心脏的负担达到了所能承受的最大值，而且这种状况一直持续到分娩。只有手脚保持温暖，才能舒张手和脚，维持血压正常数值，减轻心脏负荷。

第二节　准妈妈的营养速递

一、准妈妈需要补充的营养素

❶ 多摄取DHA及其他不饱和脂肪酸

妊娠3~6个月是脑细胞迅速增殖的第一阶段，称为脑迅速增长期。准妈妈一定要注意多补充对脑部发育有益的食物和营养素。增加DHA及其他不饱和脂肪酸的摄取，对出生后宝宝的智力发展大有裨益。

鱼类和海鲜是DHA最好、最值得推荐的来源。石斑鱼、鲇鱼、鲅鱼、鳗鱼、带鱼、堤鱼、黄花鱼、沙丁鱼、鲈鱼、金枪鱼、比目鱼等鱼类，以及虾、贝类、墨鱼等海鲜都富含DHA。准妈妈最好每周能吃3~4次鱼虾类，其中包括一次海鱼，以保证胎儿DHA的供给。

准妈妈可以从豆类、食用油等植物性脂肪中可以摄取到不饱和脂肪酸，另外，核桃、松子等坚果类也含量丰富。

❷ 补钙不容忽视

孕早期，准妈妈对钙的需求量与孕前大致相同，不需要特别补钙。准妈妈应从孕中期开始补钙。

孕4月是胎儿的血、肉、骨骼生成的重要时期，胎儿骨组织的生成和发育及准妈妈生理代谢，均需要大量的钙，如果膳食中钙的含量不足或缺乏日照等，均会导致准妈妈血钙下降。由于胎儿所需的钙是从母体中获得，即使母体缺钙时，胎儿仍然会从母体中吸取定量的钙，从而导致母体缺钙，引起腰病、腿病、骨头痛、手

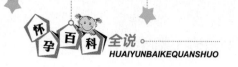
足抽搐及牙齿脱落等，严重时会发生骨软化症、骨盆变形，造成难产。胎儿缺钙可导致骨骼发育不良，引起先天性佝偻病等。钙对神经系统也很重要，当血清中钙含量减少时，神经兴奋性增高，于是肌肉发生抽搐，这就是平常所说的抽筋。所以，孕期及时补钙是相当重要的。一般妊娠早期每日钙需要量为800毫克，正常饮食就可以提供，大概从妊娠中期开始，准妈妈每天钙的需求量逐渐增长为1000~1200毫克。

正常情况下，准妈妈只需多吃些含钙丰富的食物，就可满足钙的摄取量，如奶和奶制品、动物肝脏、蛋类、豆类、硬果类、虾皮、芝麻酱、紫菜、海产品、山楂及一些绿色蔬菜。含钙最丰富的当属奶类食品，一般250克鲜奶或酸奶中含300毫克的钙。

如果准妈妈缺钙比较严重，饮食情况不是很好，就需要额外添加补钙产品。准妈妈服用钙制剂时有一些注意事项：补钙的最佳时间应是在睡觉前，距离睡觉要有一段时间，最好是晚饭后休息半小时即可，因为血钙浓度在后半夜和早晨最低，最适合补钙；补钙的同时需摄取足够的维生素D，钙才会被人体吸收。但服用过多的维生素D，会造成人体中毒；补钙不要过量，否则钙无法被吸收，还可能会使胎盘过老化，从而引起胎儿发育不正常。

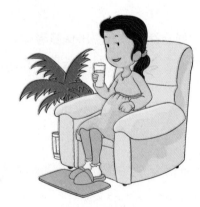

芝宝贝@你

在烹饪食物时讲究一些技巧，也可以提高食物中钙的含量，比如，炖排骨时在汤内放些醋可以使排骨汤中的钙质增多。另外，注意饮食搭配也可以防止钙与某些食品中的植酸、草酸结合，形成不溶性钙盐，以致钙不能被充分吸收利用。菠菜、竹笋等蔬菜含有植酸或草酸，不要将这些菜与含钙丰富的食物搭配食用，在食用这类蔬菜时，最好先用开水焯烫一下，以最大程度去除草酸或植酸。

③ 准妈妈应从孕中期开始增加热量摄入

准妈妈怀孕后，由于胎儿新组织的生成致使母体基础代谢比以往升高，需要母体大量贮存脂肪，加之准妈妈的活动耗能也高于以往，所以热能需要量比以往相应增加。中国女性每天大约需要2100千卡的热量。中国营养学会推荐女性在怀孕中、晚期每天增加200千卡的热量，相当于大半碗米饭，一个中等大小的鸡蛋加200克牛奶，一片面包加一杯130克酸奶，或一片面包加一个中等大小的苹果。

如果孕期热量供应不足，母体内贮存的糖原和脂肪被动用，准妈妈会表现为消瘦，精神不振，皮肤干燥，骨骼肌退化，脉搏缓慢，体温降低，抵抗力减弱等，同时对胎儿的脑部和神经系统发育也可能产生不良影响。

当然，提倡摄入足量的热量，并不是不管不顾地吃，准妈妈在摄入热量的同时，最好进行适量的运动。这样，不仅能消耗多余热量，还能增强身体素质，为顺利分娩做准备。

二、准妈妈的饮食安排

① 饮食营养要丰富均衡

准妈妈由于度过了早孕反应期，食欲大增、胃口极好，要多摄取含有蛋白质、植物性脂肪、钙、铁、维生素类的营养丰富的食物，如肉类、鱼类、蛋类、奶类及各种新鲜的蔬菜、水果等，特别是有过严重早孕反应的准妈妈。但大饱口福的同时，准妈妈还要把握饮食营养的均衡、丰富，不要自己喜欢吃的就毫无节制地大吃，不喜欢吃的就少吃或不吃，以免成营养不均衡，导致某些营养素的缺乏，另外避免吃过咸、过辣、过冷的食物。

② 科学饮食，谨防变"胖妈妈"

怀孕进入第4个月，随着胎儿的生长发育，以及准妈妈食欲的增加，准妈妈的体重也在快速地增加。如果控制任其发展就会导致肥胖，容易引发多种疾病，如妊娠高血压、糖尿病等。因此，控制体重，科学饮食就成为准妈妈的一项重要任务。要想合理控制体重，可采取以下措施。

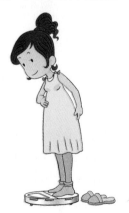

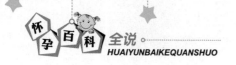
晚饭适当少吃。科学的饮食方法是，早饭吃得饱，午饭吃得好，晚饭吃得少。之所以提倡晚饭吃得少，就是因为吃过晚饭后人们往往懒于活动，热量容易在体内堆积，时间一长就会发胖。对于准妈妈来说，早饭、午饭都吃好了，晚饭适当少吃点并不影响对胎儿的营养供给。

进行适当运动。孕期进行适当运动既可消耗体内热量，又可强体健身，还有助于顺利分娩。

进食行为改变。改变进餐顺序：先喝水，再喝汤，再吃青菜，最后吃饭和肉类。养成三顿正餐一定要吃的习惯。睡前3个小时不再进食（但白开水除外）。

烹调方式改变。尽量用水煮、蒸、炖、凉拌、红烧、烤、烫、烩的烹调方式，少用油炸、油煎的烹调方式。

③ 准妈妈贪吃火锅容易感染弓形虫

好不容易度过早孕反应的准妈妈现在食欲大开，久违的火锅成了首选的目标，因为火锅涮肉是大多数准妈妈以前喜欢吃的食物，尤其在天气寒冷时吃一顿，浑身舒坦。火锅虽好，隐患却不小，因为大多数的牛、羊体内有可能寄生着弓形虫，肉眼是看不见的，而吃火锅讲究的就是鲜嫩，肉片放到汤中稍稍一烫即进食。这种短暂的加热并不能杀死寄生在肉片细胞内的弓形虫虫卵，这对母婴健康极为不利，因此，准妈妈不要贪吃火锅，即使吃也要将肉片煮熟后吃。

准妈妈喜爱吃火锅，最好自己在家准备，除汤底及材料自己安排外，食物卫生也是最重要的。切记，无论在酒楼或在家吃火锅时，任何食物一定要煮至熟透，才可进食。准妈妈应尽量避免用同一双筷子取生食物及进

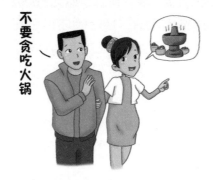

不要贪吃火锅

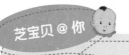

芝宝贝@你

怀孕时吃火锅，记住要多吃蔬菜，有助于去油腻，补充维生素。最好吃前先喝小半杯新鲜果汁，接着吃蔬菜，然后是肉。这样，才可以合理利用食物的营养，减少胃肠负担，达到健康饮食的目的。

食，这样容易将生食上沾染的细菌带进肚里，引发腹泻及其他疾病。

❹ 芝宝贝营养餐推荐

核桃豆腐丸

主料：豆腐250克，鸡蛋2个，面粉50克，核桃仁适量。

辅料：植物油、盐、淀粉、胡椒粉各适量。

做法：

① 豆腐洗净，用勺子碾碎，打入鸡蛋，加盐、淀粉、面粉、胡椒粉拌匀，做成20个丸子，每个丸子中间塞1个核桃仁。

② 锅中倒入油烧至五六成热，下丸子炸熟既成。

番茄排骨汤

主料：排骨500克，番茄250克。

辅料：番茄酱40克，姜片少许，盐适量，料酒1小匙。

做法：

① 排骨在清水中浸泡，除去血水，然后洗净。

② 洗好的排骨需要汆烫2分钟，捞起用凉开水冲去血水、血沫备用。

③ 取汤锅，置火上，加适量开水，放入姜片、排骨、料酒，炖至排骨烂熟，这个过程需要1~1.5小时。

④ 待排骨烂熟时，加入番茄、番茄酱、盐，再炖上一会即可。

第三节　准妈妈的全方位保健

一、准妈妈的生活很丰富

❶ 穿宽松舒适的孕妇装

怀孕4个月时准妈妈的肚子渐渐隆起，可以穿宽松舒适的孕妇装了。雅致合体的孕妇装，做工精致、简单实用、设计新颖、式样舒适，让准妈妈在孕期也能靓丽如初。

除了购买之外，准妈妈也可以自己制作孕妇装，特别是当准妈妈看到通过自己的努力，一件漂亮舒适的孕妇装制作出来，心情是多么的快乐，这些都对胎儿的生长发育大有好处。可以修改的衣服很多，比如，开襟羊毛衫、A型连衣裙、背心裙、收缩性良好的针织衬衫、可以调节腰身的短裤等，如果准妈妈自己的衣服不够宽大，还可以用丈夫的一些衣服修改，效果也不错。

准妈妈可依自身喜好自由地选择喜欢的颜色和款式。但是，由于准妈妈特点和胎儿发育的需要，选择孕妇装时需要注意：

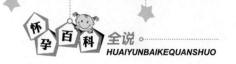
要选择穿脱方便、感觉宽松、易于活动的衣服；衣服应具有保暖性和吸湿性，并且容易洗涤；色彩明艳的衣服穿起来显得精神，有利于母体和胎儿的身心健康；面料宜选用纯棉或丝绸织品，内衣必须选用纯棉针织品，以防引起皮肤过敏或乳汁分泌不足。

准妈妈问

我怀孕4个月了，肚子还很小，别人却看不出来我是个准妈妈，这正常吗？

专家答

怀孕以后，准妈妈最大的变化就是肚子。肚子大小的变化也是准妈妈相当关心的话题。怀孕9周以后，准妈妈的子宫会逐渐增大，羊水量也会逐渐增多。怀孕3个月之后，大部分准妈妈在照镜子的时候都能看到小腹微凸的现象。这个时期，大部分准妈妈仍可通过宽松的衣服来掩饰。然而，在怀孕16周以后，随着子宫的逐渐扩大、羊水量的不断增加以及胎儿的迅速成长，肚子的变化更加明显，大部分准妈妈的肚子已经开始隆起了。

❷ 适当多进行户外运动

怀孕第4～7个月是准妈妈最适合运动的时期，怀孕前3个月时胚胎尚未牢固地"扎下营盘"，运动过度会导致流产。怀孕7个月后也不适宜做运动，运动过度可能导致早产。所以准妈妈要利用好这几个月的时间，有计划地运动，这样对自己和胎儿都有很大的好处。

孕期运动有助于自然分娩；增进食欲、增加营养；缓解孕期疲劳；预防母体缺钙等。另外，适当的运动能促进母体的血液循环，增加氧气的吸入量，从而提高血氧含量，加速羊水的循环，进而刺激胎儿大脑、感觉器官、循环和呼吸系统的发育。

运动地点要选择较安静、空气清

新的地方。至于选择什么样的运动，则因人而异，如果准妈妈怀孕前就一直爱好运动，那么怀孕后可以继续进行，只要身体感觉舒适，即使是较为激烈的有氧运动，比如，跳韵律操、做孕妇操、跑步、游泳也是可以的。

但如果准妈妈孕前一直不大运动，那么，怀孕后最好选择散步、打太极拳这些较温和的运动方式。

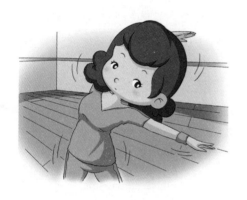

如果有流产史、高血压、心脏病，怀多胞胎，产前出血，或是有早产现象的准妈妈则要避免运动。另外，第一次做运动要适度，控制运动量和运动时间。运动后如果出现了轻微腹痛或者阴道出血，建议立刻停止并马上去医院检查。

③ 参加孕妇学习班

准妈妈可就近参加一些孕妇学习班，通过学习既可以充分了解有关怀孕、生产的各种知识，消除怀孕期间的不安与恐惧，也有助于顺利分娩；同时还能与许多像自己一样的准妈妈进行交流，吸取经验，互相勉励，建立信心和勇气。另外，还可以购买有关孕产保健的书籍。

无论是参加孕妇学习班或是阅读有关孕产保健方面的书籍，都是一种锻炼，既锻炼了体力，又锻炼了心智，只有懂得孕产的有关知识，心中有数，才会懂得调理和保健，能神定气闲，其乐融融地迎接小天使的到来。

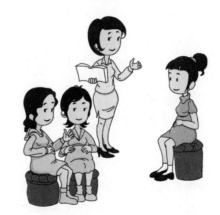

二、准妈妈生活需注意

① 现在开始预防妊娠纹还不晚

大多数准妈妈怀孕5~6个月时大腿上部、腹部及乳房等处皮肤出现许多淡红色或紫色条纹，称妊娠纹。妊

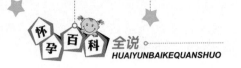

娠纹的发生与体质有关，不是每个准妈妈都会有，妊娠纹的严重程度也会因人而异。

很多准妈妈都怕出现妊娠纹，预防妊娠纹的关键是增加皮肤弹性，那么准妈妈应该如何增加皮肤弹性呢?

如果准妈妈在怀孕前就经常做一些体育锻炼，如仰卧起坐、游泳、瑜伽等，那么，在怀孕后也别停止运动。在医生允许的情况下，散步、游泳、孕期体操都可以坚持下来，这样不仅可以增加腹部肌肉和皮肤弹性，能预防妊娠纹的产生，还能增加肌肉力量，促进自然分娩顺利进行。

准妈妈在孕期进行适度的按摩也可以增加皮肤弹性，预防妊娠纹的产生。在按摩的同时可选择一些橄榄油、婴儿油等保持肌肤滋润，如果能配合使用专业的预防妊娠纹的按摩油，效果将更好。具体的按摩方法如下:

腹部:由肚脐开始，在肚脐周围顺时针方向画圈，慢慢地由小到大，按摩腹部皮肤。

大腿:由膝盖开始，从大腿后侧往上推向髋部。

乳房:从乳沟处开始，用指腹由下往上、由内至外轻轻按摩，直到推近下巴、脖子为止。

每次按摩持续10~20分钟，每天做2次。到孕晚期可适当增加按摩次数。

芝宝贝@你

使用妊娠纹防护产品。每天上午8:00~12:00，皮肤的活力会达到顶峰，此时最适合进行妊娠纹预防护理。妊娠纹防护液、妊娠纹修复液、肌肤弹性修复液等，都可以给准妈妈的肌肤轻柔细致的呵护，减少生育带来的烦恼。

② 可适度享受"性福"生活

怀孕4个月时胎盘发育基本完成，流产的危险性相应降低了，早孕反应过去，分泌物增多，准妈妈的心情开始变得舒畅，性要求也变得迫切了，因此，可以适当地过性生活。

虽然孕中期时胎儿状况比较稳定，性生活可以照常进行，不过很多准父母还是担心这样会影响到宝宝。对此，专家建议，只要掌握一定的体位和注意事项，孕中期照样可享受完美性爱。

做好个人卫生。性生活前后双方都要清洗下身，别忘记双手同样需要清洗干净，以免引发细菌感染。

性生活不要过于频繁和激烈。如果性生活次数过多，有可能引起胎膜和脐带脱落、流产。性生活时准爸爸动作幅度不要太大，不要频繁变换体位。在进行过程中准妈妈如有不适的感觉，比如，腹部肿胀或疼痛、眩晕等感觉，都可能是准爸爸动作不够温柔造成的，此时应暂时中断，休息一会儿。

选择不压迫腹部的体位。孕中期一般采取女上位、侧卧位、后侧位等都比较适合。

③ 预防腰腿受寒

虽说怀孕4个月后流产的可能性已经很小，准妈妈却不能因此掉以轻心，因为任何一点疏忽大意就会带来严重后果，比如，天凉了就应该马上加衣服，再不能像原来那样只图苗条漂亮，不顾身体冷暖。准妈妈的着装要注意不让腹部和腰腿受寒，衣着要轻而暖，最好选择保暖性能好的毛料，也可以选择轻便柔软的羽绒服；如果夜里室温较低，睡眠时盖的被子过薄或腿露在被外，小腿肌肉很容易

着凉，寒冷刺激还会使腿部肌肉出现痉挛抽筋；夏季不要长时间地使用电风扇，在有空调的屋子里不要待得太久。如果腰腿受了寒，极有可能落下病根。

④ 准妈妈应选择合适的鞋子

孕中、晚期，日渐沉重的身体会使准妈妈的腿和脚受力过重，如果穿高跟鞋、硬底鞋等不适合的鞋子，会更加重脚部的负担，还有可能加重准妈妈的腹坠感、腰部酸痛等症状。所以孕中期以后，准妈妈应彻底告别高跟鞋。因为这一时期准妈妈的身体已经很胖，尤其是臀部开始突起，胸部和腰部的位置都向前挺，身体自然往后仰，这时如果穿着高跟鞋走路，身体的重心就会向前倾斜而失去平衡，引起摔跤、闪腰等麻烦，还可能造成骨盆倾斜度加大，人为地诱发难产。

准妈妈选择鞋子要满足几个要点：鞋后跟越宽大，鞋子的稳定性就越强，穿起来不易摔跤；鞋子的宽窄、大小要合适；最好具有防滑鞋底，以免雨天或遇到水渍时被滑倒。因此，准妈妈最好选择轻便的布鞋、运动鞋、羊皮鞋，或者有弹性的坡跟鞋。

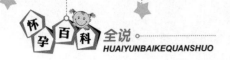
第四节　孕4月胎教指南

一、运动胎教：势不可挡的魅力

拉伸背部

① 将两腿向前完全伸直，脚腕向上弯曲。

② 做出拉自己脚尖的姿势。注意膝盖不能弯曲，尽量向前伸展自己的手臂。

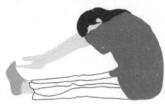

功效：松弛背部的肌肉，消除紧张的感觉。

伸展背部

① 双手扶住墙壁，努力让手臂和身体形成直角。

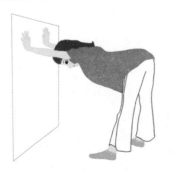

② 用这种姿势按压自己的肩和背。

功效：强化背部肌肉并松弛肩部。

转动脊椎

① 两腿向前，完全伸直并分开，脚腕向上弯曲，挺直背部并保持此坐姿。

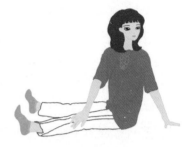

② 转动身躯向后看，左右两个方向切换。

功效：具有松弛肋部肌肉的作用。

左右推动骨盆

① 两腿分开与肩同宽，保持站姿并稍稍弯曲膝盖。

② 用力向右推骨盆，之后再用力向左推。

功效：强化骨盆。

前后推动骨盆

① 两腿分开与肩同宽，保持站姿并稍稍弯曲膝盖。

② 上身保持不动，用力向前推骨盆，之后

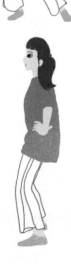

再用力向后推。

功效：强化骨盆底部的肌肉。

二、按摩胎教：每天按一按，身体更舒服

针对牙龈炎和牙龈出血

① 在肾脏反射区涌泉穴上用大拇指轻按3~4次。

② 在输尿管反射部位用大拇指轻按4~5次，每次4秒钟。

③ 在膀胱反射区用大拇指轻轻挤压4秒钟。

④ 保持自己的脚背可见，按照箭头所示方向滑动并向里推以进行按摩。

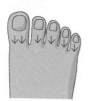

针对痔疮

① 用大拇指在位于脚底中央的基本反射区涌泉穴上按3~4次，每次4秒钟。

② 在脚后跟底面边缘位置的肛门反射区，用大拇指反复按4~5次，每次4秒钟。

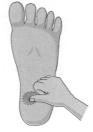

针对乳房疼痛

① 用大拇指按涌泉穴3次，每次持续4秒钟。

② 按脑垂体反射区3次，每次持续4秒钟。

③ 在内分泌系统反射区用大拇指按逆时针方向画圆，需做到从内向外揉搓并重复2~3次。

④ 用大拇指在足部的内外侧脚踝上按照逆时针方向画圆，重复2~3次。

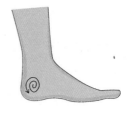

⑤从内向外数第二和第三个脚趾之间的脚背部分是胸部反射区，在此位置按照箭头所示方向搓摩，重复4~5次。

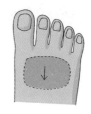

针对下腹不适

① 在肾脏反射区涌泉穴上用大拇指按3~4次，每次4秒钟。

② 在输尿管反射部位上用大拇指轻按4~5次，每次4秒钟。

③ 用大拇指和食指在大脚趾上的大脑反射区按4秒钟以上时间，重复4~5次。

④ 在脚底的小肠反射区按照箭头方向滑动按摩，重复4~5次。

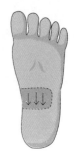

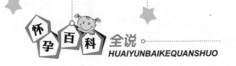
三、游泳胎教：化身"人鱼公主"

对于怀孕4～8个月的健康准妈妈来说，游泳可以说是最安全和最有效果的。准妈妈游泳有很多好处。

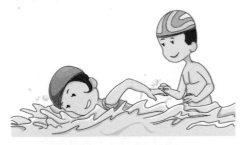

可以让胎儿平静下来

准妈妈体内有许多肌肉承载着沉重的子宫，在水里游泳时，可以极大减轻这些肌肉的负担。此时胎儿也像进入了游泳的状态，在子宫里漂了起来。因为当准妈妈用双脚站立在地面上时，为了支撑身体自然会对子宫产生附加的作用力。当准妈妈游泳时，子宫会进入一种放松的状态，而宫内的胎儿也就能跟着变换到较为舒适的姿势。

缓解双腿水肿和腰部疼痛的症状

准妈妈的体重在怀孕期间至少会增加10千克，有时甚至能达到20千克以上，这种变化无疑会给肌肉和关节带来更重的负担。在此情况下，准妈妈即使仅仅走两步路都可能明显地感受到自己的脚腕或膝盖疼痛。游泳对缓解这种疼痛比其他运动项目效果更好。当准妈妈在水中活动时，浮力可以让她感到身体轻盈，从而减轻了脚腕和膝盖等部位的肌肉与关节的负担，不仅如此，腿部水肿及腰部疼痛等症状也可以得到明显的缓解。

提高顺产概率

游泳具有放松准妈妈子宫，锻炼肌肉并强化其心肺机能的作用，这些都会提高顺产的概率。许多准妈妈都在学习拉梅兹呼吸法，而游泳正好可以让她更加熟练地运用呼吸。

游泳的注意事项

听取医生的建议。从计划游泳开始到结束，应在咨询医生的建议后确定具体的时间安排。当医生做出准妈妈和胎儿都没有异常情况的诊断时，准妈妈就可以开始游泳了。在决定游泳的结束日期时，准妈妈也同样应该尊重医生的建议。大体上说应该在生产前1个月，即怀孕第9个月停止游泳，因为准妈妈无法掌握发生阵痛的具体时间。

最佳时段是上午10点到下午2点。游泳的最佳时段是上午10点到下午2点，因为在这一段时间里子宫偶尔才会收缩1次。准妈妈每周最好游泳2～3次，在水中若是有腹部绷紧或身体疲惫的感觉，就要立刻进行充分的休息。

阿拉丁神灯

从前有一个叫做阿拉丁的少年。他爸爸已经去世了，只剩他跟母亲在一块儿，过的生活很苦。

有一天，他碰见一个法师。这个法师说是他叔叔，要带他到京城去学点儿手艺。阿拉丁相信了他的话，就跟他走了。

法师带着阿拉丁到了京城附近的一座山上，在地上生了一堆火，念了几句咒语。只听见"隆隆"的一阵响声，地上出现了一扇石门。

法师抓住石门上的扣环，把石门拉开，说："阿拉丁，这下面有一盏油灯，你去把它拿上来，我们就发财了。"

石门下面有一条地道。这条地道只有阿拉丁的身子那么宽，里面很黑。阿拉丁害怕，不敢下去。法师取下手上戴的戒指，说："这是能辟邪的戒指，你戴上它，什么妖魔鬼怪都不能伤害你，你放心下去吧！"

阿拉丁走过地道，到了一个地窖里。地窖里除了有一盏点着的油灯以外，还有许多美丽的珠宝，看得他两眼发呆。过了好一会儿，他才抓了几把珠宝塞进口袋儿，吹熄油灯，倒掉灯油，拿起油灯往回走。

法师等得不耐烦，在洞口大吼："快把油灯拿上来！你在干什么？"

阿拉丁听法师的口气很凶，有点儿害怕。他愣了一下，没有马上回答。法师气得"砰"的一声把石门关上了。

阿拉丁推不动石门，急得直喊。无意中，他的手擦了戒指一下，眼前突然出现了一个巨人。巨人说："我是戒指神，谁有你戴的戒指，我就听谁的指挥。你要我做什么？"

阿拉丁定定心，说："请你带我回家吧！"说完就发觉自己到了家里。

过了几天，阿拉丁想把油灯擦干净。不料他刚擦了三下，忽然有一个巨人出现。巨人说："我是灯神。谁有了我，我就听谁的指挥。"

阿拉丁起先吃了一惊，后来说："你给我办一桌酒席来！"话还没说完，眼前就出现了一桌酒席。

阿拉丁跟他母亲吃完，心里很高兴。以后的日子里，他们需要什么，

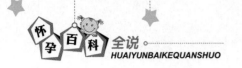
就擦油灯，叫灯神去做。这样过了些日子。阿拉丁听说国王要给公主找一个丈夫，就叫灯神给他变了一座城堡，把自己打扮成王子一样，请母亲带着他从地窖拿来的珠宝去献给国王，向国王求亲。

国王见阿拉丁长得英俊，又有钱，就把公主嫁给了他。

法师知道了这件事，化装成卖油灯的，天天在阿拉丁的城堡附近叫："旧油灯换新油灯！"

公主听到，想起了阿拉丁当宝贝一样珍藏的旧油灯，就叫仆人拿去，换了一盏新油灯。

法师一拿到神灯，立刻擦了三下，变出灯神，吩咐灯神说："把整个城堡给我搬到非洲去！"

灯神把城堡搬走了。

国王发觉阿拉丁的城堡和公主都不见了，非常生气。他限阿拉丁在三十天以内把公主找回来，不然就要处死他。

阿拉丁问遍了所有的人，谁也不知道他的妻子和城堡到哪儿去了。到了第三天早上，他洗手的时候擦到戒指，戒指神又出现了。他要戒指神帮他把公主找回来。可是戒指神没有那么大的法力，只能把他送到非洲。

阿拉丁到非洲找到了他的妻子和城堡，但是没办法拿到那一盏油灯。因为法师不管到哪儿去，都把油灯带在身上。他的妻子想到了一个主意，说："这个坏人要我嫁给他，我一直没答应他。你去拿点儿安眠药来，然后我假装对他好，等他不注意的时候，就把药放在酒里，骗他喝下去，这样我们就可以拿到油灯了。"

法师不知道是计，见公主对他那么好，高兴地喝下那杯酒，倒在地上睡着了。

阿拉丁拿到了油灯，教灯神把法师从悬崖扔下去，把整个城堡搬回原来的地方。

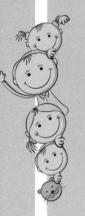

第六章

孕5月（17～20周）我开始感受世界啦

亲爱的爸爸妈妈，在这个月里，你们可以借助听诊器听到我强有力的心跳了，这证明我是一个健康的乖宝宝！

我学会了吞咽羊水，而且运动量也加大了，通过B超，你们可以看到我在肚子里踢、摸、滚动、吸吮手指的样子，一定很萌吧！

还有最最重要的，我的味觉、嗅觉、触觉、视觉、听觉开始发育。爸爸妈妈，现在你们跟我说话，我是可以听到的，我能记住你们的声音，这种感觉真是奇妙啊！ 所以你们一定要多和我说话，不然我会寂寞的哦。

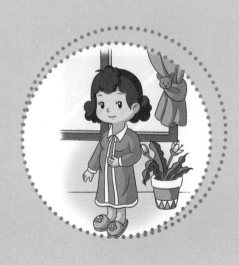

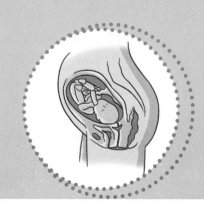

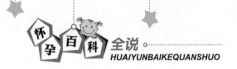

第一节 胎儿和准妈妈的变化

一、胎儿的变化

1 开始长出脂肪

胎儿开始长出褐色的皮下脂肪，皮肤已不再是透明状，而是呈不透明的红色。脂肪的长出，使胎儿的体温调节和新陈代谢功能逐渐增强。虽然此时的脂肪微不足道，但到宝宝出生时，脂肪量将占据胎儿体重的70%左右。胎儿的循环系统和泌尿系统已经完全形成，已经具有了吞咽及排尿功能。

胎儿的听觉器官进一步完善，有研究表明，除了妈妈的声音、心脏跳动的声音和消化器官发出的声音，胎儿对妈妈肚子外面的声音也在一定程度上有所感知，如听到优美舒缓的音乐时，胎儿就会安静地听，如听到噪杂声音时，会不安地蠕动。

胎儿通过胎盘吸收必需的氧气，通过吞吐羊水来呼吸。胎儿在羊水里怡然自得，非常活跃，会把头一摇一晃的，不停地伸缩胳膊，还伸脚踢腿

的，或者将脐带抓起来又放下，就像在玩玩具一样。

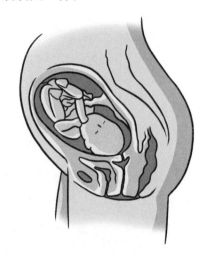

2 心脏运动活跃起来

现在用一般的听诊器就能听到胎儿的胎心了。胎心在120～160／分，与上个月相比，心脏运动变得活跃起来，胎儿有时还要快些，也不太规律，到怀孕末期就规律多了。这一时期的胎动更加明显，有的是早晨动得厉害，也有的是晚上动得厉害，因人而异。多数准妈妈在怀孕18周时才能感受到胎动。由于准妈妈的子宫里的空间比较大，胎儿可以在里边自由自在地变幻着各种姿势。从这个时期开始，胎儿骨骼由原来的软骨逐渐变得结实致密，因此，胎动的时候准妈妈感觉到胎儿手脚很有力量，不仅仅是一种蠕动，而是"拳打脚踹"。

❸ 大脑得到最大程度的发育

胎儿的大脑和脊椎在这一时期得到最大程度的发育。脑发育到了80%，可以记住更多外部注入的信息。由于肌肉和骨骼的进一步发育，连接肌肉和大脑的运动神经迅速发达，胎儿可以按照自己的意志运动。触觉和味觉更加清晰，味觉开始发育，可以分辨出甜味和苦味，听到优美动听的音乐会很安静，听到吵闹、刺耳声则不安和烦躁。胎儿够记住妈妈的声音了，完全感受到妈妈的喜悦、生气、开心和悲伤等情绪。这是根据妈妈情绪的变化分泌的激素影响到妈妈的血液，而这些血液又通过脐带传到胎儿的血液，最后传给了胎儿的脑干的缘故。

胎儿的五官变得更加细致，表情也变得极为丰富：皱眉头、转动眼球、面露哭相或用嘴啃手指等。头发变得粗硬。虽然眼睑还覆盖在眼球上，但是视网膜已能感觉到光线的存在，受到妈妈肚子外面的光线照射时会感到刺眼而皱起眉头。眉毛和睫毛也开始生长。

❹ 胎儿开始全面发育

怀孕5个月末，胎儿的身长为18～24厘米，体重在250～320克，医生还可以分辨出胎儿的头、背、肩、臀等各处的位置。全身生出毳毛、头发、眉毛、指甲齐备。头的大小相当于鸡蛋，约占身长的1／3，从头到脚的比例开始匀称了。

胎儿的皮肤表面的皮脂腺开始分泌胎脂。胎脂是奶油状的白色胎肪，主要作用是保护羊水里面的胎儿的皮肤，分娩时充当润化滑剂，帮助胎儿顺利从产道滑出。胎儿的皮肤分为表皮和真皮，到怀孕第20周时，表皮生长到4层厚。这个时期是胎儿感觉器官发育的顶峰时期，视觉、听觉、味觉、嗅觉等各类感觉器官的神经细胞得到全面发展。经过这个时期，胎儿将具备人体应有的全部神经细胞。

二、准妈妈的身体变化

❶ 感觉到第一次胎动

虽然有的准妈妈在孕4个月时就感觉到胎动，但也有相当一部分准妈妈在第5个月才感觉到第一次胎动。刚开始的胎动若有若无，像是蝴蝶在扇动翅膀似的。慢慢地，准妈妈就会感觉到宝宝的胎动变得越来越有劲，也越来越有规律了。随着宝宝的发育，准妈妈还会感觉到宝宝胎动时的拳打脚踢，胎动的幅度也会变得越来越大。

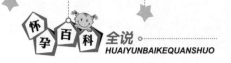

因为胎动是很重要的指标，准妈妈应该把胎动的时间记下来，在定期检查时告诉医生。以便根据初次胎动的时间，进一步核对出预产期。有些准妈妈上班虽然很忙，但是也要在工作间隙留意一下胎动情况，以便随时观测胎儿的发育。

什么时候会胎动频繁呢？

夜晚睡觉前。一般，宝宝在晚上是动得最多的，一方面比较有精神，另一方面，准妈妈通常在这个时间能静下心来感受宝宝的胎动，所以会觉得动得特别多。

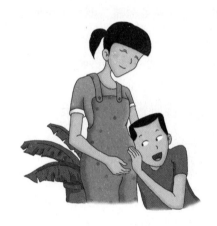

吃饭以后。吃饭以后，准妈妈体内血糖含量增加，胎儿也"吃饱喝足"有力气了，所以胎动会变得比饭前要较频繁一些。

对着肚子说话的时候。很多准爸爸和准妈妈都表示在和胎儿交流的时候胎儿会有回应，用胎动的方式表达自己的感觉。

❷ 心脏负担加重

怀孕5个月的准妈妈食欲正是旺盛时期，体重显著增加，臀部、大腿内侧、胳膊等处开始堆积脂肪，胸围与臀围变大。由于不断增大的子宫压迫和往上推挤胃和肠管，呼吸变得困难，而且吃进东西后，肠管发出蠕动声音，有肚子不舒服的现象，胃部胀满，不容易消化，胸口发闷。这一时期准妈妈的子宫和其他器官的血液需求量比以前增加近2倍以上，因此，心脏的负担开始逐渐加重。

❸ 可能会生痔疮

大部分准妈妈在孕20周前后会受到痔疮的困扰，这也说明胎儿已经长大了，开始压迫直肠了。直肠受到挤压后，静脉就会鼓起来，严重时会凸出到肛门外面，有时还需用手进行还纳，如果准妈妈还有便秘则更是雪上

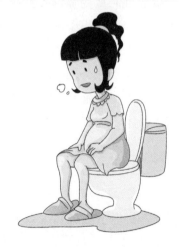

加霜，肛门部位会又痒又痛，坐在椅子上或者排便时还会出血。因此要保持肛门部位的清洁卫生；多喝水缓解便秘；不要老坐着，要适当运动，促进血液的流通；向医生咨询，接受适当治疗。

❹ 分泌物增多

准妈妈阴道里流出白色或浅黄色的分泌物明显增多，这是由于孕中期全身各器官的血液需求量增加，特别是流向阴道周围的血液量增加的缘故，属于正常现象。通常分泌物为乳白色，属于正常的生理现象，不过常给准妈妈带来不适。但如果发现分泌物气味较重，颜色呈黄色并且黏稠，有可能是阴道受到了感染，应该注意观察，并到妇产科进行诊治。切勿自行涂抹药剂，或置之不理，以免危害自身与胎儿的健康。

平时要勤淋浴，常换内裤，保持外阴清洁，尽量穿棉质内衣，以减少刺激。要预防阴道出现异常分泌物，最好的方法就是经常清洁，并保持阴道部位的透气与清洁。清洗时用清水即可，切勿用妇科洗剂，以免破坏阴道环境。

❺ 乳头颜色变深并伴有刺痛感

随着胎动的逐渐增强，准妈妈的乳腺越来越发达，皮肤的颜色加深，皮肤表面的静脉非常明显，乳头周围的乳晕致密坚挺，乳房增大许多，随着乳房的胀大，左、右乳头之间的距离开始逐渐变宽，双乳开始向腋下扩展并下垂。周围的皮肤缺乏弹性和张力，双乳的外侧还有可能出现少量的妊娠纹。乳头很干燥，乳头有时内陷。挤按乳头时，会有淡黄色的、类似初乳汁的分泌物出来，并伴有刺痛感，这说明身体开始为母乳喂养做准备了。乳房是宝宝出生后的"粮仓"，要格外呵护，不能使她受到挤压，以免阻碍乳腺的发育，影响乳汁分泌。

❻ 子宫大小如成人的头

怀孕5个月末，准妈妈的子宫长得已经与成人的头般大小，子宫底的高度于耻骨上方15～18厘米处，致使肚子向外鼓胀，腰部曲线完全消失。从这时起，子宫增长迅速，平均以每周1厘米左右的速度增长。由于肚子的压迫，肚脐向外突起，外阴的皮肤颜色开始变黑。从肚脐沿生殖器生长的黑线更为明显。

随着子宫的日渐变大，对肺、胃、肾脏的压迫也逐渐增强，准妈妈的呼吸变得粗重、急促，此时弯腰已经很困难了。由于肚子隆起，为了保

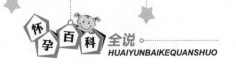
持身体的平衡，上半身会经常　往后仰，腰部、腹部会感到疼痛。由于子宫挤压膀胱和胃，导致小便频繁和消化不良。因此，准妈妈更要做一些适当运动，促进全身血液的流通，缓解全身的不适，并通过骨盆运动加强骨盆部位的肌肉的韧性。

第二节　准妈妈营养速递

一、准妈妈需要补充的营养素

① 增加B族维生素的摄入量

孕中期由于热能的增加，物质代谢增强，相应地需要增加下面几种B族维生素的摄入量。

维生素B_2。维生素B_2也叫核黄素，在蛋白质、脂肪和糖类的代谢中起着重要作用，由于孕中期准妈妈的热能与蛋白质需要量不断增加所以对维生素B_2的需要也增大。准妈妈摄取充足的维生素B_2有利于铁的吸收。一般建议准妈妈每天摄入量为21.7毫克，可以从动物肝、肾、心以及蛋黄、鳝鱼、干豆类、花生、绿叶蔬菜、小米、面粉等食

物中获取。如果准妈妈缺乏维生素B_2会引起口角炎、舌炎、眼部炎症，而且还会导致早产儿发生率增加。

维生素B_6。不仅有助于准妈妈体内蛋白质、脂肪和碳水化合物的代谢，还能帮助转换氨基酸，形成新的红细胞、抗体和神经传递质，维生素B_6对胎儿的大脑和神经系统发育至关重要。准妈妈每天的摄入量大约为1.9毫克，可以从糙米、瘦肉、禽类、鱼、梨、全谷物、豆类、玉米和坚果中获取。准妈妈如果缺乏维生素B_6，可出现舌炎或舌痛、口腔溃疡、烦躁和惊厥等症状。

维生素B_{12}。可以促进红细胞的发育和成熟，使机体造血功能处于正常状态，预防恶性贫血；可以促进糖类、脂肪和蛋白质代谢；具有活化氨基酸的作用和促进核酸的生物合成，可促进蛋白质的合成，对胎儿的生长发育有重要作用。建议准妈妈每天的摄入量为2.6毫克，可以从肝、肾、肉类、鱼、水产贝类等动物性食物或禽蛋、乳类等食物中获取。准妈妈缺乏维生素B_{12}可能发生营养性大细胞贫血，同时可导致神经系统损害与无脑儿的出生。

② 准妈妈应补充足够的卵磷脂

卵磷脂，被誉为与蛋白质、维

生素并列的"第三营养素"。卵磷脂能够保障大脑细胞膜的健康及正常功能，确保脑细胞的营养输入和废物输出，保护脑细胞健康发育。对于处于大脑发育关键时期的胎儿，卵磷脂是非常重要的益智营养素。

孕期缺乏卵磷脂，将影响胎儿大脑的正常发育，甚至会导致胎儿机体发育异常。准妈妈则会感觉疲劳，心理紧张、反应迟钝、头昏头痛、失眠多梦。

含卵磷脂多的食物有蛋黄、黄豆、谷类、小鱼、动物肝脏、鳗鱼、玉米油、葵花油等食，但营养及含量较完整的是大豆、蛋黄和动物肝脏。准妈妈每天补充500毫克的卵磷脂为宜。

芝宝贝@你

卵磷脂不耐热，其活性在25℃左右最有效，高于50℃就会丧失其功能。所以，这就对准爸爸的烹饪技术有所要求了，在烹饪含有卵磷脂食物的时候，一定要把温度控制在50℃以内。

二、准妈妈的饮食安排

① 吃好三餐很重要

吃是人生中的一件大事，对准妈妈来说更是最重要的事，所以到了吃饭的时间，准妈妈不管再忙也要停下手头的工作，或吃家人为了精心呵护你和胎儿所做的营养爱心餐，或吃按照自己的口味烹、炒、炖、煮的营养餐，也可以找个清静幽雅的餐馆，从从容容、高高兴兴地和胎儿一起进餐。

准妈妈要合理安排好三餐的时间，早餐最好7~8点，午餐12~13点，晚餐6~7点。每餐所需热量要各占全天的1/3，呈倒金字塔形。要早餐吃饱、午餐吃好、晚餐吃少。因为只有定时、定点、定量、吃好三餐才能保证胎儿的健康成长。

为了保证母体有良好的营养摄入，生出一个健康的婴儿，准妈妈需要营养，保证胎儿的生长，因此准妈妈的食量摄入要比平时增加10%~20%。如早孕反应的恶心、呕吐，可采取少量多餐，饮食宜清淡，易消化，可吃些酸枣、橘子等酸味水果，而不宜吃腌菜之类。

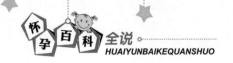

另外，还要注意合理的营养搭配，平衡膳食。准妈妈的饮食必需富含各种营养素，营养合理搭配，既无不足，也不会过剩。营养不良会导致胎儿发育迟缓或流产，营养过剩也可能导致胎儿巨大及各种并发症，造成难产。合理的营养应当使饮食在质和量上都能满足孕产需要。同时注意饮食的多样化，做到粗细搭配，荤素搭配，既不偏食，也不挑食。

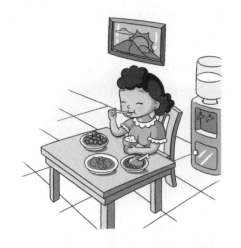

准妈妈问

我最近有些上火，想喝点菊花茶调理一下，但听说孕期最好不要喝茶，请问准妈妈可以喝菊花茶吗？

专家答

准妈妈不宜喝茶是因为茶叶中的某些成分会影响铁的吸收情况，但菊花茶并没有这种不良反应。所以，准妈妈可以适当喝菊花茶，但菊花茶性微寒，准妈妈最好不要多喝，且要泡得清淡。泡饮菊花茶时，最好用透明的玻璃杯，每次放上四五粒，再用沸水冲泡即可。每次喝菊花茶时，不要一次喝完，要留下1/3杯的茶水，再加上新茶水，泡上片刻，然后再喝。

② 职场准妈妈应如何吃好午餐

如何让午餐吃得更营养，相信是很多职场准妈妈非常关注的问题。其实，只要注意营养的均衡搭配，职场准妈妈一样可以满足自己和胎儿的营养需求。

职场准妈妈对待午餐要"挑三拣四"，避免吃到一些对自己和胎儿不利的食物。另外，准妈妈应该从营养的角度出发来选择食物，降低对口味的要求。

如果午餐是外送的盒饭，在菜式的选择上，准妈妈应该选择配菜种类较多的套餐，如一份套餐里米饭、鱼、肉、蔬菜都有，这样的套餐营养配比较均衡。

如果准妈妈是去单位附近的餐厅吃午餐，一定要注意餐厅的卫生状况，最好自带餐具。

如果准妈妈想吃得丰富而又经济，最好的办法是和同事们一起拼菜吃饭，这样可以多点一些菜品，荤素搭配，营养更均衡。

职场准妈妈选择午餐时要注意下面这几点。

慎吃油炸食物。油炸类食物在制作过程中使用的食用油难免不是已经用过若干次的回锅油。这种反复沸腾过的油中有很多有害物质，准妈妈最好不要食用。

拒绝味重食物。午餐里的菜往往不是咸了就是淡了。准妈妈应少吃太咸的食物，以防止体内水钠潴留，引起血压上升或双足浮肿。其他辛辣、调味重的食物也应该拒绝。

饭前吃个水果。为了弥补吃新鲜蔬菜不足，准妈妈在午饭前30分钟吃个水果，以补充维生素。

❸ 准妈妈可以从孕中期开始补充孕妇奶粉

孕中期，胎儿的生长发育进一步加快，所需的营养也越来越多。此外，从孕中期开始，准妈妈血容量和血红蛋白增加，胎儿铁储备需要量增加，因而准妈妈还要增加铁的摄入量。即便均衡饮食，相当一部分准妈妈由于食量、习惯等，仍难以获得满足胎儿生长及自身健康的诸多营养素，尤其是钙、铁等。而普通鲜奶远远达不到准妈妈的营养需求。孕妇奶粉则很好地弥补了这一点，几乎强化了准妈妈所需的各种维生素和矿物质。比如，丰富的钙质是牛奶的3.5倍，因此从营养成分来讲，孕妇奶粉优于鲜奶，可以为准妈妈和胎儿提供充足的营养物质。有条件的准妈妈可以从孕中期开始补充孕妇奶粉。

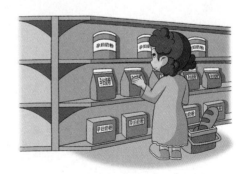

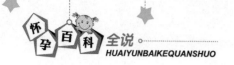
孕妇奶粉品牌众多，所含成分也各不相同。有的含有脂肪，有的含糖，有的则含有叶酸或者其他营养素。准妈妈在挑选的时候，应该看清楚每种品牌所含有的成分，了解清楚奶粉的特点，根据自身的需求来选择合适的奶粉，比如，准妈妈缺钙就选择含钙高的奶粉，这样才能给补充自己所缺的营养素，也不至于补得过量。

一般来说，孕妇奶粉的产品说明上都会建议准妈妈每天喝1~2杯。准妈妈不要擅自增加饮用量，否则容易造成某些营养元素摄入量超标，反而对健康有害。

芝宝贝@你

不是所有的准妈妈都适合喝孕妇奶粉，患有妊娠期糖尿病的准妈妈最好在选择孕妇奶粉之前征求一下医生的意见。体重超标、体重增长过快的准妈妈在选择孕妇奶粉之前也应慎重考虑，因为孕妇奶粉与鲜奶相比，脂肪含量及热量都相对较高。

④ 芝宝贝营养餐推荐

南瓜蒸肉

主料：南瓜1个，五花肉400克。

辅料：黄酒、酱油、红糖、老汤、葱、姜、花椒粉、食用油适量。

做法：

① 将南瓜表面切出一个方形切口，将里面的瓤挖干净，待用。

② 将五花肉洗干净，切成薄片，葱、姜切成末，待用。

③ 把黄酒、花椒粉、葱末姜末、酱油、红糖、老汤、食用油一起调好放入南瓜内，再将洗干净的五花肉放入南瓜内，将南瓜放在盘上，上笼蒸熟即可。

韭菜炒虾皮

主料：韭菜300克，虾皮20克。

辅料：花生油、精盐适量。

做法：

① 韭菜择洗干净，沥去水分，切成3厘米长的段，把韭菜根部和梢部分别放在两个盘中。

② 将虾皮用温水泡发后洗净，挤去水分。

③ 炒锅置于火上，倒花生油烧热，把虾皮炸一下，随后放进韭菜根部及精盐，翻炒几下，再放韭菜梢部，倒入少许开水，炒匀即可。

第三节 准妈妈的全方位保健

一、准妈妈日常生活保健

1 准妈妈呵护秀发有方法

怀孕后，由于激素的变化，准妈妈头发的生长速度会加快，显得比以前多且有光泽，但另一种情况可能是油性的发质变得更油，干性的发质变得更干、更脆，还会出现掉发现象。那么，准妈妈应该怎样护理自己的秀发呢？

选择合适的洗发水很重要。准妈妈的皮肤比原先更敏感，为了防止刺激头皮，影响胎儿，准妈妈要选择适合自己发质，且性质比较温和的洗发水。如果原先使用的品牌性质温和，最好继续使用，不要突然更换洗发水，特别是不要使用以前从未使用过的品牌，防止皮肤过敏。发质变干的准妈妈，可以对头发进行营养护理，同时按摩头皮来促进头部血液循环。

洗过之后，不要用强风吹干，可以用干发帽、干发巾，由于干发帽的吸水性强、透气性好，所以很快就能弄干头发。不过要注意选用抑菌又卫生、质地柔软的干发帽、干发巾。

在怀孕期间，简化头发护理十分重要，发型尽可能简洁，这样，准妈妈做起来容易，而且自我感觉也好。

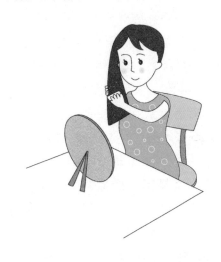

准妈妈洗头发时的姿势也要注意。长发的准妈妈最好坐在有靠背的椅子上，请家人帮忙冲洗。短发准妈妈头发比较好洗，可以淋浴的时候直接洗头发，也可以坐在高度适宜、膝盖可以弯成90度的椅子上，头往前倾，慢慢洗。至于怀孕后期的准妈妈，大腹便便，无论长发还是短发都不好洗。这段时期，准妈妈可以让准爸爸帮忙洗头，这样还可以增加夫妻之间的感情。

2 准妈妈要重视乳房护理

准妈妈在孕期要特别关注自己的

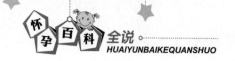

乳房，并进行正确的护理，这样才能有助于顺利哺乳。

佩戴合适的胸罩。准妈妈应选用大的杯形口将乳房向内上侧托起的、背带较宽的、使人感觉不到乳房重量的、不压迫乳房的胸罩。如果胸罩过小，就会使乳头和乳房过度受压，使血液循环不畅，就不能运送促使乳腺发育的激素，从而影响乳汁分泌。

用手指摩擦乳头及周围皮肤。准妈妈每天擦洗一次乳房，擦洗完后在乳头上涂冷霜膏或椰榄油，并用拇指和食指轻轻摩擦乳头及其周围皮肤，以便促进乳房周围的血液畅通，为哺乳作准备。每日2次，每次5~8分钟。

揪出乳头。有的准妈妈乳头扁平或乳头内陷，这样势必影响日后宝宝吃奶，因此，必须在这一时期进行矫正。具体方法，用拇指、食指、中指把乳头揪出，停留片刻。每日数次，力量不要太大，以免引起宫缩。有习惯流产史的准妈妈，做乳头护理时要注意，当出现频繁的子宫收缩时，应马上终止。另外，每次进行乳房保养以前，都要洗干净手，指甲不要留得太长。

❸ 准妈妈不要忽视对脚的护理

从怀孕中期开始，准妈妈脚部出现的水肿情况是很普遍的现象。在怀孕6个月以后，胎儿快速发育，越来越大的子宫会压迫下腔静脉，引起血液回流不畅，使多数准妈妈都会出现脚部甚至整个下肢水肿的情况。出现这种情况后，应该先去医院检查一下，排除妊娠高血压综合征的情况，然后再根据准妈妈脚部水肿的情况进行护理。

孕期内应经常活动，如轻微动作的体操或散步，有利于血液循环；睡眠时取侧卧位，以左侧卧位最佳，仰卧位会加重下腔静脉的压迫，从而加重水肿，下脚稍垫高，以利血液回流；不要长时间站立；睡前用热水泡个脚：在稍烫的水中浸泡5~10分钟，能使毛孔最大限度地张开，热水刺激神经也能使脚最大限度地放松；在脚后跟多涂抹些保湿类的护脚霜，并反复按摩，使血液更畅通，从而达到滋养作用。

芝宝贝@你

准妈妈要保证每天食用一些含有丰富的蛋白质的食物，能有效填补被胎儿吸收的营养物质，让准妈妈的身体变得更加健康，预防脚部水肿的出现。另外，饮食要清淡，因为过咸的食物会让水肿更加严重。

❹ 准妈妈注意活动姿势，以缓解腰疼

随着胎儿的逐渐长大，准妈妈的肚子越来越沉重，由于腹部肌肉和骨盆韧带的拉扯，腰部时常感到酸痛。为了缓解腰痛，在日常生活中端正姿势就显得尤为重要。但大多数准妈妈为了保持身体重心的平稳，无论走着或坐着都下意识地将身子向后倾，这种动作或姿势只能加重腰痛。正确的

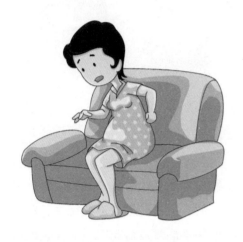

做法是，不论是行走还是站立，都应该挺直腰身，尽量让腰身保持自然弧度。适当做些运动，比如，做孕妇操、游泳也可缓解腰痛；睡觉前最好用温热水洗澡；床铺要稍微硬一些，可减轻疲劳感；睡觉的姿势应采取侧弯曲，屈膝侧卧能够减轻腰部的负担；将枕头或者软垫夹在弯曲的膝盖位置会增加舒适感。

❺ 注意生活三要素的补给

生活中这三种要素非常重要，但恰恰又是最容易被忽略的，这就是水、新鲜的空气、阳光。

水是生命之源。水是人体体液的主要成分，是调节机体内各组织的功能，维持正常的物质代谢的营养素。饮水不足不仅仅会引起干渴，还会影响到体液的电解质平衡和养分的运送，甚至会造成脱水的严重后果。因此，准妈妈要养成多喝水的习惯，保证体内不致脱水影响母子健康。

清新的空气对准妈妈来说是相当重要，只有妈妈吸入了清新的空气，胎儿才能有充足的氧气。准妈妈一定要注意室内空气的流通，天气好的时候到公园或有树木的野外多吸些新鲜空气，既锻炼了身体，又增强了肺活量。

阳光中的紫外线具有杀菌消毒的

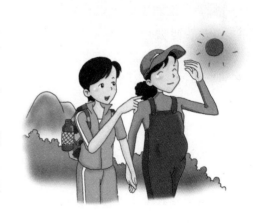

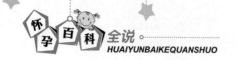
作用，更重要的是通过阳光对皮肤的照射，能够促进人体合成维生素D，准妈妈如果每天出去晒1个小时的太阳，就能促进钙质的吸收，可以有效地防止胎儿患先天性佝偻病，但晒太阳的同时要做好防晒工作。

二、准妈妈需要做的检查

1 有必要做一次B超检查

医生通常会要求准妈妈在孕早、中、晚期各进行一次全面的B超，别担心，这对胎儿是没有影响的。本月B超检查的主要目的是针对胎儿的重大畸形做筛检，如脑部异常（脑积水、无脑……）、四肢畸形、胎儿水肿等。另外，此时B超可得知胎儿的性别，不过，医院是不允许做胎儿性别鉴定的。

这次B超检查还可以在B超屏幕上看到胎动，这对胎动感觉不太明显的准妈妈来说是很有必要的。

由于胎动是了解胎儿发育状态的指征，所以要把出现胎动的最早日期记录在《围产期保健手册》中。在定期检查时告诉医生。普通1小时有3～5次胎动。如果每天持续出现的胎动突然感觉不到，连续监测1小时后仍然感觉不到的话，那就要马上去医院检查。

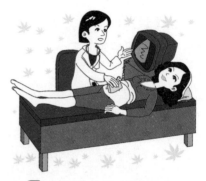

2 检测胎儿的心脏跳动

从胎儿心脏跳动的频率就可以判断出胎儿的生长发育状况。在产前检查时，医生都要对准妈妈进行胎儿心脏跳动测试。近年来，医学领域研发出许多能准确地把握胎儿的健康状况，帮助胎教，可以听见胎儿心跳

芝宝贝@你

有些形态学的畸形，如多一个手指头、耳朵上长一个小耳赘，出生后对宝宝的生命及以后的生活没有明显的影响，只是有些美观上和心理上的影响。这些小畸形都不是太重要，重要的是那些出生后会影响以后的生活或生活不能自理甚至致死的畸形，这些才是排畸工作的重点。

声的仪器，准妈妈买到后自己就可以在家进行测试。

这种仪器能听到胎儿宝宝的心跳声，就像钟表"滴答"一样的声音，还可以检测画面上显示的胎儿心跳速度，正常胎儿的心跳数是每分钟120~160次，比成人快。如果胎儿的心跳速度突然减慢，应该立即咨询医生。高危准妈妈或是有早产危险的准妈妈，要随时观察胎儿的心脏跳动次数，勤到医院检查。

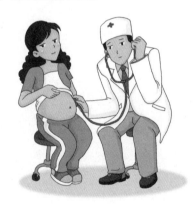

③ 幸福地数胎动

胎动是有规律可循的，正常情况下，一般每小时3~5次，12小时胎动为30~40次。一昼夜胎动强弱及次数有一定的变化，一天之中，上午的胎动次数较少，下午6点以后增多，晚上8~11点胎动最为活跃。从胎动情况来看，胎儿也有自己的睡眠规律，医学上称为胎儿生物钟。以上是胎动的普遍规律，还有特殊现象。这种特殊

现象与准妈妈之间的个体差异、准妈妈周围的环境等有关。

计数胎动的时间是，每天上午8~9点，下午1~2点，晚上20~21点，各计胎动1次，每次计数1个小时，3次计数相加乘以4就是12小时的胎动数。如果每日计数3次有困难，可于每天上午、下午、晚上选择一个固定时间，1小时计数1次。将每天的胎动数字记录下来，并画成曲线，就可以清楚地反映出胎儿的发育状况，在定期检查时让医生进行评判。计数胎动时，准妈妈应采取左侧位，环境要安静，思想要集中，丈夫也可以协助计数。

如果胎动在正常范围内，则表示胎盘功能良好，输送给胎儿的氧气充足，胎儿发育健全，小生命正在子宫内愉快健康地生长着。如果12小时内胎动少于15次，或1小时内胎动少于3次，这往往表示胎儿缺氧；如果准妈妈在一段时间内感到胎动超过正常次数，动得特别频繁，这也是子宫内缺氧的表现；如果胎动次数明显减少或

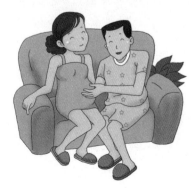

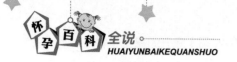
停止，应立即去医院。

4 谨防羊水异常

羊水对胎儿来说，是生命之水。众所周知，胎儿生活在妈妈的子宫里，而包住胎儿的胎膜从外到里分为蜕膜、绒毛膜和羊膜3层。在最里边的羊膜腔里就充满了羊水。胎儿的身体之所以能够正常发育，羊水是必不可少的。羊水可以影响到胎儿的肌肉和骨骼、内脏器官的发育，还帮助肺部的发育和成熟，使胎儿在出生之后可以自己呼吸；羊水保护胎儿不受外界冲击，起了一个软垫的缓冲作用；羊水能够使胎儿浮起来，在移动的时候，身体能够伸缩自由，既有缓冲润滑作用，又减轻了妈妈的痛苦。同时羊水还使胎儿在腹中活动时不受脐带的压迫。可见羊水在胎儿的生长发育中所起的作用是多么的重要。在定期检查中，医生都要对羊水进行检查，主要检查羊水量是否处于正常水平。

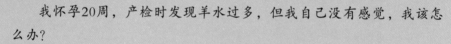

准妈妈问

我怀孕20周，产检时发现羊水过多，但我自己没有感觉，我该怎么办？

专家答

正常情况下，随着孕周的增加，羊水量也逐渐增多，在最后的2～4周逐渐减少，妊娠足月时羊水量约为1000毫升，在妊娠的任何时期，羊水量超过2000毫升，就称为羊水过多。但是一般只有羊水量超过3000毫升，准妈妈才会有明显的不适症状。

急性羊水过多一般发生在妊娠20～24周，羊水在数天之内急剧增加，引起准妈妈不能平卧、呼吸困难等症状。慢性羊水过多比较常见，多发生在妊娠28～32周。

羊水过多经常并发妊娠高血压综合征，表现为高血压、水肿、蛋白尿，严重时出现抽搐和昏迷，威胁母子生命。所以，一旦发现羊水过多，准妈妈一定要配合医生治疗。对于症状轻的准妈妈，可以继续妊娠，注意休息，低盐饮食，并严密观察羊水量的变化。

第四节　孕5月胎教指南

一、运动胎教：强化肌肉，增强力量

扭动背部

① 俯卧，用双手撑住地面，然后尽量提起上半身。

② 扭动上身的同时回头去看自己的脚后跟。

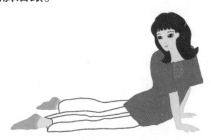

功效：放松背部两侧的肌肉。

抬起双脚画圆

① 两手向后扶住地面，双腿并在一起尽量上举。

② 两腿同时在空中画圆。

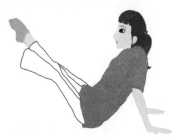

功效：强化腹部肌肉。

转动脚后跟

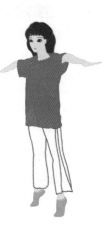

① 伸展双臂，抬头挺胸。

② 尽力抬起脚后跟，持续一会儿以后再放下。

功效：增加腿部力量，并有助于掌握身体的重心。

胸部运动

① 两臂各弯曲成直角并分开到身体两侧，上臂与地面保持垂直。

② 吸气后再呼气，同时两臂向前并拢，接着继续做分开、并拢的动作。

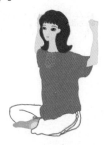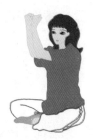

功效：锻炼胸部和背部的肌肉。

转动手臂

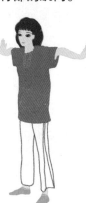

① 以放松的姿态站立，两臂抬至与肩同高，手掌向上，往手臂注入全身的力量。

② 随后用手臂带动肩部从前向

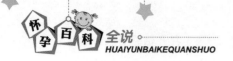
后转动，再改至从后向前。

功效：强化肩部和臂部肌肉的效果。

前后分脚半跪

① 一只脚迈向前方，保持站立的姿势。

② 渐渐将两膝的部位弯成直角，身体半跪下来。然后改换另一只脚迈向前方再重复半跪的动作。

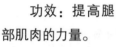

功效：提高腿部肌肉的力量。

二、按摩胎教：缓解腰背疼痛

针对肩背疼痛

① 先在涌泉穴上按3次，每次4秒钟，然后向下滑动，挤压输尿管反射区，重复9次。

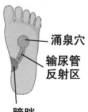
涌泉穴
输尿管反射区
膀胱反射区

② 挤压脚踝内侧的膀胱反射区3次，每次4秒钟。

③ 在膀胱反射区和靠近跟腱方向的尿道反射区之间，照椭圆形的弧线扫过，达到按摩的作用。

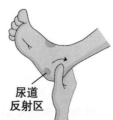
尿道反射区

④ 从脚腕开始一直到膝盖上10厘米，按摩内侧、外侧和后侧。

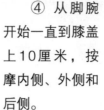
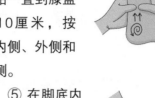

⑤ 在脚底内侧再稍微靠上一点的部分是能够对背部起到反射作用的中足骨。在这一反射区按照从脚趾到脚后跟的方向滑动并挤压，重复9次。

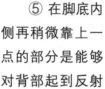
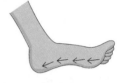

⑥ 脚上与肩部相对应的反射区是小脚趾的侧面部分。在这一部位按照从脚趾到脚跟的方向滑动着进行按摩并重复9次。

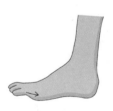

⑦ 小脚趾和大脚趾下端之间的脚底部分是对应背部和肩部的反射区域。在此部位按照从小脚趾到大脚趾的方向进行9次以上的按摩。

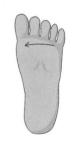

针对腰部疼痛

① 在肾脏反射区涌泉穴上用大拇指轻按3～4次。

②在输尿管反射区上用大拇指轻按4～5次，每次4秒。

③ 用大拇指在膀胱反射区上轻轻挤压4秒钟。

④ 用大拇指在尿道反射区上滑动揉搓9次以上。

⑤ 在脚的内侧面从大脚趾往下依次是颈椎、胸椎、腰椎和尾骨这几个脊椎部分的反射区，用大拇指在这一区域滑动按摩4~5次。

针对头痛

① 在位于脚底中央的肾脏反射区涌泉穴上按3次，每次4秒钟。

② 用大拇指来回移动并在每一个脚趾靠近顶端的凹陷处各按2~3次，每次持续4秒钟。

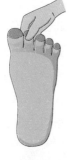

③ 如果出现头痛并感到颈部僵硬时，就找到大脚趾和脚底连接的凸起部分，并在这一区域的中央位置从上向下捋，重复9次左右。

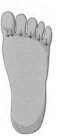

三、旅行胎教：带着宝宝一起体验旅途时光

准妈妈暂时从原来的生活环境中解放出来，外出去旅行，会为自己的生活增添许多活力。对准妈妈来说，旅行同样是一个与胎教无法分割的话题。怀孕早期和末期都不适合外出旅行，准妈妈应尽量避免参加远距离的出游活动。而孕中期则是出门旅行的绝佳机会。

怀孕中期最适合旅行

出门旅行可以让准妈妈在陌生的环境里体验过去不曾接触过的生活、文化、风景和饮食。这一过程也给胎儿带来了间接的体验。因此对准妈妈来说，旅行是一种极具胎教意义的有益活动。

尽管准妈妈的身体和精神并不处于一个很好的状态，但在多加注意并做好充足准备的前提下，也没有必要对旅行产生任何恐惧的心理。因为小心翼翼地待在家里度过怀孕的10个月反而会影响准妈妈的身心健康。

怀孕第16~27周，无论是准妈妈还是胎儿都处于一个相对比较稳定的状态，因此趁这个机会出门旅行一般不会给身体造成不良影响。

清新的空气可以使心情变得清爽起来

胎儿是通过母体的血液来获取氧气的，带给胎儿充足氧气的方法之一就是去空气质量很好的地方旅行，美丽的大自然可以让准妈妈感到轻松，而清新的空气也无疑会把心中的烦闷一扫而光。

准妈妈可以和胎儿说一说自然的

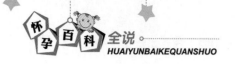

风景和声音。参观博物馆或参与某一项活动也是不错的选择。准妈妈可以将自己感兴趣的东西及其感受详细地描述给胎儿，这样准妈妈与胎儿之间的话题就会自然而然地丰富起来。平时在城市里听不见的鸟叫声、风声、水声以及悠久的文物都可以成为向胎儿描述的对象。

旅行其实也可以算作是胎教当中的一种野外学习活动，在接近自然时，人的身体和心灵都会进入到一种舒适的状态。

旅行前要做好准备工作

咨询过医生的建议后再出发。准妈妈出门旅行之前最好先咨询一下医生的建议。一般情况下如果准妈妈身体状态正常，即使出国旅行也不会有什么问题，这就是说，在不给自己身体带来过大负担的前提下，准妈妈没有必要刻意限制旅行的次数。

旅行前后所有事项应该由丈夫包办。旅行的目的是为了解除准妈妈的压力，并培养胎儿的情操，但筹备一次旅行并不是件容易的事情，稍有疏漏就会导致整个旅行计划在出发前一刻彻底泡汤，对此一定要多加注意。打算旅行时需要考虑的事情肯定不只一件两件：要乘坐火车或者汽车就得预先订车票；接着还要备齐所有的旅行用品；此外，必须事先计划好去哪

些地方以及具体的日程安排。怀孕时参加旅行就必须做好比平时更多的准备。这个时候丈夫应该承担起做好准备工作的任务。看着丈夫为了自己而积极地进行旅行准备的样子，准妈妈在感激之余也一定会觉得自己的负担减轻了许多吧。

准妈妈也有一些不宜旅行的情况，比如，有过流产、早产史，或者严重的并发症（如心脏病、高血压、糖尿病等）不宜旅行；孕期如果出现腹痛或阴道出血的症状也不宜旅行；早孕反应如果依然比较严重，也不应旅行。总之，应多听医生的建议，并密切关注自己的身体状况。

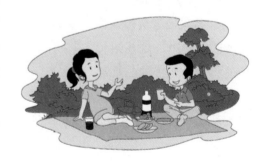

旅行必备物品

由于准妈妈特殊的身体状况，所以在旅行途中需准备一些用品，以备不时之需。

医疗保险证和病历。因为不知道在旅行途中会发生什么事，所以携带准妈妈的医疗保险证和病历是相当必

要的。准妈妈可以用橡皮筋将这两样东西捆在一起，放在手提包的最里层，这样需要的时候就可以很快找到。

零食。为了应对准妈妈在旅行途中突然肚子饿的情况，可以随身携带一些平时爱吃的零食。花生、核桃等坚果类食品和果干、煎豆都可以。

防晒霜。阳光照射与皮肤上黑痣、雀斑的形成具有密切的关系，因此外出时一定要携带可以阻断紫外线的防晒用品。除了脸部以外，在臂部、颈部等暴露的部位也要涂上防晒霜，以起到保护皮肤的作用。

帽子和遮阳伞。在阳光强烈的日子时外出旅行，帽子和遮阳伞也是不可缺少的用具。戴上宽檐帽就可以有效地防止阳光强烈的刺激。

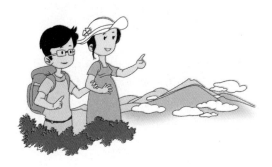

薄毯子。准妈妈应该把一张薄毯子放在自己行李箱里，即使是夏天也不例外，因为近年来人们习惯把车里的冷气调到很低的温度。在凉爽的日子里准妈妈更要多加注意，以免受凉。

旅行途中的注意事项

如果想进行自驾车旅行，那么也需要提前做一些准备，让准妈妈有一个舒适的空间享受旅途中的时光。

将车内打扫干净。因为准妈妈要在车里的狭小空间内度过很长一段时间，所以最好把车内环境打扫干净以后再出发。特别要记得清洗车里的空调设施，并除去各个死角的灰尘。当然，旅行的过程中绝对不要在车内吸烟，还要养成经常开车窗换气的习惯。

让准妈妈坐在靠后的位置。让准妈妈坐在前排位置是非常危险的。因为，哪怕是一次轻微的追尾事故所带来的冲撞也会给准妈妈隆起的腹部造成伤害。因此，最好将车里靠后的座位留给准妈妈。

预先做好防晕车准备。旅行中一件让人头疼的事情就是晕车。即使是平时从不晕车的人，怀孕后，身体发生的各种变化也可能晕车。用读书或看报纸等方法预防晕车是不会起到任何作用的。准妈妈晕车时，最好停下来，下车吹吹风。此外，在感到难受时把切成薄片的生姜含在嘴里，也是减轻晕车症状的有效方法。

留出让准妈妈抬腿的地方。准妈妈在怀孕期间经常出现水肿症状，在狭窄的车里坐了很长一段时间之后，腿部更容易发生这样的症状。针对这种情况应该在准妈妈的身前放上垫子或旅行包,让其在感到疲倦的时候可以把腿放在上面。

准妈妈如果乘坐飞机旅行,最好选择靠过道的座位。一般情况下飞机内部都会保持较为舒适的气压环境,不会给人体造成过重的负担,但长时间飞行往往会造成腿部和脚腕的水肿,所以在此之前最好预定靠过道的座位,在飞行过程中每隔1个小时在过道上来回走一圈或做一做伸展运动,可以减轻水肿症状。除此之外,穿弹性较强的袜子在预防水肿方面也能起到不错的效果。怀孕后期不宜乘坐飞机。

旅行中的一大乐趣就是品尝各地的特色美食。一个地方的传统食品或是特色的美食对旅行者来说的确是不可抗拒的诱惑。在农作物的原产地品尝新鲜而美味的食品,不仅能够为自己摄取营养,还可以起到改变心情的奇妙作用,在这样的气氛下,无论是准妈妈还是胎儿都会有一种幸福的感觉。准妈妈在品尝美食的同时要注意食品安全。

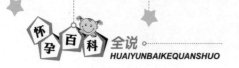

芝宝贝@你

准妈妈在孕期会比平时更频繁地出入洗手间。在怀孕期间很容易会出现尿频的现象,而且这种现象还会随着分娩的临近变得越来越严重。在旅行时,寻找洗手间对准妈妈来说着实是一件不方便的事情、因此,准妈妈每次在旅行途中看到洗手间时,即使没有尿意也不应该放过这个机会,而且绝对不能因为怕去洗手间而减少水分的摄入量。如果想减少排尿次数,可以在每次小便时让身体向前倾,这样做就可以达到排空膀胱的作用。

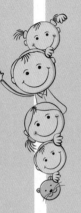

第七章

孕6月（21~24周）
我可以听见声音了

　　亲爱的爸爸妈妈，现在的我可是一个很像样的宝宝了，我的小脸和眉眼都很清晰，四肢也逐渐变得强壮有力。

　　最最关键的是——我可以听见声音了！轻松舒缓的音乐、有趣的故事，还有妈妈美妙的声音都是我的最爱。但是有一点我不太满意，我的"住房"越来越狭小了。

　　妈妈最近一定很辛苦吧，由于我越长越大，压迫着子官，你上楼时会觉得呼吸困难；晚上，不安分的我还会吵得你无法入睡……但是我能感觉到你并没有生我的气，因为我能听到你每天和爸爸说话时那幸福的声音。

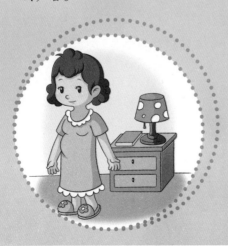

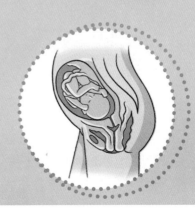

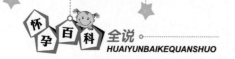

第一节 胎儿和准妈妈的变化

一、胎儿的变化

❶ 消化器官日渐发达

胎儿能够做反复的吞咽动作，消化器官逐渐得到发育。通过吞咽羊水，吸收其中的水和糖，剩余的部分进入大肠排泄出去。这一时期胎儿的胎脂分泌逐渐增多，厚厚地堆积在眉毛的上边，使眉毛异常柔软。

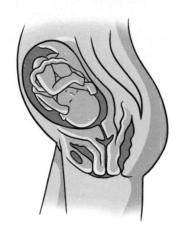

❷ 骨骼已经完全长成并有了一定的听力

6个月的胎儿骨骼已经完全长成。通过X线透射，能够清晰地看到颅骨、脊椎骨、肋骨、四肢骨等，关节也相当发达，胎儿常常自行弯曲手臂做抚摸脸、胳膊和腿，吮吸手指头的动作，也会做低头、抬头的动作。耳朵已完全形成，开始对外界的声音产生反应，能听见妈妈胃肠蠕动的声音以及血管中血液流动的声音，能听见子宫外面传来的声音，并有本能的反应。

❸ 脸形更加清晰，有了开闭眼睑的动作

这一时期的胎儿，头发变多；嘴唇部位变得鲜明；眼睑和眉毛几乎已经完全形成，眼睛有了一定程度的发育，长出眼睫毛并有了开闭眼睑的动作；牙基开始萌发，牙龈线的下面是牙齿的雏形；鼻子轮廓坚挺，耳朵变大，脖子变长，脸部均衡发展，已完全是人的模样。

❹ 身体比例逐渐匀称，内脏器官更加发达

6个月的胎儿，身长30～34厘米，体重600～800克，头围约22厘米，身体各部位比例逐渐匀称，皮肤透明，毛细血管内的血液都可看见。指甲已变长并覆盖住手指头的末端。胎儿的两条胳膊弯曲在胸前，膝盖提到腹部，胎动频繁，时睡时醒，身体

可以在妈妈子宫里旋转，变换方向。肺中的血管发达起来，这也是在为呼吸做准备。胃肠会吸收羊水，肾脏排泄尿液。

二、准妈妈的身体变化

❶ 呼吸变得粗重，身体出现水肿和静脉曲张

怀孕6个月时，准妈妈的呼吸变得粗重，易出汗，有时稍动一下就会气喘吁吁。这是由于子宫向肺部上升，压迫肺部的原因。由于这一时期子宫上升近20厘米，腹部明显隆起。膨胀的子宫妨碍血液循环，压迫静脉，导致水肿或静脉曲张，甚至产生痉挛（静脉曲张是指小腿、大腿内侧、外阴等部位出现的隆起的、黝黑的块体）。准妈妈的体重比孕前增加了5~6千克，经常感到腰、背部和下肢疲劳。因此，睡前最好用温水泡脚，并按摩小腿，或者多活动一下疼痛严重的大脚趾，都可起到一定的缓解作用。

❷ 情绪烦躁，皮肤瘙痒

随着身体的日渐笨重，准妈妈的情绪也开始烦躁不安。导致准妈妈情绪波动的主要原因，一是由于体内激素的变化；二是因为臃肿难看的体态；三是身体的种种不适。尤其是孕前体态较好的女性，情绪波动更大。针对这一现象，准妈妈要以积极、乐观、平和的心态接受怀孕和分娩给自己的生活带来的全新感觉。同时，有些准妈妈的胸部、腹部、背部、腿部等部位的皮肤会出现瘙痒，有时还会出现水疱和湿疹。平时要勤洗澡，勤换衣服，保持身体的清洁。要穿无刺激的棉质衣服，避免油腻、辛辣食物，多吃蔬菜、水果和海藻类食品。瘙痒严重时应接受适当的治疗。

❸ 腿部发麻、抽筋、牙龈容易出血

随着体重的增加，支撑身体的双腿负荷加重，产生疲劳感，加之隆起的腹部压迫大腿的静脉，使腿部出现抽筋或麻木症状，翻身或伸腿时，腿部的肌肉会发生痉挛。这种现象在晚

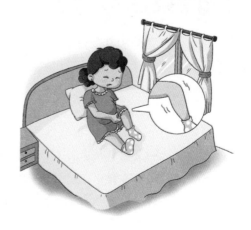

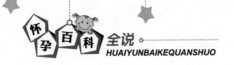
上熟睡时最容易出现，突然的腿部疼痛甚至会将准妈妈从睡梦中惊醒。这有时也是一种缺钙的表现，准妈妈根据具体情况要适当补钙，还注意不要让腿受凉。发生抽筋时不要紧张，要力量均匀地进行按摩，或抓住大脚趾向身体的方向拉扯，一般很快就会奏效。

由于激素的分泌，准妈妈的牙龈发肿，刷牙、漱口时容易出血，因此，刷牙时动作要轻柔，牙刷不要太硬，要用温水刷牙。如果准妈妈孕期对牙齿护理不当，分娩后牙齿极易发生出血和松动现象。

第二节　准妈妈营养速递

一、准妈妈需要补充的营养素

① 孕中期应补充碳水化合物

碳水化合物是胎儿新陈代谢的必需营养素，用于胎儿呼吸，胎儿在孕中期会消耗掉准妈妈更多的热能来长身体，所以维持碳水化合物的足量供应很重要。

准妈妈在孕期比孕前要消耗更多的能量，适量摄入优质的碳水化合物对准妈妈和胎儿都是很重要的。

准妈妈缺乏碳水化合物会全身无力、疲乏、血糖含量降低，产生头晕、心悸、脑功能障碍等，严重者会导致低血糖昏迷。准妈妈的血糖水平不能维持平衡，就会影响胎儿的正常代谢，影响胎儿的正常生长。

蔗糖、谷物、水果、坚果、蔬菜等都是碳水化合物的来源。孕期应保证每天摄入150克以上的碳水化合物。一般讲，孕期碳水化合物的摄入量比孕前增加50~100克。

② 准妈妈应适量摄入维生素A

准妈妈需要稳定数量的维生素A来保持皮肤健康、视力正常。孕6个月左右，胎儿处于视力发育的阶段，因此，准妈妈不可缺乏维生素A。

正常人每天需要维生素A的量为4000～5000单位，准妈妈每天需要维

芝宝贝@你

准妈妈如果感觉头晕，可以缓缓蹲下或平躺，使头部低于心脏，再吃一些糖果，喝一些糖水或果汁，休息一下就可以缓解。如果准妈妈发生以上情况时正好出门在外，可以请周围的人帮忙，不要羞于向他人求助。

生素A则约为8000单位，一般正常的饮食中有足量的肉类、鸡蛋和新鲜蔬菜，可以满足准妈妈维生素A的需要量，不必额外服用鱼肝油丸。

如果准妈妈早孕反应严重，胃口不佳或饮食调节不够，可适当补充，准妈妈缺乏维生素A会影响胎儿生长发育，引起胎儿生理缺陷，如中枢神经、眼、耳、心血管、泌尿生殖系统等异常。

维生素A在体内有蓄积作用，补充太多除引起准妈妈自身出现中毒症状外，还会危及胎儿，使胎儿出现大脑、心、肾等器官先天缺陷。

维生素A既不能缺乏，又不能补充或摄入过多，怎么办呢？较安全的是从植物性食物中摄取β-胡萝卜素，如胡萝卜、玉米、甘薯、黄豆、南瓜、香瓜、菠菜、油菜、杏、柿子等。

二、准妈妈的饮食安排

❶ 怀孕中期营养补充原则

准妈妈补充的营养并非越多越好，适时适量，营养均衡才是补充的最佳原则。应做到缺什么，补什么，缺多少，补多少，而且要荤素搭配，粗细配合，混合摄入，花样齐全，真正使机体处于营养平衡的良好状况。

如果饮食摄入不合理就会造成如下后果：一是营养缺乏，准妈妈体弱，容易发生贫血等方面的疾病，导致胎儿发育缓慢和身体素质先天不足的后果；二是营养过剩，准妈妈身体肥胖，引发诸如妊娠糖尿病、高血压等疾病。因此，准妈妈及家人对饮食一定要慎重对待，要科学补充营养。

❷ 怀孕中期各种食物的需要量

牛奶。牛奶是孕期间最理想的食物，不但含有大量容易吸收消化的蛋白质，同时含有钙质维生素A及维生素D，怀孕中期的准妈妈应每天喝500克奶。新鲜牛奶、奶粉及脱脂奶粉都合适。

蔬菜、水果。蔬菜、水果中含有大量的维生素及矿物质。蔬菜里含有大量的纤维素，可促进肠胃蠕动，有利于大便的畅通，既可满足食欲又不

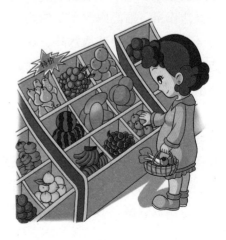

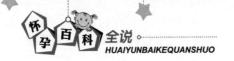

至于长胖，如芹菜、莴苣、菠菜、白菜、青菜等，但烹炒得不能太老，以免破坏维生素C。水果宜生吃，里面含有丰富的维生素C、铜、铁等，如橘子、柠檬、番茄、番石榴、葡萄、西瓜、梅子、杏子、李子等。

瘦猪肉、牛肉等肉类。这一类食物中含有大量的蛋白质，为准妈妈及胎儿身体健康、组织修补及生长所必需，怀孕以后要常常食用，特别是到了孕中期，每天应保证吃一种。

五谷。五谷中含有丰富的矿物质，是供给热量的主要来源。怀孕中期要适量摄入，每顿100～150克米饭或馒头就可以了，提倡多吃粗粮。

蛋类。鸡蛋内含丰富的铁，为造血的必需品。怀孕中期最容易得缺铁性贫血，因此准妈妈要保证每天吃一个鸡蛋。

水。水是人体不可缺少的物质，水可促进血液循环，增强肾脏及肠胃的排泄作用。准妈妈除了从牛奶、水果、稀饭及菜汤中获取水外，每天还要喝6～8杯白开水。因为这一时期容易出汗，更应该多补充水分。

豆类。包括各种干蚕豆、豌豆、小扁豆。豆类富含丰富的维生素（尤其是B类维生素）、矿物质和蛋白质。豆子吃法很多，既可以吃豆芽，也可以做成豆腐、豆瓣酱食用。准妈妈应经常吃些豆类或豆类制品。

③ 孕中期应控制甜食摄入量

很多女性可能在怀孕前就比较喜欢吃甜食，这个习惯延续到了妊娠期，也有些女性可能在孕前并不喜欢吃甜食，但是怀孕后口味发生了变化，特别喜欢吃甜食。从健康角度出发，准妈妈应少吃甜食。

准妈妈食用甜食过量可以引起高血糖。无论是糖尿病患者妊娠，还是妊娠后高血糖，都容易继发各种感染，如果血糖浓度持续增高，可导致胎儿巨大，体重可达4千克甚至更多，容易并发难产、滞产、死产、产后出血及感染。

甜食除糖果外，还包括蛋糕、水果派、饼干、果酱、加糖的起泡饮料、加糖的水果汁、巧克力、冰激凌等，这些食品主要成分是糖，营养成分不多，吃了以后最容易发胖。准妈

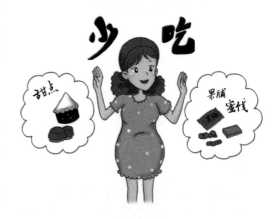

妈在孕中期以后应避免食用这类食品，以免体重上升过快，增加分娩的难度。

当糖在准妈妈体内分解产热时，会产生大量的丙酮酸、乳酸等酸性代谢废物，使血液从正常的弱碱性变成酸性并且形成酸性体质。这种体质是导致胎儿畸形与围产期婴儿早夭的原因之一。严格控制准妈妈高血糖也是预防后代患糖尿病的重要方法。

准妈妈应适当摄取糖分，以每日50克以内为宜，但是不能过量，否则会影响到母婴的健康。

④ 芝宝贝营养餐推荐

牛肉丝炒芹菜

主料：牛肉250克，芹菜100克。

辅料：葱段10克，精盐适量，料酒20克，酱油5克，高汤30克，水淀粉30克，油10克。

做法：

① 牛肉洗净，切成丝，放碗内，加精盐、水淀粉、料酒拌匀。

② 芹菜去叶、根，洗净，切成5厘米长的段，用沸水烫，捞出沥干。

③ 锅内放入油烧至6成熟，下牛肉丝滑透捞出，沥油。

④ 原锅底油烧至7成熟，下芹菜、葱段爆炒，放料酒、酱油、精盐、高汤煮沸，放水淀粉勾芡，放牛

肉丝炒匀，待汁浓稠，出锅。

黄鱼羹

主料：黄鱼1条（约500克），鲜豆瓣100克。

辅料：葱末、姜末、精盐、太白粉、黄酒、胡椒粉、熟猪油适量。

做法：

① 将黄鱼去除鳞腮和内脏，洗净，放入锅里加水煮熟捞出，剔除鱼骨，将鱼肉切成蒜瓣状，鱼汤滤去杂质。

② 锅放炉火上，放入熟猪油烧热，下鲜豆瓣、葱末、姜末爆炒后，加入鱼汤、鱼肉、黄酒和精盐，烧3分钟左右，将太白粉调稀，缓缓淋入锅内勾芡，待汤汁浓稠时，撒上胡椒粉即可食用。

第三节　准妈妈的全方位保健

一、准妈妈生活中的注意事项

① 要保证睡眠时间

睡眠是保证身体健康，恢复体力的最好办法。准妈妈应保证每天睡够

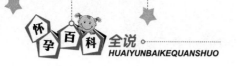

8小时，最好再有1小时午觉时间。睡眠姿势以左侧位为好，既不会压迫心脏，又不会压迫腹部。午睡时要尽量脱去外衣和鞋，抬高双腿，全身放松。夜晚睡觉前最好用温水泡泡脚，做做腿部、脚部的按摩，这样有利于血液循环，从而保证睡眠质量。

② 孕期不可随意用药

有些人认为，准妈妈的胎盘能保护成长中的胎儿不受母体内有害因素的影响。事实上准妈妈消化吸收的所有东西都能在一定程度上以某种方式进入子宫内，从而影响她所孕育着的小生命。药物能像氧气、二氧化碳、氯化钠、水一样透过胎盘，并经胎盘和胎儿脐静脉进入下腔静脉以及肝脏、心脏，进而分布全身。胎儿肝脏因发育不全，非常脆弱，几乎没有什么解毒功能，更难以抵挡致畸药物的猛烈袭击，这样往往会造成严重的后果。因此，孕期间准妈妈绝对不能随意用药。

具体忌慎用的西药类有，主要作用于中枢神经系统、植物神经系统、心血管系统、血液系统、消化系统、泌尿及生殖系统、影响生长代谢及体液调节、抗微生物、抗寄生虫、抗恶性肿瘤等药物；中草药类有解热药、清热药、利水渗湿药、祛风湿药、理

血药、理气药、涌吐药、泻下药、收涩药、化痰止咳平喘药、芳香开窍药、驱虫杀虫截疟药、补益药等；中成药有消热泻火剂、祛暑剂、祛湿剂、祛风湿剂、温里回阳剂、活血调经剂、泻下剂、开窍通关剂、治风剂等。

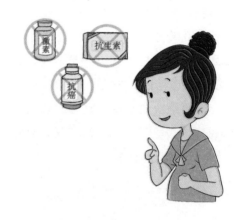

③ 准妈妈如何应对胀气

由于怀孕时子宫的增大会压迫到大部分消化系统，因此消化道内会本能地产生气体与之抗衡。减缓胀气现象发生的方法有以下几种：

时常让肠道保持蠕动。避免便秘可以减少胀气的产生。

细嚼慢咽。吃东西时应保持细嚼慢咽，进食时不要说话，避免用吸管吸吮饮料，不要经常咀嚼口香糖等，都可以避免过多的气体进入腹部。

避免食用易产气食物。常见的产气食品包括豆类、萝卜、洋葱等以及一些碳酸饮料，如汽水等。

避免食用油炸或油腻食物。含高油脂的食物由于比较难消化，因此，停留在消化道的时间相对持久，从而导致胀气。

少食多餐。若准妈妈一次进食大量食物，就会增加肠胃消化的负担，令胀气情况更厉害。所以，准妈妈不妨从一天三餐改为4~6餐，每餐分量有所减少。

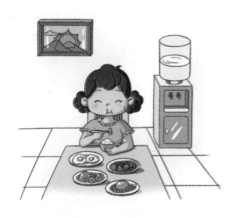

❹ 准妈妈如何应对腹泻

孕期腹泻对准妈妈健康有很大的影响，腹泻使肠蠕动加快，甚至出现肠痉挛，这些改变会影响子宫，刺激子宫收缩导致流产、早产等不良后果。所以孕期预防腹泻是很重要的。

如果准妈妈腹泻，应该到医院做必要的检查。检查的项目有：大便常规、大便潜血、便中虫卵、大便培养、大便病毒检测等，根据临床症状、体征，结合化验室检查明确诊断。不要无根据地自行服用抗生素，以免菌群失调，反而使腹泻进一步加重。

腹泻会增加早产的概率，应积极控制。如果化验室检查正常，建议停止服用抗生素，还可服用维生素B_1、健脾素。每天用热水袋热敷腹部，不要吃生冷食品。

每顿饭要定时、定质、定量；饮食搭配要合理，不能只吃高蛋白饮食，而忽视谷物的摄入；冷热食品要隔开食用，吃完热食品，不能马上吃冷食品，冷热食品最好间隔1小时，不要进食过于油腻、辛辣的食物和不易消化的食物；若正在服补血药铁剂，建议隔日口服或每周服用3次，不要每日3次口服，以免影响食欲或出现腹泻。

二、敲响安全警钟

❶ 注意保护胎儿听力

对胎儿进行音乐胎教是一项促进大脑发育，开发智力的有益活动，但千万要注意方式方法，要注意保护胎儿的听力不受到伤害。一是注意不要把传声器直接放在准妈妈的腹部，因为这样会使声波直接进入体内，其高频声音对胎儿内耳基底膜上面的短纤

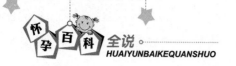
维刺激很强，耳蜗底部最容易遭到破坏，轻者导致听觉能力受到损害，重者会造成终生耳聋的严重后果。二是要注意胎教音乐的音频范围。因为胎儿听觉生理机制非常稚嫩、脆弱，对音量的承受能力极其微小，按照胎儿听力所允许的音频标准应该是500~2 000赫兹，因此，在对胎儿实施音乐胎教时要格外注意这两点，防止音频伤及胎儿的听力。

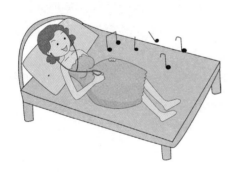

② 温差变化太大不利于胎儿发育

温差变化太大会使母体体表受到温差变化而产生末梢血管的急剧收缩或扩张。当血管收缩时会使血压升高，出现头晕、头痛现象。而身体为了防御和适应这种悬殊太大的温差，必然要采取一些应激反应，而应激反应会使母体分泌过多的肾上腺皮质激素等，这些反应都会通过胎盘影响到胎儿自身的内分泌变化，这些内分泌的变化会影响到胎儿脑发育，对胎儿的生长产生不利的因素。

出现温差变化的原因：一是准妈妈在夏季从炎热的室外进入有空调的室内，或寒冬从温暖的室内走到寒冷的室外。二是在怀孕后期，由于身体笨重容易出汗，准妈妈时常感到热，因而喜欢凉爽的环境。在寒冷的冬季，准妈妈或许喜欢洗一个热水澡，而过热的水对准妈妈非常危险，容易引起流产或早产。对于这些导致温差太大的原因，准妈妈切不可掉以轻心，注意要让自己的身体逐渐适应温度的变化，从而给胎儿一个有益的生长环境。

③ 警惕妊娠合并症

常见的妊娠合并症有以下两种：

妊娠合并糖尿病。妊娠合并糖尿病对准妈妈特别是对胎儿危害极大，可造成巨大儿或低体重儿的出生，容易引起胎儿畸形。因此，准妈妈在怀孕中期应做糖尿病筛查检查，一旦发现血糖、尿糖及糖耐量异常就要及时控制和治疗。因为随着孕周的逐渐增加，体内激素水平变化越大，空腹血糖和餐后血糖越容易增高，所以相对来讲越早控制血糖，越有利于整个孕期的血糖控制，越有利于胎儿的正常发育。

妊娠合并贫血。妊娠合并贫血对

准妈妈及胎儿危害极大。准妈妈表现为易疲劳、体位性头晕、脸色苍白、食欲不振等症状，而且生产时容易出现大出血。准妈妈贫血可使胎儿发育迟缓，有的宝宝出生后还会出现多动症。为了预防妊娠合并贫血，准妈妈要多吃含铁丰富的食物，如猪肝、红枣、红小豆等，还要适当补充蛋白质，特别是优质蛋白质等，比如，蛋类、瘦肉类、豆类等，这样可改善机体营养状况，提高免疫力。

第四节　孕6月胎教指南

一、运动胎教：使肠部活动更顺畅

向前俯下轻摇腹部

① 双手和膝盖撑起整个身体，让腹部完全放松下来。

② 将身躯向两侧轻轻晃动。

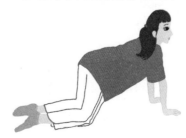

功效：舒展腹内的空间，对疏通肠道有明显的帮助。

两腿分开半站

① 将两腿向左右方向大幅度分开，在这样的站立姿势下平伸双臂至肩部的高度。

② 保持双臂左右平举，让双腿的夹角接近90度，然后下坐2次，将力量集中到臀部再向上提升2次。

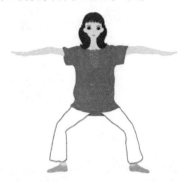

功效：锻炼大腿内侧和臀部肌肉。

半坐式

① 两腿分立，与肩同宽，双臂向前平伸，与肩同高。

② 慢慢将双腿分开进行坐下再站起，尽可能不让臀部往后陷，让双腿集中力量坐下再站起。

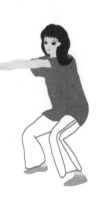

功效：强化大腿内侧的肌肉。如果觉得保持平衡较为困难，可以抓住椅子或书桌的边缘来完成这个动作。

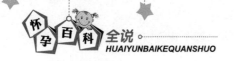
转动手腕

捏紧拳头并将手腕轮流向上和向下弯曲，再进行从里向外和从外向里的转动。

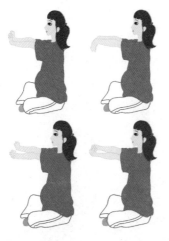

功效：增强手腕的灵活性。

转动脚腕

① 将双腿向前平伸，背部挺直，双手撑住地面。

② 脚腕尽力向上弯曲再改向前伸出，双脚从里向外再从外向里地转动。

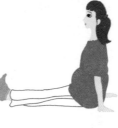

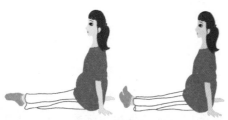

功效：增强脚腕的灵活性。

二、按摩胎教：对抗皮肤瘙痒

针对皮肤瘙痒

① 在涌泉穴上按3次，每次4秒钟。

② 向着对角线方向的输尿管反射区滑动按摩，重复9次左右。

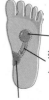

涌泉穴
输尿管反射区
膀胱反射区

③ 在脚踝内侧的膀胱反射区上挤压3次，每次持续4秒钟。

④ 在5个脚趾各自之间的淋巴反射区上用大拇指和食指一起挤按，每次4秒钟，重复4～5次。

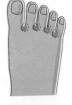

⑤ 在脚背上朝着箭头所示意的脚腕方向进行整体的滑动按摩。

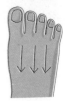

针对忧郁症

① 用双手握住整个脚背，模仿掰开一个苹果的动作，重复4～5次。

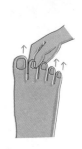

② 用大拇指和食指依次抓住5个脚趾向上提拉。

③ 握住脚底向后扳，重复这一动作4～5次。

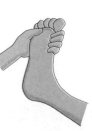

④ 用大拇指在

脚踝的侧边卵巢反射区依照逆时针方向画圆，通过这一动作达到按摩的效果。

⑤ 用大拇指在涌泉穴上按下并挤压3次，每次4秒钟。

针对鼻塞、流鼻血和过敏性鼻炎

① 按下并挤压位于脚底中央的肾脏反射区涌泉穴3次，每次4秒钟。

② 在大脚趾上的大脑反射区位置用大拇指和食指一起按住4秒钟以上，重复4~5次。

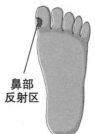

鼻部反射区

③ 用拇指按压鼻部反射区其进行刺激，重复4~5次。

三、森林浴胎教：漫步林间，放松心情

所谓森林浴，就是一种在呼吸新鲜、清爽空气的同时在森林里漫步或休憩的活动。

森林浴可以使心情和身体都变得舒畅起来

当准妈妈走进森林，将新鲜、清爽的空气和树木散发出的幽香一口气吸入体内时，身体和内心的所有疲劳感都会被一扫而光，并给准妈妈的生活重新带来活力。

森林浴对完全暴露在压力环境和各种污染之下的现代人来说是一种极佳的保健方法，不仅如此，这种使身体和心情都变得舒畅的活动给准妈妈带来的积极作用也是难以估量的。

植物杀菌素和阴离子都会对胎教产生帮助

进入树木繁茂的森林中，无论是谁都会感到自己的心情变得爽快起来，这实际上是植物杀菌素的功劳。植物杀菌素是植物为了保护自己不受细菌的侵害而不断释放出的一类芳香性物质，即所有植物产生的杀菌性物质的总和。而森林浴的效果也同样来源于这些植物杀菌素。

在准妈妈踏入森林时总会闻到一股树木特有的清香味道，这种味道来自植物杀菌素当中的主要成分——萜。萜又名松烯，它在起到抗菌作用的同时对身体的活性化过程产生帮助。萜被身体吸收之后会轻微地刺激人的皮肤，提高人体的活性，促进血液循环，并达到使人的心情安定下来的效果。

森林浴的另一个效用就是为人体获取大量的阴离子。阴离子可以使人的自由神经变得镇定，还可以起到促进新陈代谢并强化细胞和脏器机能的作用。

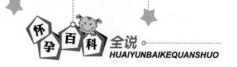
安定身心，增强胎教效果

森林浴可以为由于怀孕而产生压力的准妈妈提供很大的帮助。在森林中一边呼吸新鲜空气一边漫步，可以将身体里的一些废弃物随着呼吸一起排出体外，可以促进新陈代谢并强化心肺机能，还可以缓解因为压力和疲劳而引起的肌肉与神经的紧张状况。

多听一些自然界的声音也会对胎教产生帮助。小溪流水和鸟儿、虫儿的鸣叫等这些来自大自然的声音将超越所有古典音乐，为胎儿带来前所未有的胎教效果。

怎样更好地进行森林浴

森林浴的黄金季节是初夏到初秋。这段时期温度和湿度适宜，植物杀菌素会被大量地释放出来。此外，在一天当中最好的时段是上午10～12点，准妈妈应该尽量利用这段时间享受森林浴的乐趣。

进行腹式呼吸

与散步时相类似，准妈妈在进行森林浴时应该努力吸入尽可能多的空气，感觉好像要用空气把自己的身体注满一样。这种腹式呼吸的方法可以让人充足地吸收氧气和植物杀菌素。此外，还可以在树木之间轻轻地跳跃，或者做一做体操和伸展运动，这些都会增强森林浴的效果。

穿比较宽松的衣服和舒适的鞋子

准妈妈在进行森林浴时应尽量穿轻便而宽松的衣服，这样就可以使皮肤更多地接触空气中的植物杀菌素。由于在森林中呼吸新鲜空气的同时还要走山路，所以对鞋子的选择十分重要。除了尽量穿运动鞋之外，还应该选择鞋底较厚的鞋子，以应对高低不平的山路。

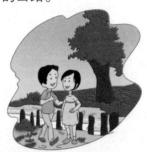

森林浴后按摩放松

森林浴后再进行舒适的按摩放松，效果更好。以放松的姿势坐下，用手掌从上往下轻轻按摩小腿，再用整个手掌从脚腕开始向膝盖位置抚摸并提拉整个腿部的肌肉。

用拇指和其他手指的前端以抓捏物体的姿势揉搓整个腿部。

两手用拧干衣服的姿势轻轻地拧自己的腿。从脚踝部位开始，到膝盖为止顺次做这一动作。

在按摩小腿1～3次之后，用拳头轻轻地敲自己的小腿。

用整个手掌从下到上对腿部进行揉搓。

四、光照胎教：让胎儿和光做游戏

光照胎教法是将手电筒的微光作为光源对胎儿进行刺激，训练胎儿视觉功能，帮助胎儿形成昼夜周期节律的胎教法。光照胎教能促进胎儿视觉功能的建立和发育，光能够通过视神经刺激大脑视觉中枢。受过光照胎教的胎儿出生后视觉敏锐，协调、专注力、记忆力也比较好。

在胎儿的感觉功能中，与听觉和触觉相比，视觉功能的发育较晚。光照胎教可以在准妈妈怀孕6个月以后开始。将手电筒紧贴准妈妈的腹壁，光线透入子宫，羊水因此由暗变红。而红色正是胎儿比较偏爱的颜色，用手电筒进行光照胎教正可谓投其所好。

准妈妈每天定时用手电筒微光紧贴腹壁反复关闭、开启手电筒数，一闪一灭照射胎儿的头部位置，每次持续5分钟。手电筒的光亮度比较合适，不要用强光照射，而且时间也不宜过长。

光照胎教还是要配合胎儿的作息时间，不要在胎儿睡觉时进行光照胎教，要在胎动明显时，即胎儿醒着的时候做光照胎教。

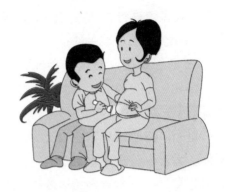

光照胎教可以结合音乐胎教、对话胎教进行，选择胎胎儿觉醒、活跃的时候一边播放胎教音乐一边进行，在照射的时候，准妈妈可以和胎儿对话，如"现在是中午时间，外面的天气很好，微微的风很舒服，宝贝你感觉到了吗？"

坚持光照胎教一个月后胎儿会记住这个时间段，每到这个时间段胎儿也会非常高兴。

芝宝贝@你

每次在做胎教时，准妈妈可以把胎儿的反应详细记录下来，胎动的变化是怎么样的？增加还是减少了？胎儿是怎么动的？经过一段时间的记录和持之以恒的胎教训练，准妈妈就可以知道胎教是否对胎儿有效，即胎儿是否对固定的胎教内容建立起固定的、有规律的反应。

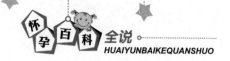
五、游戏胎教：和胎儿玩"踢肚游戏"

游戏胎教能增进胎儿活动的积极性，同样也有利于胎儿的智力发育。经对150多位进行过此胎教的准妈妈的跟踪调查，她们出生的孩子与未用这种方法训练的同龄孩子相比，学站、学走、手足的灵活性以及语言能力都明显优越。

进行"踢肚游戏"胎教法的最佳时间：适宜在妊娠6个月之后进行，准妈妈怀孕7~8个月时是胎动最明显的时候，所以可在此时进行；胎儿一般需要8~12小时的睡眠，所以如果在饭后1~2小时陪胎儿玩耍，准妈妈可以明显地感受到胎动，胎儿的手脚也会随着准妈妈的动作产生不同的反应。

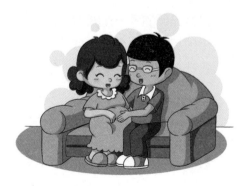

具体的做法是：

用一只手压住腹部的一边，然后用另一只手压住腹部的另一边，轻轻挤压，感觉胎儿的反应。这样做几次，胎儿可能有规则地把手或脚移向准妈妈的手，胎儿感觉到有人触摸他，就会踢脚。

感觉胎儿踢肚子时，准妈妈轻轻拍打被踢的部位，然后等待第二次踢肚，一般一两分钟后，胎儿会再踢，这时再轻拍几下。

用两三拍的节奏轻拍腹部，如果准妈妈轻拍肚子两下，胎儿会在准妈妈拍的地方回踢两下，如果轻拍三下，胎儿可能会回踢三下。

接着停下来，如果这次拍的部位与上次不同，胎儿会向准妈妈改变的地方再踢。注意后拍的位置离之前拍的位置不要过远。每天进行两次，每次数分钟。这样能锻炼胎儿的反应能力，促进神经系统传导通路的建立，并增加胎儿的体质。

通过游戏胎教，使胎儿的胎动明显，以此来判断胎儿健康与否，如果胎儿不爱动、不活泼，就要特别注意。早期胎教很重要，准父母应当不失时机地通过各种渠道培养胎儿的潜能，使胎儿受到良好、有益的刺激。

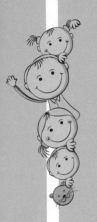

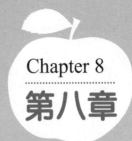

第八章

孕7月（25~28周）
我要努力长成聪明宝宝

亲爱的爸爸妈妈，现在我的体形渐渐好看起来，眼睛也可以感觉到光，如果爸爸用手电照妈妈的腹部，妈妈一定能感到我把头转向光亮的地方。

我的小脑袋已经进入到了一个发育高峰期，大脑细胞迅速增殖分化，体积增大，妈妈，你得多吃一些健脑的食物让我将来成为聪明宝宝哦。

最近我又新增了一项能力，而且很享受呢，那就是我的舌头能分辨出味道了。妈妈，我得向你道歉，前几天我翻天覆地、动来动去，一定折腾得你休息不好吧。但我已经开始努力养成了定时睡觉的习惯了。妈妈睡觉我就睡觉，妈妈醒来我才活动，这个习惯是不是很好呀！

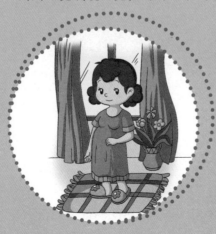

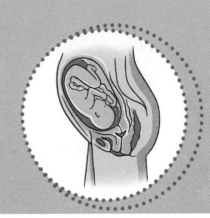

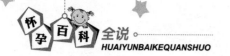
第一节 胎儿和准妈妈的变化

一、胎儿的变化

① 皮肤开始长肉了

怀孕进入7个月时，胎儿的皮肤还不能分泌脂肪质，褶皱较多，脸部看起来像个小老头儿，曾经透明得能够看到血管的皮肤现在开始泛出红光并逐渐变得不透明，这说明胎儿的皮肤已经开始发生质变，开始长肉了。全身的毳毛顺着毛根的方向形成倾斜的纹理。男胎的睾丸还未降至阴囊内，女胎的小阴唇、阴核已清楚地凸起，神经系统发育进一步完善，同时躯体快速生长，逐渐填满整个子宫。

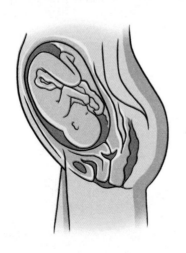

② 视神经发挥作用

这一时期胎儿的视神经开始发挥作用，如果在准妈妈的腹部用手电筒从一侧滑向另一侧，就会发现胎儿的头部随着光线而移动。眼皮分出上下，有时还会张开眼睛。眼球开始移动，向前看时有了焦点，可以东瞧瞧、西看看，但瞳孔的颜色要在出生几个月之后才能变为正常。鼻孔开通，容貌可辨，有的胎儿头发已有5厘米长。眉毛、睫毛、手指甲等虽然还很短，但已经具备了完整的形态。大脑、脊髓、心脏、肝脏发育很快，可以控制身体的机能。胃、肾脏和肺还不是很发达，肺泡的数量不断增加，能进行引起有节律的呼吸运动。

③ 可以分辨出甜味和苦味

这一时期胎儿的味觉开始发达，能够准确地区分出苦味和甜味，并且对甜味特别喜欢。由于准妈妈的腹壁变薄，胎儿可以更清楚地听到外边的声音，并会表现出对声音的喜恶。

④ 脑组织更加发达

进入怀孕后期，胎儿身长为28～38厘米，体重1000～1200克。脑组织更加发达，头部明显长大，脑组织的数量也有所增加，大脑特有的皱褶和凹槽形成。同时，脑细胞和神经循环系统的连接更加完善，睡觉时还会做梦。到了孕第28周，胎儿开始有规律地活动，能按照自己的生活节奏睡觉和起床。醒来的时候自娱自乐，吮吸手指、抓脐带、翻跟头、拳打脚踢，特别调皮。

二、准妈妈的身体变化

❶ 乳房和肚子上出现孕纹

进入孕后期，随着胎儿的长大和羊水增加，准妈妈的肚子更大了。由于腹部皮肤的伸展，导致皮下组织及弹性纤维断裂，大部分准妈妈会在下腹部、乳房和乳头周围出现妊娠纹。大腿、腿肚子和外阴的静脉变青、凸起，好像淤青一样，这是妊娠过程中出现的典型现象，分娩以后就会逐渐褪去，因此不必过于担心。因为乳腺发达，还有可能出现腋下肿胀的情况。另外，准妈妈的眼睛这时也变得干燥、发涩，眼睛对光线的反应越来越敏感，这是妊娠过程中常见的现象，如果症状严重，可以使用滋润类眼药水湿润眼睛，干涩现象就会缓解。

❷ 肋骨和腰部出现疼痛现象

怀孕7个月时，准妈妈子宫的大小约为24～26厘米，把肋骨推挤上升了

5厘米，使肋骨产生了弯曲现象，导致疼痛。不仅如此，子宫还会压迫胃，使胃的消化功能受到影响。有时准妈妈会感到腹部像针扎一样的刺痛，这也是由于腹部肌肉受到扩张子宫牵扯的缘故。由于腹部又大又重，准妈妈身体的重心向前倾，为了支撑体重，保持身体的平衡，又会本能地将身体向后倾斜。这样一来，势必使腰部的负担加重，从而导致腰部疼痛。为了能够缓解腰痛，要经常散步，活动身体，也可做一些防止腰痛的体操，锻炼腰部肌肉。

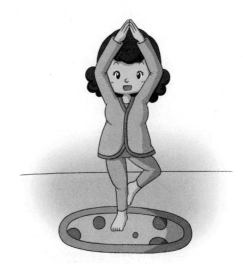

❸ 胎动逐渐加强，血压略有上升

孕后期胎动逐渐加强，胎儿会频繁而有力地伸腿舞胳膊，准妈妈的肚子此起彼伏，有时甚至觉得胎儿马上

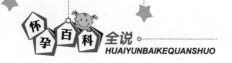

会蹦出来似地。具体何种程度的胎动为正常，因人而异。

准妈妈这一时期的血压与前一时期相比略有上升，属于正常现象。但是，如果出现体重在短时间内增加很快，并伴随着视力下降或者手脚肿胀、发麻等症状，则有可能患了先兆子痫，应立即去医院进行诊治，及时接受治疗。

④ 四肢出现肿胀和水肿

孕后期，准妈妈子宫底的高度已达到24～26厘米，高过肚脐，随着腹部的增大和体重的增加，准妈妈的胳膊、腿、脚踝等部位也会出现肿胀和水肿，而且身体的其他部位也有相对轻微的水肿显现。一般来看，肿胀和水肿的程度在下午和晚上比较严重，这属于正常的妊娠反应，不必过于担心。但是，如果清晨醒来准妈妈发现自己的面部有肿胀现象，而且一整天水肿都不见消褪，皮肤按下去有凹陷，缺乏弹性，并且这种情况长时间持续，说明有可能是患了妊娠高血压疾病，应马上去医院诊治。另外，增大的子宫压迫盆腔，增加了便秘、患痔疮的概率。因此，准妈妈要多喝水并进行适当的运动。

第二节　准妈妈的全方位保健

一、准妈妈生活中的注意事项

① 拍一套孕期写真集，骄傲秀大肚

现在，准妈妈拍写真照已成了一种流行。有的准妈妈担心在怀孕期间照相会对胎儿产生不良影响，其实这种担心是没必要的。在整个拍摄过程中，照相机不会产生有害射线，自然光或灯光也不会对身体造成危害。所

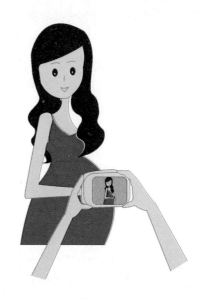

以，不论是准妈妈或是胎儿，都不会因照相而受到影响。相反，照相还能给准妈妈的孕期生活增添乐趣。

怀孕7~8个月时，准妈妈的水肿情况会减轻，是准妈妈最美的时候，不少准妈妈都会选择在这段时间拍摄。准妈妈写真的风格日益多样，准妈妈可以与摄影师交流，也可以带着自己喜欢的样片与风格给摄影师看，以便摄影师创作。准妈妈写真还是以记录为主，准妈妈可以带些自己有纪念意义的衣服与装饰来拍摄，也可以带上为小孩准备的衣服与物件，这样照出来的照片不但有自己的独特性，更有纪念意义，也使摄影师有更多的表现空间。

芝宝贝@你

怀孕7个月以后是准妈妈最容易疲劳的时候，准妈妈在拍摄时候，最好有家人陪同。有的摄影师为了追求效果，在准妈妈的肚皮上画彩绘，这些涂料要是有质量问题，也会在某种程度上间接影响胎儿，所以最好不要在肚皮上画彩绘，另外，由于准妈妈的抵抗力偏弱，在拍摄的时尽量不要做指甲美容，最好化淡妆，服装也最好自己带。

❷ 准妈妈如何赶走便秘的困扰

准妈妈在孕期容易发生便秘的原因主要有以下几点：怀孕期间由于子宫扩大压迫到肠胃，使得大肠的平滑肌肉张力变小，肠蠕动减缓，准妈妈产生便秘；怀孕后，准妈妈体内的黄体激素升高，导致肠蠕动变差，粪便停留在肠道的时间过长，水分被肠道吸收，造成大便干燥，排便困难；准妈妈怀孕期间运动量较小，或是平时摄取的纤维素和水分过少，也可能造成便秘。

准妈妈要想在孕期不受便秘的困扰，要在生活中多注意，做到下面这几点。

添加蔬果杂粮。准妈妈往往因进食过于精细而排便困难，因此要多食含纤维素多的蔬菜、水果和粗杂粮，如芹菜、绿叶菜、萝卜、瓜类、苹果、香蕉、梨、燕麦、杂豆、糙米等。

平时多喝水，坚持每天清晨喝一大杯温开水，这样有助于清洁和刺激肠道蠕动，使大便变软而易于排出。每天保证补充2000毫升左右的水。

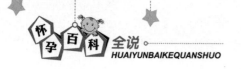

在晨起或早餐后定时排便。由于早餐后结肠推进动作较为活跃，易于启动排便，故早餐后一小时左右为最佳排便时间。不要忽视便意，更不能强忍不便。需要注意的是，采用揉腹按摩促进排便的方法是不可取的。

适宜的运动锻炼。平时要注意适度地运动，可以加强腹肌收缩力，促进肠胃蠕动和增加排便动力。

准妈妈问

我在孕期一直都受便秘困扰，尤其是最近，便秘情况更为严重，请问我可以用点泻药吗？中药不良反应小，可以用含有中药成分的泻药吗？

专家答

最好不要随意使用泻药，即使是含有中药成分也不安全，如常用的通便中药，大黄、火麻仁、番泻叶、麻仁润肠丸等，都可能引起流产或早产。若多日不便影响正常休息时，可在医生的指导下，选择液体石蜡等润滑性泻药，因为刺激性相对较小，比较安全。但是，需要注意的是，准妈妈在孕晚期应绝对禁用泻药。

③ 孕期的自我监护与家庭监护

按时进行产前检查是了解准妈妈及胎儿健康情况的重要手段，除此之外，准妈妈及家人在平时也要进行自我监护，以便及时发现胎儿的异常情况。

自我监护。准妈妈本人对自己的身体最为了解，通过接受孕期保健课程，就能觉察出异常情况，及时就医，只要定期检查，就不会有太大的问题。但对胎儿来说则不一样，在正常妊娠中仍可能出现异常情况，特别是难以预料的脐带因素，常导致胎儿窘迫，甚至死亡，即使定期检查仍显得不足够。鉴于准妈妈和胎儿之间的联系，胎儿的某些变化，准妈妈可以最先感知。如果教会准妈妈自己观察胎儿正常与否，便能做到每时每刻的监护。

家庭监护。孕中晚期，家人最好学会听胎心音，这样就可以在家中进行胎心监测。正常的胎心率为120~160次/分，成熟的足月儿胎心率可为110次/分，胎心率增快、减慢或不规律均为异常，要及时去医院检查，这就是简易的家庭监护。如果能在家中测量体重及血压，就能做到更全面的监护。

将自我监护、家庭监护和医院的围生保健工作结合起来，便能及时发现胎儿的异常情况，从而得到及时的处理。

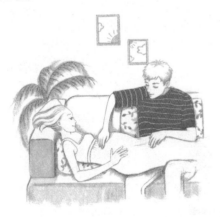

❹ 准妈妈如何缓解孕期水肿现象

进入孕28周以后，准妈妈每天要特别注意一下自己的脚和腿，观察是否发生水肿。水肿发生的原因有很多，子宫增大到一定程度，压迫下腔静脉，使静脉血液回流受阻；胎盘分泌的激素及肾上腺分泌的醛固酮增多，造成体内钠和水分滞留；体内水分积存，尿量相应减少等等。随着怀孕周数的增加，准妈妈的水肿现象会日益明显。不过别担心，在生完宝宝后体内滞留的水分也会渐渐排出，准妈妈的水肿现象也会随之消失。

虽然水肿是孕期常见现象，但也可以通过一些方法进行缓解。

充分休息。消除水肿最好的方法莫过于静养，因为准妈妈在静养时心脏、肝脏、肾脏等负担会减少，水肿自然会减轻或消失。

穿着宽松的衣服。准妈妈如穿着过紧的衣服会导致血液循环不畅，从而引发身体浮肿。因此，宽松合适的衣服是准妈妈孕期最好的选择。

睡前抬高双腿。准妈妈在睡前最好把双腿抬高15~20分钟，可以起到加速血液回流、减轻静脉内压的双重作用，不仅能缓解孕期水肿，还可以预防下肢静脉曲张等疾病的发生。

左侧睡姿。准妈妈睡觉时，采取左侧卧可以避免压迫到下腔静脉，并减少血液回流的阻力。这样还可以减少对心脏的压迫。

不要久坐或久站。准妈妈不要长时间站立或久坐不动，每隔1~1.5小

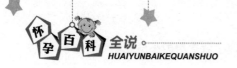
时，站起来活动一下身体，做做踏步抬腿动作。需要长时间乘车、坐飞机时，也要每隔一段时间做几分钟的腿部运动。

饮食调节。饮食要低盐，怀孕后身体调节盐分、水分的机能下降，因此在日常生活中要尽量控制盐分的摄取，每日摄取量在10克以下；少吃或不吃难消化和易胀气的食物，如油炸的糯米糕、白薯、土豆等，以免引起腹胀，使血液回流不畅，加重水肿；摄取具利尿作用的食物，如芦笋、冬瓜、菠萝、葡萄、薏仁等。

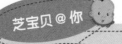

芝宝贝@你

准爸爸不妨帮准妈妈做做按摩，能有效减轻孕期水肿。按摩方法为：准妈妈将双脚搭在准爸爸的大腿上，准爸爸揉捏准妈妈的脚趾；从脚趾缝向脚踝揉搓；从脚踝向膝盖方向揉搓；前后左右活动脚踝；揉捏小腿肌肉。

二、准妈妈要做的常规检查

① 肝、肾功能的检查

检查肝、肾功能的目的，主要是为了检查准妈妈有无肝炎、肾炎等疾病。因为怀孕时肝脏、肾脏的负担要比以前加重许多，如果指标超过正常范围值，就说明肝、肾功能不正常，需要及时给予治疗。如果准妈妈怀孕以前肝、肾功能就不太好，怀孕后极有可能使原来的疾病更为严重，

检查项目：谷丙转氨酶（GPT）、谷草转氨酶（GOT）、尿素氮（BUN）、肌酐（Cr）等。

肝功能正常值：谷丙转氨酶0～40U/L；谷草转氨酶0～40U/L。

肾功能正常值：尿素氮9～20mg/dl；肌酐0.5～1.1mg/dl。

乙型肝炎（HBV）病毒学检查。

在病毒性肝炎中，以乙型肝炎发病率最高，如果在孕早期感染上乙肝病毒，就会使早孕反应加重，而且容易发展为急性重症肝炎，对准妈妈的生命造成极大的威胁。乙肝病毒可通过胎盘感染胎儿。

检查项目：乙肝病毒抗原和抗体。

正常准妈妈各项指标均为阴性。如

果单纯乙型肝炎表面抗体（HBsAb）阳性，说明以前感染过乙肝病毒，现已经痊愈，并且对乙肝病毒具有免疫力，或者注射乙肝疫苗后出现HBsAb。

如果其他指标（HBsAg、HBeAg、HBeAb、HBcAb IgG、HBcAb IgM）呈阳性则需引起重视，复查HBV-DNA进一步确定传染性，应向医生进行咨询。

丙型肝炎（HCV）病毒检查。丙型肝炎病毒是丙肝的病原体，丙型肝炎得病率不算高，但更具危险性，而且比较隐匿，75%患者并无症状，仅25%患者有发热、呕吐、腹泻等症状。准妈妈感染上丙型肝炎病毒，就可通过胎盘传染给胎儿。

检查项目：丙型肝炎（HCV）抗体。

检查结果为阴性，说明准妈妈正常，如果为阳性，说明有丙型肝炎病毒感染，需引起重视。

❷ 心电图检查

心电图检查是为了探明准妈妈有无心脏方面的疾病，能否承受怀孕、分娩。如果检查出准妈妈有心脏病，还要根据实际情况，考虑能否继续妊娠。

如心电图异常，需及时向医生咨询，并做进一步检查。

❸ 超声波检查

怀孕早期做超声波检查，可以鉴别是宫内孕还是宫外孕，还可以鉴别胚胎是不是生长发育良好。在怀孕中期做超声波检查，能清晰地看到胎儿的各个器官，可对胎儿从头检查到脚。在怀孕后期做超声波检查，可以了解胎儿大小、羊水状况、胎盘位置和成熟程度及有无脐带绕颈等，并再次检查有无畸形。如发现胎儿过大或过小，羊水过多或过少，胎盘位置偏低或前置，头位还是臀位，医生会采取相应的治疗措施。

羊水深度在3~7厘米为正常，超过7厘米为羊水增多，少于3厘米则为羊水减少，都对胎儿生长不利。

胎心存在，说明胎儿存活。正常胎心率为120~160次/分，低于或超出这个范围则提示胎儿在宫内有缺氧的可能。

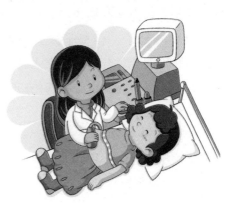

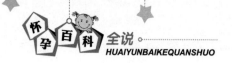

④ 妊娠性糖尿病检查

妊娠性糖尿病检查是一项常规检查。主要是为了检查准妈妈是否患有高血糖状态下的妊娠性糖尿病。准妈妈在怀孕24～28周到医院接受这项检查，妊娠糖尿病是常见的妊娠并发症，有其特殊性，它虽然可以在胎儿出生后大部分消失，但是在孕期对胎儿和准妈妈的健康非常有害。

三、敲响安全警钟

① 职场准妈妈需小心办公物品的风险

很多准妈妈对办公室里的电脑辐射、空气质量、二手烟等"危险"很警惕，但对下面这些办公物品可能带来的危险却很少留意。

转椅。身负重任的准妈妈要特别留心带滑轮的转椅，注意不要失衡或绊脚跌倒。因为坐在转椅上转身时，有时身体转动了，但椅子未必随着转，椅腿可能会对准妈妈造成人身伤害。此外，准妈妈要小心转椅的椅背在转动时碰伤肚子。

电话。在办公室里，电话是最容易传播疾病的办公用品。电话听筒上2/3的细菌可以传给下一个拿电话的人，其中不少病菌对普通健康人来说并无危害，却是胎儿致畸的致命杀手。所以准妈妈最好减少打电话的次数，或者用酒精对电话听筒及键盘进行消毒，最理想的就是有专用的电话机。

复印机。由于复印机的静电作用，空气中会产生臭氧，使人头晕目眩。启动时，还会释放一些有毒的气体，令体质弱的准妈妈患上呼吸道疾病。因此，最好把复印机放在空气流通的位置，准妈妈尽量少使用，如需复印文件，可以请同事代劳。

② 准妈妈应注意家居安全

怀孕后，准妈妈们都会很刻意地保护着自己肚子里的胎儿。外出时，总是下意识地避开危险或有潜在危险的地方。其实准妈妈不仅在外边要小心，在家同样要留心注意安全，别让最信任的地方成了最容易伤害胎儿的地方。

客厅的桌椅等家具尽量靠边并整齐地摆放，尤其像电源线等不要搁在经常走动的地方，以免准妈妈被绊倒。另外，不要轻易改变家具摆放位置，一旦变了位置，短时间内不适应，很容易被撞到，引发危险。

厨房的煤气或液化气燃烧后，有害气体的浓度比较高，加之煎炒食物时产生的油烟，不能提供给准妈妈所需要大量的新鲜空气，因此必须要保持厨房的空气流通，打开窗户，并使用抽油烟机。如不能很好通风，准妈妈应尽量减少在厨房的时间。厨房地面也很危险，烹饪过程掉落地面的油渍、水渍，甚至是食物都会造成地面滑腻腻的，准妈妈进出厨房记得穿鞋子要防滑。厨房也是辐射最密集的地方，如冰箱、电磁炉、微波炉等各种电器都是电磁辐射源，准妈妈进出厨房，最好与电器保持距离，还要记得穿上防辐射服。

衣物摆放要易于取放。准妈妈的常用衣物要放在方便易拿的地方，不要过高也不要过低。为便于准妈妈挂取衣物，挂衣架也应适当放低，尽量不要让准妈妈登高爬低地取物。

室内不要铺设地毯。很多准妈妈的居室内都铺有地毯，认为这样能够吸收噪音和灰尘还能为脚底保暖，但这种做法并不合适。因为地毯很容易滋生螨虫和细菌，准妈妈吸入这些有害颗粒，很可能发生过敏性哮喘，从而影响胎儿健康。

芝宝贝@你

很多准妈妈经常大量使用消毒剂，认为这样才能彻底清洁房间。其实，大量的消毒剂虽然能使房间的病原菌被消灭，但消毒剂所含的有毒物质可导致胎儿畸形。因此，想让房间清洁，正确的做法是保持房间的空气流通，这才是杀灭病原体的最好方法。

❸ 胎儿"写真"不要随便拍

"胎儿写真"就是通过四维彩超，将胎儿的动作、神态画面保存下来，做成照片，有的甚至还将这个过程拍摄成视频。

四维彩超比一般的B超要先进得多，准妈妈做普通B超仅仅感觉胎儿的呼吸和运动，而四维彩超还可以亲眼目睹胎儿的一举一动和容貌。更为重要的是，四维彩超能够多方位、多角度地观察宫内胎儿的生长发育情况，为早期诊断胎儿先天性体表畸形和先天性心脏疾病提供准确的科学依

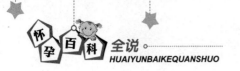

据，在医学上具有重大作用。

但是，医学专家却不提倡拍"胎儿写真"。因为虽然同是B超技术，"胎儿写真"却与B超检查有所不同。按照普通B超的检查规则，每次不超过5分钟，因此不会对胎儿造成影响。而拍"胎儿写真"时，胎儿大多超过20周或30周，胎儿本身比较大，在羊水内的活动也不太自如，加入胎位或脐带的遮挡，想要随心所欲地通过仪器看到胎儿的全貌，需要时间较长。为了看清胎儿的模样，有些准妈妈只好长时间或多次进行四维彩超。长时间的超声波操作可能对胎儿发育造成影响。因此，为了胎儿的健康，准妈妈最好不要跟风去拍"胎儿写真"。

❹ 注意因劳累过度而引发的早产

早产的发生有多种原因，只要注意观察，发现身体出现不适或异常时及时进行调整和解决，就可以有效预防早产的发生。不过当准妈妈劳累过度时也有可能发生早产，因此，准妈妈要从以下几方面加以注意。

保持乐观心态，放松心情，要从积极的方面对待怀孕期身体所出现的不适。出现忧郁症的症状时，及时向医生咨询。

对于那些在孕前喜爱的剧烈运动要毫不犹豫地放弃，因为孕期从事剧烈运动会导致子宫收缩，引发早产。不过孕妇操等轻微的运动既可以使心情舒畅又可以增进体力，应该坚持。

当身体状态不佳时，应适当地休息，情况严重时要及时到医院检查。

不要从事压迫腹部的劳动，比如，弯腰取东西、系鞋带等，不要提重物。

❺ 准妈妈感冒了，可以吃感冒药吗

准妈妈在孕期惧怕各种疾病，尤其是感冒，往往会防不胜防，那么感冒对准妈妈和胎儿究竟有什么影响呢？

感冒造成的高热和代谢紊乱产生的毒素，对胎儿生长发育影响很大。高热会影响胚胎细胞发育，对胎儿的神经系统危害尤其严重。而且感冒病毒可通过胎盘进入胎儿体内，有可能造成先天性心脏病、兔唇、脑积血、无脑儿和小头畸形等。

高热及毒素会刺激准妈妈子宫收缩，造成流产和早产，胎儿的死亡率也高。因此，准妈妈只有避免和预防感冒的发生，才能保证胎儿健康成长。

抗感冒药大多是复合制剂，多数含有组胺药，孕期不宜服用，特别是

孕4周前。感冒药主要是对症药物，治标不治本，对准妈妈来说也不是安全用药。所以，建议准妈妈最好不用复合抗感冒药，具体用药需由医生确定。抗病毒药和抗生素均对胎儿有不良影响，准妈妈不宜服用。若必须使用，则应在医生指导下适量服用。

准妈妈在生活中做到以下三点，一般可预防感冒。

一般可多补充水分，把柠檬片放入水中，喝起来会更加可口。多吃水果、新鲜蔬菜也是补充水分的一种方式。

不要熬夜，保持正常的生活作息，可以减少体力的耗损，加快免疫力的复原。夏季要避免坐在冷气风口。

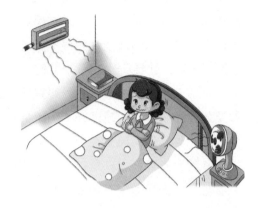

准妈妈应该养成多运动的习惯，运动量以自己的承受度为准。

准妈妈问

我前几天不小心被传染上了感冒，我能吃感冒药吗？

专家答

对于感冒初期的准妈妈，可以采用非药物疗法，如穴位按摩、理疗、推拿等并多喝水，注意休息、注意保暖、适当洗热水澡，或口服板蓝根冲剂、感冒清热冲剂等。感冒发烧时，可在医生的指导下选用一些不良反应作用较少的中草药。

若感冒较重并伴有高烧者，除一般处理外，应尽快控制体温。可用物理降温法，如用酒精擦拭身体，在额头、颈部放置冰块等。

如果是一般感冒可用食疗方法。轻度畏寒发热、流清涕者，可取生姜数片、葱白10段、豆豉10克，用水煎后服下。

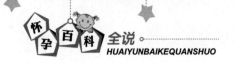

6 准妈妈要警惕异常胎动

有的时候准妈妈会觉得胎动突然减少，这可能是胎儿正在睡觉、准妈妈使用了镇静剂等药物，或是准妈妈出现血糖降低而引起的。如果不是上述原因导致，就要及时去医院检查。

胎动突然减少的原因。准妈妈的体温如果持续过高，超过38℃，就会使胎盘、子宫的血流量减少，子宫内的胎儿就会安静许多。所以，为了胎儿着想，准妈妈如果有体温过高的现象，要尽快去医院。在怀孕期间，准妈妈要注意休息，特别是避免感冒，有流行性疾病发生时，更要避免去人多的地方。

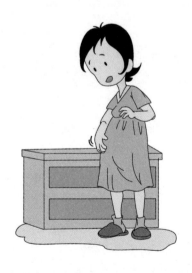

胎动突然加快的原因。如果准妈妈受到严重的外力撞击，就会引起胎儿剧烈的胎动，甚至造成流产、早产等情况。因此，准妈妈应该少去人多的地方，以免被撞到，并且减少大运动量的活动。

胎动突然加剧，随后很快停止的原因。有可能是胎盘早期剥离，这种情况多发生在怀孕中期以后，有高血压、严重外伤或短时间子宫内压力减少的准妈妈容易出现这种状况。有阴道出血、腹痛、子宫收缩、严重的休克等症状。一旦出现这样的问题，胎儿也会迅速作出反应，会因为突然缺氧，出现短暂的剧烈胎动，随后又很快停止。也有可能是脐带绕颈或打结，出现这种情况时，准妈妈会感觉到胎儿出现急促的运动，经过一段时间后又突然停止，这就是胎儿出现异常的信号。

一旦出现异常胎动的情况，要及时就医，以免贻误病情。

7 胎死宫内，谁都不愿意面对的事实

医生把胎儿在怀孕24周以后出生时即死亡的现象称为胎死宫内。胎儿可能是在妈妈怀孕期间（这叫做宫内死亡）、生产或出生时死的。医学上普遍认可的导致胎死宫内的原因如下。

胎儿发育异常。无论是遗传因素异常（比如，染色体异常、基因异常、代谢异常等），还是单纯的结构异常，由于胎儿存在的先天缺陷，使其在准妈妈的子宫内的生存能力大大受限，所以，容易发生胎儿死亡。多数情况下，这种现象是自然选择的结果。因此准妈妈不要太过伤心。

胎儿发育迟缓。导致胎儿发育迟缓有很多原因，比如，胎儿发育异常，而在临床上更多的是发现当妊娠伴有合并症（比如，高血压、糖尿病、甲亢、甲低等）或并发症（比如，先兆子痫、胎盘早剥、妊娠期糖尿病、急性妊娠脂肪肝、妊娠胆汁淤积症、母胎血型不合、严重宫内感染等）时，胎儿也会面临随时死亡的风险。

脐带因素。脐带超过70厘米，而且脐带绕颈数周或较紧时；脐带打结（主要为真结节）或脐带过短（短于30厘米），均可影响胎儿供血供氧。另外，如果脐带发育不好，比如，过度旋转、局部过细或脐血管发育异常，也会增加胎儿死亡的风险。脐带因素造成的胎死宫内往往比较紧急。

抗心磷脂抗体活性增强。在正常妊娠女性中，约22‰的人体内可检测出抗心磷脂抗体。含有抗心磷脂抗体的准妈妈，一般无临床症状，但当抗心磷脂抗体活动性增强或含量达到中、高水平时，就会引起血小板的损伤。胎盘绒毛受损，可出现多处梗死灶及胎盘血栓，可引起胎死宫内。

通常情况下，胎死宫内后2周内会自然临产而娩出胎儿、胎盘。若2周后未临产，就需要引产。临床上常常是一旦确诊为胎死宫内，即刻住院，尽快进行引产。

芝宝贝@你

每个准妈妈都会为胎儿的不幸而难过，但是最好还是将引产后的死胎进行必要的病理解剖或相关检查，尽管有时从情感角度不能接受，但其检查结果可能对明确此次不幸的原因有帮助，更重要的是，对下一次妊娠保健有指导意义。

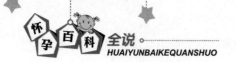

第三节 孕7月胎教指南

一、运动胎教：让胎儿自由呼吸

抬头呼吸

两脚分开，与肩同宽，将双臂缓缓地举向上方并用鼻子吸气，与此同时抬起自己的脚后跟。

功效：提高准妈妈保持平衡身体的能力并增加氧气的供应量。

拉伸肩部

① 两腿分开，膝盖弯曲，跪坐，上半身前倾并让两手接触地面。

② 尽可能地向前伸出双手，彻底地舒展自己的肩部。

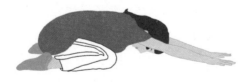

功效：增加肩膀的柔韧性，并让整个身体松弛下来。

舒展背部

① 双臂上举，吸入空气再从口里慢慢吐出，上半身向前弯曲。

② 注意保持背部挺直，脖子稍稍上抬，两眼凝视前方。待身体弯曲至与双腿构成直角之后再次吸入空气，弓起背部并慢慢地让上半身恢复原位。

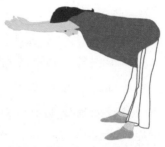

功效：强化肌肉，并使准妈妈的呼吸变得更畅通。

转动身躯

① 将右腿完全伸直，左腿弯曲起来并跨过右腿踩在地面上，此时开始扭动上半身并向后看。

② 用右手揽住膝盖，左胳膊撑在地面上。上半身保持竖直，在保持有规律的呼吸的同时做上述动作。换另一侧重复做。

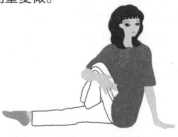

功效：缓解背部肌肉紧张。

二、按摩胎教：妈妈舒服宝宝健康

针对失眠

① 用热水泡脚15分钟左右。

② 在脚底中央的涌泉穴反射区挤压2~3次，每次4秒钟。

③ 在大脚趾中央位置的大脑反射区上用大拇指使劲按4~5次。

④ 用大拇指在小肠反射区按照箭头方向反复擦拭并按摩。

⑤ 左手按压右脚，右手按压左脚，用大拇指在脚底部位每隔4秒钟挤按1次，最终每一个按下的点连接起来可成为弯勾的形状。

⑥ 用右手大拇指在左脚脚底上每隔4秒钟挤按1次，把按下的点连接起来就呈"U"状。还要记得在直肠反射区上多按下1次，这一动作在晚上睡觉之前应重复4次。

针对呼吸困难和胸部疼痛

① 用热水泡脚10分钟以上。

② 在脚底中央的涌泉穴反射区挤压3次，每次4秒钟。

③ 在脚背上朝着箭头所示意的脚腕方向进行整体的滑动按摩。

针对静脉瘤

① 用大拇指按涌泉穴3次，每次4秒钟。

② 向着对角线方向的输尿管反射区滑动按摩，重复9次左右。

③ 在脚踝内侧的膀胱反射区用大拇指挤压3次，每次4秒钟。

④ 用大拇指和食指握住脚腕，然后从下部向膝盖方向摩擦，重复4~5次，以达到按摩脚内侧、外侧和后侧的效果。

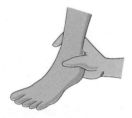

三、视觉胎教：刺激五感促进胎儿脑部发育

尽管一直以来人们更为熟悉的是音乐胎教和童话胎教，但最近随着人们对胎教的关注程度不断上升，视觉胎教也终于出现在了大多数人的视野当中。对名画进行鉴赏、给图案上色等方法都属于通过接触色彩，训练胎儿感性能力的视觉胎教。准妈妈看到的东西越多，胎儿所能感受到的美觉

大脑反射区

小肠反射区

直肠反射区

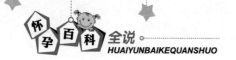
体验就越多，因此，现在就让我们开始看，开始感受吧。

视觉刺激与听觉刺激同样重要

胎儿的听觉在怀孕早期不断地发育，并且会在怀孕24周时达到成人的水准，而相比之下，视觉的发育则要晚许多。在这种情况下，我们切不可因此而疏忽必须对胎儿进行的视觉刺激。

胎儿在视觉上接受的刺激也同样会对其在情绪上产生明显的影响。相对而言，人的视觉需要极为复杂的机能作为支持，而直到出生时为止，胎儿并没有完全具备这些机能。进一步说，小孩子要长到8岁才能获得与成人一样的视觉能力。人类视觉发育的周期如此之长，这就难怪胎儿只能分辨光线明暗的程度了。

照射到母亲眼睛里的光线会对一种叫做褪黑激素的物质产生调节的作用，使胎儿的眼前也相应地产生明暗的感觉。当看到明亮物体的时候，褪黑激素的分泌量会下降，看到昏暗物体的时候上升，这一点使胎儿也具备了辨别外界事物明暗的本能。胎儿对外部的光线开始产生反应往往是在怀孕第7个月之后开始。

刺激五感可以促进脑部发育

当人们看到伦勃朗的《犹太新娘》，莫奈的《睡莲》这样的名画时，心情会很自然地平静下来。这些画当中包含着画家的精神，以及一种可以使人感动的情绪。

此外，在观赏名画的同时进行一定的讲述也可以增强刺激的效果。怀孕6～7个月之后胎儿已具有了五感，而美术正是具有能够有效刺激五感的胎教内容。胎儿的脑部在有所感受的时候才会快速发育，此时全面地刺激五感就能起到最大的帮助效果。

视觉胎教的方法

提到视觉胎教，大多数人的脑海中也许立刻就浮现出了准妈妈欣赏名画的场景。对于很多人来说，欣赏图画似乎就是视觉胎教的全部内容，其实系蝴蝶结、绣十字绣、折纸和陶艺也都属于视觉胎教的范畴。靠手指来进行操作的绣十字绣、系蝴蝶结和折纸等，不仅能够培养人的注意力，还可以使内心很快安定下来。因此，准妈妈最好能培养自己对上述活动的兴趣，并且用它们来打发平日里的闲暇时光。

不过，要想完成一个作品往往需要花费很长的时间，所以无论是谁，在参与时一定要具有耐心。这一点其实也与胎教的根本目的完全相符，因为准妈妈的耐心和意志力会对胎儿产生很大的影响。同时，在这一过程中，胎儿的思想和审美能力也会得到一定的激发。

漂亮的照片和景色也可以成为视觉胎教的素材

准妈妈可以经常去附近的文化宫或美术馆探索并尝试适合自己的视觉胎教方法。平时对美术毫无兴趣的人，如果因为怀孕而强迫自己去美术馆或画展，是不可能得到任何明显效果的。假若一个人从未去过美术馆，即使特地跑到美术馆欣赏名作，也很难真正产生特殊的感觉和印象。

在这样的情况下，和丈夫一起去看场电影，漫步在夜景迷人的步行街或者看一看可以带来美好回忆的照片则是较为明智的选择，这样也属于视觉胎教。无论真实的风景还是照片，只要能让准妈妈心态平和并引起欣赏的兴趣，就可以称得上是视觉胎教最好的素材。

通过鉴赏名画进行胎教

对于鉴赏名画，最重要的并不是了解多少与之相关的背景知识，而是排除一切拒绝感和心理负担。因为，无论采用多么好的胎教方法，如果准妈妈在进行胎教的过程中感到有压力，就一定会产生的负面影响。

刚开始的时候，与其欣赏细腻的人物肖像，不如看那些一眼就可以了解画家基本意图的风景画，看到美丽的自然风景就如同倾听自然的声音一样，可以使情绪安定下来。

在去美术馆之前可以先了解一下正在展示的大概是哪些作品。掌握了画家和作品的基本信息之后再对其进行鉴赏，往往可以带来更多的感受。

只要能看出画家何时创作了这幅作品，作品的名称是什么就已经足够了。掌握这些基本信息后就会对画作产生许多相关的疑问，到最后也就能相应地有许多感动和收获，也只有在准妈妈拥有感情的情况下，胎教才能真正有效。

视觉胎教也和其他胎教一样，只有持之以恒才可以收到效果。去过几次画展，看了两眼画册并不代表着整个胎教过程就已进行完毕。只有坚持与那些画作打交道才可以使胎教变得更有效果，在这一点上，任何东西都不如"兴趣"这两个字重要。

职业女性还可以利用画册进行胎教。如果居住区文化氛围偏差或附近没有美术馆，可以借助画册进行胎

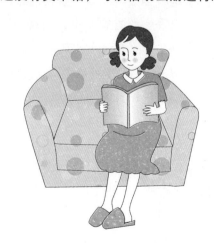

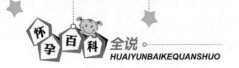
教。在选择画册时，要把准妈妈的爱好取向当作最重要的基准。比起一些受到别人称赞的杰作，不如选择一些准妈妈熟知和喜爱的画家的作品。

此外，在学生时代的美术课上曾学习过的，或平时通过各种媒体经常接触的作品也很适合在胎教中使用。准妈妈看到这些作品时，往往会产生一种亲切的感觉。

通过鉴赏画作使自己的感情变得丰富，并将这种美感传递到胎儿的做法才是真正意义上的视觉胎教。

芝宝贝@你

视觉以欣赏优雅而柔和的作品为主。在进行视觉胎教时，人们往往会因为不知道该看哪些作品而感到苦恼。最适合被用做胎教的其实就是那些美感充足，线条和色彩较为鲜明且能够带给人柔和感觉的作品。从这一点上来说，那些能够用明亮的颜色和快速的笔触很好地展现色感变化的印象派作品就符合这样的条件。

四、艺术胎教：在艺术中感悟美

现在的准妈妈都很重视胎教，胎教的方法有很多种。对于抚摸胎教、语言胎教等胎教方式，想必大家都已不再陌生，那么艺术胎教呢？其实准妈妈不妨给自己的心灵多点艺术关照，也给腹中胎儿来场艺术巡礼，为宝宝日后拥有一双"发现美的眼睛"打下良好的基础。艺术胎教不仅能让准妈妈产生美的感受，还能帮助准妈妈释放内心情感，调节心绪。

进行艺术胎教的绝佳机会是当胎动明显后。在怀孕20周左右，准妈妈就该留意胎动了，可以准备做胎教了！事实上，艺术带给人们的影响力和人们接触艺术的经验有很大的关系，不管准妈妈在孕前是否喜欢艺术，用艺术养胎绝对是有益的，既可以使准妈妈保持良好的情绪，更是培养孩子艺术气质的关键。

美学艺术胎教

准妈妈可以和准爸爸一起看美术展，边欣赏边谈论自己的观点。有些美术作品需要反复品味，经常揣摩，才能品味出艺术的醇美，才能具有油然而生的对美的感受和遐想。

准妈妈也可以根据兴趣自己画画。图画是快乐有趣的表达，可以感受到一种童趣。准妈妈最好在优美动听的音乐伴随下，用彩色笔随心所欲地画画。画的内容可以事先规定一些感兴趣的标题，例如，温馨的家和可爱的宝贝，给宝贝准备的房间，房子可能是宫廷式的、城堡式……内容要足够温馨、幸福。画中不一定是现实，可以是内心理想的状态，表达了准妈妈对未来的希望和对生活的热爱，让准妈妈把对宝贝的情感充分地表达出来，让准妈妈很有满足感。

当然也可以不用确定标题，根据准妈妈的心情而定。画画是内心情感的表达，在画画时并不要求作画技巧的好坏。准妈妈在用彩色笔画画的时候可以感受到一种童趣，这是一种快乐有趣的表达。

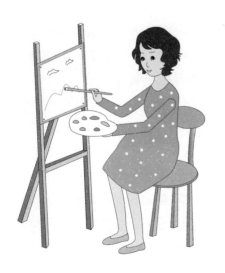

准妈妈可以在音乐中翩翩起舞，舞蹈可以把单纯的喜悦传递给胎宝贝。舞蹈首先要选择合适的音乐，音乐的节奏不能过快，感觉不要过于激烈。准妈妈在怀孕期间行动不便，也不适合比较激烈的运动。可以选择华尔兹等节奏相对缓慢的音乐，或者轻快舒缓的背景音乐、旋律简单节奏平稳的轻音乐。总之，胎教音乐要动听悠扬的，不要过于动感热烈的。

文学艺术胎教

有句话这样说："读一本好书，就像是与一位精神高尚的人在谈话。"准妈妈更应该在孕期选择一些合适的书来读，书中丰富的哲理，风趣幽默的语言，都会令准妈妈精神振奋，耳目一新。

准妈妈最好选择合适的内容做胎教。妊娠会使女性分泌系统发生一系列的变化，所以情绪容易波动，负面情绪容易产生，为了使准妈妈保持心情愉悦，情绪稳定，不适合选择一些打斗、杀戮、悲情的作品，可以选择一些内容轻松、幽默、积极向上的作品，如《木偶奇遇记》、《格林童话》、《快乐王子》等。准妈妈也可以多读一些古诗词。古诗词种类很多，准妈妈应读那些清新、婉约的作品，如李白、王维、陶渊明、苏轼等人的作品；婉约的古诗词情感细腻，

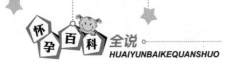

充满女性般的柔情蜜意，准妈妈读了能情意深长、心灵纯真。徐志摩、冰心以及诗人泰戈尔的作品，以飘逸、清新和含蓄著称于世，准妈妈在阅读中，定会引起其无限的遐想。 比较起来，散文情景交融、意趣横生、浅显易懂，并且篇幅较短，因此更适合准妈妈阅读，也更能调适准妈妈的情绪。

值得注意的是，准妈妈阅读文学作品，关键是要享受文学的趣味，在字里行间获得快感和惬意，而不是单纯为了胎教而读。这样，准妈妈阅读文学作品也就起到了胎教的作用。

艺术编织胎教

胎教的实践证明，孕期勤于编织艺术的准妈妈，所生的宝宝"手巧而心灵"。运动医学研究证明，手指的动作精细、灵敏，可以促进大脑皮层相应部位的生理活动，提高人的思维能力。利用这种原理，开展孕期编织艺术，通过信息传递的方式，可以促进胎儿大脑发育和手指的精细运动。

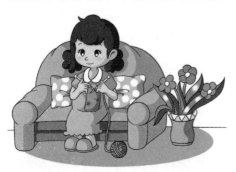

编织的内容不限，准妈妈可以自己设计图案，给宝宝织毛衣、毛裤、毛袜或线衣、线裤、线袜；用钩针织婴儿用品；绣花；现在风靡全球的十字绣完全可以成为准妈妈胎教的内容；编织其他美术品，如壁挂（各种娃娃等），贴花等。准妈妈做这些手工的时候，一定要时刻想着自己是和宝宝一起在做，这样就可以达到胎教的目的。

五、哼唱胎教：妈妈和胎儿齐放松的最佳方式

音乐对胎儿具有特殊的作用，所以音乐胎教最为流行。但是，科学家发现再好的音乐也比不上准妈妈亲自哼唱的歌声。这是因为准妈妈的歌声不仅给胎儿机体带来物理振动，还能触动胎儿的感情，使胎儿获得感觉与感情的双重满足。此法还可使胎儿熟悉准妈妈的歌声，加强感情交流一直保持到出生以后，在音乐的气氛中，亲子感情会更和谐、融洽。

在孕期，准妈妈为胎儿唱歌与增加营养、禁忌烟酒、积极锻炼有着同等重要的地位。并且在某些地方还有着它的独到之处。美国一位教授认为："孕期准妈妈经常唱歌，对胎儿相当于一种'产前免疫'，可为其提供重要的记忆印象，不仅有助于胎儿

体格生长，也有益于智力发育。"

哼唱胎教为什么有如此功效呢？人体的某些肌肉（如四肢肌肉等骨骼肌）可以通过体育锻炼来增强，而内脏平滑肌却不能只靠锻炼来改善，唯有声音能到达这些肌肉，唱歌发出声音引起声带振动，而振动可以净化身体，增强心、肝、脾、肺、肾等器官的功能。

从生理上讲，准妈妈唱歌可以增强肺功能，从而促进其他器官的兴奋。准妈妈身体健康了，就为宝宝的健康就奠定了基础；从心理方面来讲也是如此，准妈妈唱优美的歌曲可以美化心境，保持愉快情绪，使体内神经内分泌系统始终处于正常状态，提供给胎儿一个优越的发育环境，日后自然健康聪慧。

准妈妈每天可以低声哼唱自己所喜爱的有益于自己及胎儿身心健康的歌曲或戏剧以感染胎儿。哼唱儿歌也是完全可以的。唱歌时心情舒畅，富于感情，就像面对面给可爱的宝宝唱歌一样。准妈妈在哼唱时要凝思于腹内的胎儿，其目的是唱给胎儿听，使自己在抒发情感与内心寄托的同时，让胎儿得到美的享受。这是最简便易行的音乐胎教方式，适于每一个准妈妈采用。

准妈妈要充分发挥自己的想像，仿佛腹中的胎儿神奇地张开小嘴，跟着"唱"起来，准妈妈可以先选好一支曲子后，自己唱一句，随即凝思胎儿在自己的腹内学唱。可先将音乐的发音或简单的乐谱反复轻唱几次，让胎儿跟着"学唱"，然后再依次进行。此方法由于更加充分利用了母胎之间的"感通"途径，其教育效果是比较好的。

准妈妈进行哼唱胎教时要注意一些细节，如小声哼唱，不必放声大唱，唱时可以随着音乐轻轻摆动，但动作不宜过大；开始唱歌之前可以先告诉胎儿，妈妈要给他（她）唱歌了。

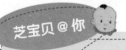

芝宝贝＠你

准妈妈哼唱哪些歌曲为好呢？科学家发现，胎儿喜闻乐见的歌曲旋律具有舒缓、优美的特点，而那些激烈悲壮的乐曲或者噪声则会使胎儿烦躁甚至乱动。因此，准妈妈宜多哼唱舒缓、明快、类似于胎儿心音节奏的歌曲，如《世上只有妈妈好》、《小宝贝》、《绿岛小夜曲》、《摇篮曲》、《草原之夜》、《在那桃花盛开的地方》等。

准妈妈读诗歌

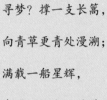

再别康桥
徐志摩

轻轻的我走了，

正如我轻轻的来；

我轻轻的招手，

作别西天的云彩。

那河畔的金柳，

是夕阳中的新娘；

波光里的艳影，

在我的心头荡漾。

软泥上的青荇，

油油的在水底招摇；

在康河的柔波里，

我甘心做一条水草。

那榆阴下的一潭，

不是清泉，是天上虹；

揉碎在浮藻间，

沉淀着彩虹似的梦。

寻梦？撑一支长篙，

向青草更青处漫溯；

满载一船星辉，

在星辉斑斓里放歌。

但我不能放歌，

悄悄是别离的笙箫；

夏虫也为我沉默，

沉默是今晚的康桥！

悄悄的我走了，

正如我悄悄的来；

我挥一挥衣袖，

不带走一片云彩。

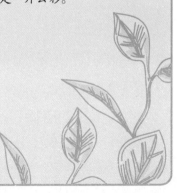

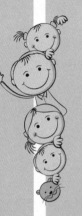

第九章

孕8月（29～32周）我会眨眼睛了

亲爱的爸爸妈妈，这些日子的我真的可以用耳聪目明来形容，因为我已经听得见，看得着，妈妈给我任何的刺激，我立刻就会做出反应。我还会调皮地眨眼睛呢。

我还长出了指甲和头发。不过，让我不满意的是，我的"住房条件"越来越差了，为此我不像以前那样总是动来动去的，因为我的双腿只能蜷着，这种姿势好累啊。不过，我知道最累的还是妈妈，渐渐长大的我，让妈妈行动越来越不方便。

8个月后的时候，我的身体倒转过来了！我的小脑袋进入到妈妈的骨盆了，而且怎么也转不回去。起初，我有些害怕，不过，我现在知道这可能是因为我快要与爸爸妈妈见面了吧，想到这，我就变开心了！

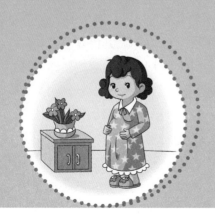

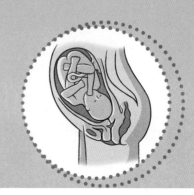

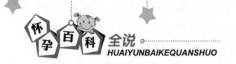
第一节　胎儿和准妈妈的变化

一、胎儿的变化

1 眼睛已经完全睁开

怀孕进入第8个月时，胎儿的眼睛已经完全睁开，但眼皮呈水肿状态。另外，随着脂肪层的生长，胎儿的皮肉开始变厚，皮肤深红色，胎脂较多，有皱褶，此时胎儿面部毳毛开始脱落，但皱纹仍很多，原来长满全身的毳毛开始渐渐减少，只有肩膀和背部等极少的部位仍然长着毳毛。眉毛和睫毛已经完全长成，头发和指甲也开始慢慢增长。

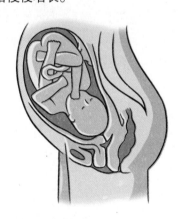

2 生殖器官的区别明显

这一时期的胎儿，生殖器官进一步发育，区别已经比较明显。男胎的睾丸向阴囊移动，女胎的阴蒂变得比较明显，阴蒂还在小阴唇的外侧，但在分娩数周之前会进入小阴唇的内侧。胎儿的头部变大许多，基本的身体器官和各自功能大部分已经具备，但自行呼吸和保持体温尚有困难。

3 肺和消化系统基本形成

从这时开始，通过超声波可以看到羊水进出呼吸道，横膈膜在动，这说明胎儿肺的功能基本形成。由于胎儿逐渐变大，子宫内的空间就变得狭窄，使得羊水量也慢慢减少。到孕第31周，胎儿反复练习睁眼和闭眼，为出生做准备。这时的胎儿虽然在一定程度上能辨别黑暗和光明，但是视力非常弱，视野在20～30厘米范围内。

4 活动变得迟缓

第8个月时，胎儿身长为41～44厘米，体重1.5～1.7千克，头围在30厘米左右。32周末时，随着胎儿的逐渐长大，胎儿已没有自由活动的余地，前期非常活跃的胎动到怀孕第32周时明显缓慢。胎儿不再翻来覆去大幅度地活动，而是代之以左右转动脑袋等一些小动作，这不是胎儿出现了问题，相反，这恰恰是胎儿正常成长的表现。此时胎儿已长成了新生儿的模样，四肢和头部大小的比例适中，具备即将出生的新生儿的模样。胎儿的头因重而自然朝下，变为正常胎位，身体蜷曲，脂肪继续生长，以脑为主的神经系统及肺、胃、肾等脏器的发育近于成熟。

二、准妈妈的身体变化

❶ 分泌物增多导致外阴部瘙痒

怀孕进入第8个月时，准妈妈阴道分泌物明显增多，这是为即将到来的

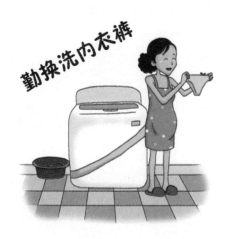

勤换洗内衣裤

分娩做准备。由于分泌物的不断浸润和刺激，准妈妈的外阴又湿又痒，严重时导致外阴部感染接触性皮炎或湿疹。为预防和缓解瘙痒症状，要用温水勤擦洗，经常换洗内衣内裤，清洗后的内衣内裤不要阴干，最好放在太阳底下晒干，以达到消毒作用。

❷ 子宫每天周期性的收缩4~5次

这一时期准妈妈能够感觉到子宫的收缩，一般每天周期性的收缩4~5次，这是分娩的前奏，此时应适当休息，密切注意子宫的收缩频率，如果发现子宫收缩次数过于频繁，就要引起足够的重视，应到医院接受检查。由于胎动，准妈妈的肋骨部位会感到疼痛，这是因为胎儿开始调整位置，变成头朝下脚朝上，踢腿时踢到妈妈的肋骨上，以致引起妈妈肋骨部位出现疼痛。

❸ 胸口发闷、呼吸变得急促

由于这一时期子宫底的高度已上升到肚脐和胸口之间，使胃和心脏受到强烈挤压，于是准妈妈出现了胸口发闷、胃部难受等症状，感觉就像一块石头压在胸口，吃进去的食物好像不消化似的。

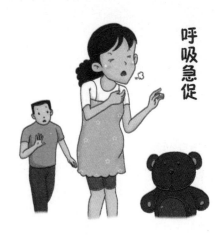

呼吸急促

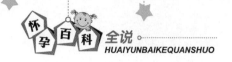

这时的子宫不仅压迫胃和心脏，而且还压迫横膈膜，致使准妈妈的呼吸变得急促，就像处在氧气不足的环境里一样，这种现象一般要持续到怀孕第37～38周时就可以得到缓解，因为那时胎儿开始向下移动。为了能够减轻呼吸急促的症状，平时准妈妈姿势应当端正，以免压迫横膈膜。睡觉时最好在头部和肩膀处垫枕头或软垫。

④ 出现尿失禁和肩膀疼痛现象

怀孕进入第8个月时，有些准妈妈出现了尿失禁现象，表现在打喷嚏或放声大笑时，尿液就会不知不觉地流出，甚至有时移动一下身体也会流出尿液，这是由于子宫压迫膀胱引起的，是孕期的正常反应，分娩后自然会消失。要想减轻尿失禁现象，平时一旦有尿意就要及时排出，不要憋尿，症状严重时可使用卫生巾，尽量保持阴部干燥。

进入孕后期，为了支撑日益沉重的腹部，肩膀和身体会本能地向后仰，而且肩膀还要承受越来越大的乳房负荷，长时间的牵扯和承载使肩膀因极度疲劳而产生疼痛，越临近分娩，肩膀的疼痛越会加重。为了缓解疼痛，准妈妈可适当地进行运动，如做孕妇操、按摩肩膀等，以改善局部血液循环。

准妈妈问

我现在是怀孕后期，经常尿频，如何防止尴尬状况出现呢？

专家答

到了怀孕后期，准妈妈会有尿频的感觉。甚至有些准妈妈一打喷嚏就有漏尿，这是正常的生理反应，准妈妈不用特别紧张，通常在产后就会逐渐恢复。准妈妈使用护垫可以避免不小心漏尿带来的尴尬，但要注意勤更换。不习惯使用护垫的准妈妈，可以在包内放一件备用的棉质内裤，以方便更换。需要注意的是，准妈妈切勿憋尿，憋尿容易造成尿道发炎。同时，准妈妈也要避免喝过多水或者饮料。

5 体重迅速增长

随着胎儿的逐渐长大，准妈妈的体重也在迅速增长。这时的胎儿体重约为新生儿的1/3或1/2，余下的体重将在剩余的7周时间内增长。这阶段，准妈妈的体重平均每周可增长500克，到怀孕第9月末，如果准妈妈的体重比孕前增长了15千克，说明自己和胎儿的营养状况都不错，不要试图再增加食量。体重增长过多，不但会给准妈妈带来很大负担，如活动不便、喘气费劲、腰脊酸痛、睡眠障碍等，也会使胎儿巨大，给分娩带来困难。

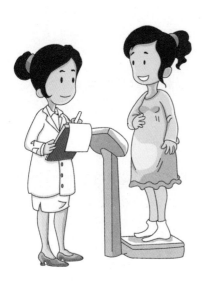

第二节　准妈妈营养速递

一、准妈妈需要补充的营养素

1 准妈妈在孕晚期需适当补钾

钾能帮助准妈妈的身体维持许多机能，协助调节酸碱平衡、蛋白质合成和碳水化合物代谢。此外，它还能促进肌肉生长，维持正常的心率水平。

如果准妈妈缺钾，不仅会导致头晕、恶心、呕吐、疲劳、肌肉无力、便秘和心律失常，还会导致肿胀，特别是在怀孕后期，如果准妈妈肿胀得比较严重，应考虑是否缺钾。如果准妈妈确诊缺钾后需要遵医嘱积极治疗。

准妈妈缺钾或补充过量的钾，都不利于保健和胎儿发育。准妈妈每日钾的摄入量约为4.7克，可多吃些含钾丰富的食物，如鱼类、豆制品、花椰菜、豌豆、青豆、番茄、土豆、红薯、南瓜；柑橘类水果、哈密瓜、猕猴桃、香蕉、李子、杏；牛奶、酸奶和坚果等。

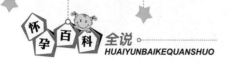
② 准妈妈在孕晚期需注意补充维生素B_3

维生素B_3是烟酸和烟酰胺的总称，也称烟碱酸、尼克酸。维生素B_3能够保护神经系统，提高人体抗压能力，降低忧郁症的发生率；能缓解和预防严重的偏头痛，治疗嘴唇、口腔炎症，防止口臭和减轻腹泻现象；可促进消化系统的健康，减轻胃肠障碍，使人体能充分地通过食物获取能量；维生素B_3更是皮肤的良友，能修补及预防阳光对皮肤造成的伤害。

准妈妈如果缺乏维生素B_3能引起晒后皮肤炎，导致角质粗糙或黑斑的出现，造成失眠、口臭、无原因的头痛、精神倦怠，严重时可影响胎儿正常的生长发育。体内缺乏维生素B_1、维生素B_2、维生素B_6的准妈妈，因不能由色氨酸自行合成维生素B_3，所以需要额外补充；经常暴躁不安、精神紧张或者患有糖尿病、甲状腺机能亢进的准妈妈也需要补充维生素B_3。

准妈妈每日摄取维生素B_3量约为20毫克，平均每周最多补充4次。动物性食物中含有丰富的维生素B_3，植物性食物中只有蘑菇和花生中维生素B_3的含量与鱼、肉及动物肝脏的含量接近，其他植物性食物的含量均较低。另外，将含有维生素B_3的食物与富含蛋白质、维生素A、维生素B_2、维生素B_6的食物一同食用，会大幅提高吸收率。

③ 保持热量的供给

孕8月，胎儿开始在肝脏和皮下储存糖原及脂肪。此时，如果准妈妈碳水化合物摄入不足，将造成蛋白质缺乏或酮症酸中毒，所以这个月应保证热量的供给，增加主食的摄入，如大米、面粉等。一般来说，准妈妈每天平均需要进食400克左右的谷类食品，这对保证热量供给、节省蛋白质有着重要意义。另外，在米、面主食之外，要增加一些粗粮，比如，小米、玉米、燕麦片等。

二、准妈妈的饮食安排

① 吃鲤鱼好处多

准妈妈可以多吃鲤鱼。鲤鱼有健脾和胃、利水消肿、通乳、清热解毒的功效，对各种水肿、水肿、腹胀、乳汁不通皆有益，特别是对准妈妈胎动不安、孕期水肿有很好的食疗效果。鲫鱼营养价值极高，特点是营养素全面，特别是所含的蛋白质质优、齐全、容易消化吸收，有和中开胃、活血通络的功效。民间常给新妈妈炖食鲫鱼汤，既可以补虚，又有通乳催奶作用。因此，多吃鱼对准妈妈有很大的补益作用。

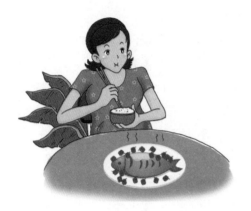

❷ 吃一点零食可拓宽养分的供给渠道

这一时期对准妈妈的饮食要求是，既要保证营养，又要避免吃得过多而导致肥胖，要想达到这一要求，实在不好掌握。专家建议，如果在正餐之外吃一点零食，比如，葵花子、西瓜子、南瓜子等，就可以轻松地达到这两点要求，既可拓宽养分的供给渠道，又不至于造成肥胖，同时还能兼顾准妈妈的饮食爱好，可以说是三全其美。但是瓜子含油脂肪太多，不宜过多食用。

❸ 芝宝贝营养餐推荐

葱焖鲫鱼

主料：鲫鱼1条（约500克）。

辅料：白糖、黄酒、葱、甜面酱、姜、食用油、酱油适量。

做法：

① 将鲫鱼去掉鳞腮和内脏，洗净，在鱼身两侧划几道斜刀花，用酱油10克拌匀，腌渍一会儿。

② 将葱切成5厘米长的段，将姜切成2厘米粗的丝，待用。

③ 将锅放在炉火上，放入食用油烧热，放鱼煎至两面呈金黄色时盛出。锅中留余油烧热，下葱段、姜丝，爆炒至葱变黄，加入甜面酱炒几下，放鲫鱼、酱油、白糖、黄酒和水（200克），大火烧开，盖上锅盖，改用小火焖煮7~8分钟，将鱼翻一次身。连续焖煮10分钟，至汤汁浓稠即成。

凉拌双花

主料：西兰花（200克），菜花（200克）。

辅料：红椒、大蒜、柠檬酱油汁、盐、香油适量。

做法：

① 将西兰花和菜花分别掰成小块，在盐水里浸泡10分钟，清洗干净。

② 锅中加水烧开，加入一滴油，将西兰花和菜花放入开水中快速焯烫，捞起，放在凉开水盆里过凉，捞起，控干水分装盘。

③将大蒜切成末，调入柠檬酱油

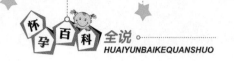
汁、盐、香油搅拌均匀，做成调味汁儿。

④将红椒切成圈，放在菜花上面做点缀，调味汁儿倒在西兰花和菜花上拌匀即可。

木耳烧豆腐

主料：黑木耳15克，黄豆50克，红枣15枚，豆腐适量。

辅料：精盐适量。

做法：

① 将黑木耳、黄豆、红枣加水泡发，豆腐洗净。

② 将黑木耳、黄豆、红枣、豆腐一同置于锅内，加水适量，小火炖至熟烂，加精盐调味即可。

第三节 准妈妈的全方位保健

一、准妈妈的日常生活保健

1 开始进行呼吸操的练习

呼吸操是为了配合分娩而进行的一些呼吸动作。有过分娩经历的准妈妈都有这种体验，生产过程中如果呼吸得法，气用得适宜时，全身就能放松，阵痛就会减轻，就不会白白地消耗体力，从而达到缩短产程，顺利分娩的作用。呼吸操一般从孕32周开始练习了，根据情况可采用以下几种呼吸法。

胸式呼吸法。胸式呼吸法一般用于阵痛开始发作后进行，这时准妈妈精神往往比较紧张，全身肌肉绷得很紧，这样势必加重了疼痛感和紧张感，不利于顺利分娩。具体方法为准妈妈在床上仰卧，双手放在胸前，用鼻子深吸一口气，吸满后，胸部鼓起，然后张开嘴，慢慢呼出，如此不断交替。注意节奏不要太快。

轻快呼吸法。轻快呼吸法运用在出现强烈宫缩，宫口已经开大时进行，这就意味着分娩马上就要开始了。由于宫缩间隔时间很短，这时就需要进行有节奏的快速吸气、呼气交替，对减轻分娩阵痛很有帮助。大约每2秒1次，吸气不必太深。

屏气。屏气是在分娩进行当中，胎儿正在产出时运用。先深吸气，屏住气，默念至10，然后再缓慢吐气。屏气时间尽可能延长，最好半分钟或更长。

哈气。哈气是在胎儿将要产出，但还没有完全产出时运用。这对控制胎儿产出速度，防止产道撕裂有帮助。具体方法，呼吸节奏加快，大约1秒钟呼吸1次，半张嘴。

在掌握了这几种呼吸方式后，准妈妈可进行分娩时的实际练习。假设在产床上的姿势，背靠垫子（枕头），抬高上身，屈起双腿。由丈夫充当"医生"，准妈妈可根据"医生"的指令练习不同的呼吸法，经过实际操练，心中就有数，既能熟练地运用，又能很好地配合"医生"指令，进而达到顺利分娩之目的。

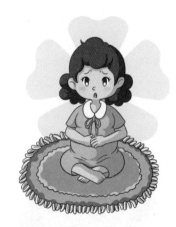

2 为母乳喂养做准备

准妈妈都知道母乳喂养的好处，那么从怀孕开始，就应该为将来的母乳喂养做好各方面的准备。至于怀孕晚期该做何种准备，这只是一个延续的过程，并不是指在即将分娩时才做这些准备工作，只不过这时尤显紧迫罢了。

保证孕期营养。众所周知，准妈妈营养不良不仅会造成胎儿宫内发育不良，还会影响产后乳汁的分泌。

因此，在整个孕期和哺乳期，准妈妈都要摄入足够的营养，多吃富含蛋白质、维生素和矿物质的食物，为产后泌乳做准备。另外，在怀孕晚期，还要增加牛奶的摄入量。

乳房保养很重要。乳房、乳头是否处于正常状态，直接影响产后的哺乳。每日用温开水清洗乳头和乳晕，以去除乳痂。每次在清洗完乳房后，在乳头和乳晕表面涂上一层油脂，增加皮肤的坚韧性，以防因为婴儿的吸吮而破损和皲裂，减少乳腺感染和哺乳困难的发生。坚持对乳房的按摩，即用一只手托住乳房，另一只手的拇指和食指捏住乳头，先向左，再向右轻轻扭动乳头。准妈妈还应该佩戴合适的胸罩，要选用大号胸罩，不压迫乳房；并选用宽的肩带，以便能有效地拉起乳房的重量；选择全罩杯、有侧提和软钢托的胸罩，可以将乳房向内侧上方托起，防止外溢和下垂。

了解有关母乳喂养知识。母乳

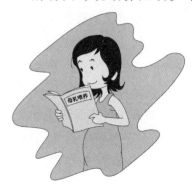

喂养看似简单，其实有很多学问在里面。如果准妈妈在产前能掌握足够多的母乳喂养知识，对宝宝及自己都有好处，既可以有充足的乳汁，保证宝宝健康成长，又可减轻自己的劳累程度，同时更能增进母子之间的感情。

❸ 做好周密的产前准备工作

制订详细的分娩计划。进入孕后期，准妈妈及准爸爸就要根据实际情况制订详细的分娩计划，因为这一时期随时会有早产的可能。首先要向医生咨询是否有潜在的危险，是否有可能进行剖宫产、引产。检查和分析准妈妈的身体状况，了解能否实施孕初期计划的分娩方式，比如，是采取自然分娩产方式呢，还是采取剖宫产的方式，如果必须改变分娩方式，那么究竟应该选择何种方式，也需要进行慎重考虑。如果没有特殊情况，自然分娩当然是最好的选择，医生会根据每个人的不同情况为准妈妈提供合理的分娩建议。

记住紧急情况时需要联系的人和方式。有时候由于分娩提前，必须尽快地将准妈妈送往医院。准妈妈最好和家人提前研究好去医院的路线和准备车辆。如果手头有医院的急救车的呼叫号码，就可以在最短的时间内将准妈妈安全地送到医院。同时准

妈妈自己也应当想好哪些人可以在必要时帮助你，列一个名单和他们的电话号码。

认真做一个经济上的预算。不仅自然分娩和剖宫产的费用不同，病房的费用也是有差别的，最好提前问清楚，因此，认真地做一个经济上的预算是非常有必要的。

准备好待产包。准妈妈可以趁这个阶段去超市或母婴店购物，准备好去医院所需要的待产包，里面放好准妈妈的身份证，孕期保健（检查）手册等东西。

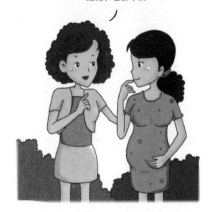

提前研究好
路线和准备车辆

二、敲响安全警钟

❶ 要注意妊娠期高血压

这一时期准妈妈要特别注意妊娠

期高血压疾病。如果早晨醒来，发现水肿未退，或一周内体重增了500克以上，应该尽快到医院做检查。

轻度妊娠高血压可在门诊治疗，注意卧床休息，少吃脂肪类、高糖分和盐分的食物；中、重度妊高征应住院治疗。

患有妊娠高血压的准妈妈在饮食上要特别注意：

摄取足够的优质蛋白质和必需的脂肪酸。由于蛋白尿的发生，从尿液中会损失一部分蛋白质。所以，除了并发严重的肾炎患者外，一般不要限制蛋白质的摄入。必需脂肪酸的缺乏往往会加重妊娠高血压综合征的症状，故应适量吃些植物油。

限制水分的摄入。水分在体内的积蓄是引起水肿的重要原因。根据严重程度的不同，要采取不同的水、盐摄入量的限制。症状轻的准妈妈可以自己掌握，尽量减少水分的摄入，中度水肿和重度水肿者，则要定量控制。中度水肿时每天水摄入量不超过1200毫升，重度水肿时可按头一天尿量加上500毫升水计算摄入量。

限制盐的摄入。食盐中的钠具有留水分、加重水肿、收缩血管、升高血压的作用，应控制摄入量。轻度时，可不必过分限制食盐摄入，只要不吃过咸的食物就可以了；中度、重度者，要限制食盐的摄入，每天食盐摄入量分别不要超过5克或3克。另外，小苏打、发酵粉、味精也含有钠，要适当限制食用。

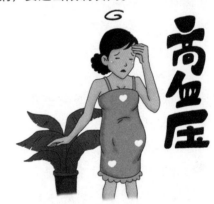

❷ 注意鉴别孕期出现的不同腹痛

怀孕期间准妈妈身体会出现种种不适，特别是到了孕后期，会出现腹痛现象，对这些腹痛，准妈妈要注意鉴别，发现异常及早上医院进行检查。

正常现象：下腹两侧经常会有抽痛的感觉，尤其在早晚上下床之际，总会感到一阵抽痛。当出现这种腹痛时准妈妈不必紧张，这是因为子宫圆韧带拉扯而引起的抽痛感，并不会有危险。

危险状况：如果准妈妈感觉到下腹出现有规则的收缩痛，就要怀疑是不是由于子宫收缩引起的，应该尽快到医院就诊，检查是否出现早产。

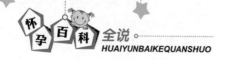

❸ 准妈妈在孕晚期需要注意的事项

孕8个月是一个特殊时期，稍不注意就容易引起早产，因此，准妈妈要想顺利地渡过这一时期，生活中的方方面面都要特别加以注意。

保证充分的休息和睡眠。休息和睡眠对准妈妈来说是非常重要的，如果休息和睡眠不好，也容易发生流产和早产。因此，准妈妈要避免持续工作或者长时间站立。特别是职业女性，要保证工作1个小时后休息10分钟左右。如果条件不允许躺着，可以将腿放在另一张椅子上，背靠在椅子上坐好，舒缓紧张。睡觉采取左侧位，在双腿之间夹一个软垫。

预防感冒。换季时期或者病毒性感冒流行的时期，准妈妈特别需要预防感冒。平时要注意休息，保持身体温暖。同时，尽量避免去人群密集的场所。

注意饮食。要严格控制体重，不要吃含糖量高的食品，如饼干、糕点、饮料等。

注意卫生。由于白带增多，应注意清洁卫生，最好每天用温水清洗外阴。如外阴部发生瘙痒时，要及时到专科医院诊治。

减少外出。要尽量缩短购物以及独自外出的时间。坐公交车和地铁时，要用双手轻轻地抱住肚子，避免肚子晃动，同时防止腹部遭到碰撞。

尽量避免弯腰。肚子凸起以后，平时很简单的动作现在做起来也会很难，要尽量避免弯腰等危险动作。

❹ 孕晚期不宜远行

孕晚期，随着生理负担的加重，准妈妈适应环境的能力远不如平时，如果此时远行，长时间的车船颠簸会使准妈妈身体疲惫，精神烦躁，难以入睡，进而引起身体上的更大不适。而且旅途中准妈妈免不了要经常受到碰撞、拥挤，再加车船上空气污浊，各种致病菌既多又密集，很容易使准妈妈感染疾病，甚至发生早产、急产等意外。

如果准妈妈孕晚期必须远行，那么准备工作一定要周密，要充分考虑到可能出现的紧急情况，具体应从以下几方面做准备：

不要临近预产期时才开始动身，最好提前1~2个月动身，以防途中早产。出发前最好随身带些临产用的东西，如纱布、酒精、止血药品等。除了丈夫或家人陪伴外，若有医护人员护送，最为理想。

外出最好乘火车，最好购买软卧，这样会安静些，并能得到充分休息。尽量不要乘汽车。如果必须坐飞机，应事先征得医生的同意后方可乘坐。

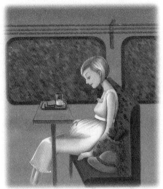

如果行进中腹部出现阵痛、阴道出血等分娩先兆症状时，应立即报告车船上的工作人员，千万不要强忍着，这样是很危险的。

应事先考虑目的地的气候条件，带好必需的衣物、雨伞等物品，以防受凉受寒。

不要随便乱吃东西，吃瓜果时一定要洗干净再吃，以防发生呕吐和腹泻。

⑤ 准妈妈在孕晚期洗澡要注意安全

准妈妈在孕晚期洗澡要特别注意安全，否则会影响胎儿的发育，甚至会有流产的危险。

孕期洗澡最好淋浴，不要选择坐浴，尤其是孕晚期更应绝对禁止坐浴。这是因为浴后的脏水很容易进入阴道，而准妈妈阴道的防病力减弱，就容易引起宫颈炎、附件炎，甚至发

生宫内或外阴感染而引起早产。因此，准妈妈不要坐浴，更不要到公共浴池去洗澡。

准妈妈洗澡时室温不宜过高，温度以皮肤不感到凉为宜。水温最好

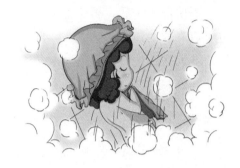

是温热，和体温差不多或者比体温略高，以27℃～37℃为宜。准妈妈洗澡时间不宜过长，以15～20分钟为宜。这是因为如果水温或室温过高，或者时间过长，浴室内空气会逐渐减少、温度较高、氧气供应相对不足所致，加之热水的刺激会引起全身体表的毛细血管扩张，使准妈妈脑部供血不足。同时胎儿也会出现缺氧、胎心率加快，严重者还可使胎儿神经系统的发育受到不良影响。

准妈妈洗澡的频率应根据个人的习惯和季节而定，一般来说最少3~4天1次，如果有条件，可以每天1次，夏天每天洗2次也可以。如果做不到每天都洗澡，也要尽量每天都用温水擦身，洗外阴。

准妈妈洗澡时，最重要部位就是

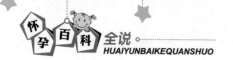
腹部、阴部和乳房的清洗。阴部最好用清水洗，尽量少用洗剂，更不要冲洗阴道，否则会影响阴道正常的酸碱环境而引起感染。洗好澡后，不要立刻穿上内裤，可穿上宽松的长衫或裙子，等阴部风干后，再穿上内裤，这样可以有效地预防阴部瘙痒。准妈妈还清洗乳房部位时，要用温水冲洗，动作要轻柔，不可用力牵拉乳房及乳头，不可用力搓揉，应以一手往上轻托乳房，另一手指腹顺时针方向轻揉，避免引起子宫收缩。准妈妈腹部的清洗更为重要，有的准妈妈为了增加皮肤弹性，预防妊娠纹，在淋浴时会冷热水交替冲洗腹部，这种方法很容易影响子宫和胎儿，不可取。

芝宝贝@你

　　为了准妈妈的安全，浴室内最好设置扶手，或在淋浴区加上一张防滑垫，以防止准妈妈滑倒，或者准妈妈坐在有靠背的椅子上淋浴，以避免跌倒。另外，可以在浴室里放置一些小摆设或者无味养眼的植物，准妈妈洗澡时看着摆设品和植物会感到心情放松。浴室保持良好的通风环境是非常重要的。选用质量较好的通风设备有助于水分、蒸气迅速挥发，保持室内清新洁净。

第四节　孕8月胎教指南

一、运动胎教：缓解身体紧张状态

手臂运动

　　① 保持放松的坐姿，两肩向后倾的同时抬起双手，让肘部完全向上舒展后再放下，重复数次。

　　② 举起双臂时要吸气，向下放时呼气，反复进行。

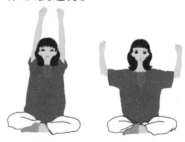

功效：放松肩部，缓解情绪。

推掌

　　① 以放松的状态坐下，两手在胸前合掌，吸气的同时用力推动双掌。

② 一边吐气一边放松。重复这一动作。

功效：锻炼手臂与腕部。

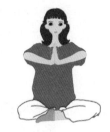

拉伸肋部

① 以放松的姿态盘腿而坐，用一只胳膊肘撑住地面。

② 另一只手臂向上举并做肋部弯曲，同时肘部以上的部分向地面方向用力。

功效：可以强化肋部肌肉。

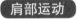

肩部运动

① 两腿大幅度分开，在站立的姿势下弯曲膝盖并呈90度角。

② 两手撑住双膝，一侧的手将膝盖向后推，另一侧则尽量使肩膀往里沉，扭动上半身以配合这一动作。

功效：解除肩部和背部的紧张状态，并松弛大腿内侧的肌肉。

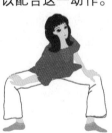

抖动双手

紧握双拳再放松，接着从上向下抖动双手。

功效：促进血液

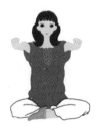

循环并缓解手部肌肉僵硬的感觉。

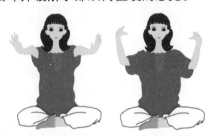

二、按摩胎教：小心谨慎，预防早产

预防早产

① 准爸爸与准妈妈对坐，准妈妈把脚放在准爸爸的膝盖上。

② 用大拇指在脚底中央的涌泉穴上用力挤压2次。

③ 用大拇指捏住大脑反射区所在的大脚趾位置，然后进行揉搓按摩，重复2次。

④ 在位于脚后跟的生殖腺反射区上按逆时针方向画圆进行按摩，重复2次左右。

⑤ 用大拇指和食指抓住脚腕，然后柔和地进行左右转动。

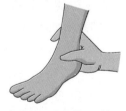

⑥ 并拢食指、中指和无名指，然后用指纹所在的部位在准妈妈的脚踝周围按逆时针方向画圆。

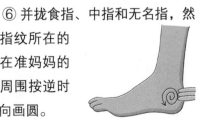

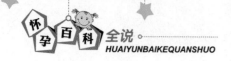
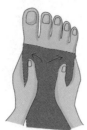

针对孕期水肿

① 把毛巾敷在脚背上，用双手握住整个脚背，模仿掰开一只苹果的动作进行按摩，持续1～2分钟。

② 用一只手从脚腕出发往膝盖方向摩擦，就好像要让血液向上流动一样。持续1～2分钟。随后按摩另一只脚。

③ 用大拇指在脚底中央位置的涌泉穴上轻轻按3次，每次持续4秒钟。

针对早期阵痛

① 在脚底中央的涌泉穴上用大拇指缓缓按4～5次。

② 用大拇指在小肠反射区上按图中的箭头方向进行滑动摩擦，重复4～5次。

小肠反射区

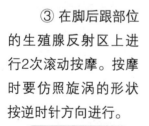

生殖腺反射区

③ 在脚后跟部位的生殖腺反射区上进行2次滚动按摩。按摩时要仿照旋涡的形状按逆时针方向进行。

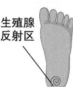

针对手脚麻木

① 将手脚浸泡在热水中10分钟。

② 用大拇指在脚底中央的涌泉反射区按逆时针方向旋转着进行按摩。

③ 在小肠反射区上用大拇指按照箭头所示方向进行摩擦。

④ 用大拇指按压各个脚趾的顶端。

⑤ 将手和脚放到热水当中，不断地搓擦手脚直到感觉发热为止。

三、数学胎教：刺激胎儿的形象记忆

胎教的方式多种多样，可以与胎儿讲话，可以给胎儿讲画册故事，可以教胎儿学文字，还可以进一步进行数学胎教，刺激胎儿的形象记忆。

准妈妈可以通过深刻的视觉印象，将卡片上描绘的数字、图形的形状和颜色，以及自己的声音一起传递给胎儿。

数学胎教成功的诀窍就是将三维要素，即具体的、有立体感的形象而不是平面的形象导入到胎教中去。例如，"1"这个数字，即使视觉化了，对胎儿来说，也是一个极为枯燥的形象。为了使胎儿学起来饶有兴趣，准妈妈加上由"1"联想起来的各种事物。如"1"像竖起来的铅笔，"1"像一根电线杆等，这就使"1"这个数字既具体又形象。

做算术也是一样，例如，教胎儿1加1等于2的时候，准妈妈可以这样对胎儿说："这里有1个苹果，又拿来1个苹果，现在一共有2个苹果了。"这就将具体的、有立体感的形象，导入语言刺激中去了。

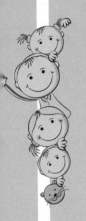

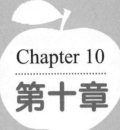

第十章

孕9月（33~36周）我已经足月了

亲爱的爸爸妈妈，现在的我已经足月了。妈妈，你现在一定不好受，越来越大的我挤着你的五脏六腑，使得你的手、脚、腿都出现了水肿。你一定要坚持哦。

现在我的头被紧紧地夹在一个小小的通道里，而我的"房子"也小得让我几乎转不过身，这种日子真不好过。看来这里算是待不下去了，我要离开！

妈妈每次去医院做检查的时候，医生都会告知我的 胎位，这将直接影响到我出生的过程是否顺利呢，看来我还是保持这个难受的姿势吧，要不然会影响我和爸爸妈妈顺利见面的。

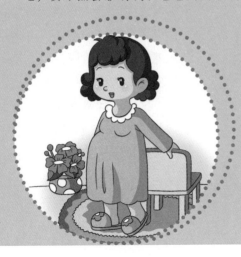

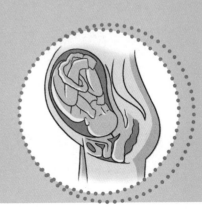

第一节　胎儿和准妈妈的变化

一、胎儿的变化

❶ 胎儿继续为出生做呼吸练习

这时胎儿内脏器官发育基本成熟，具备了较强的呼吸和吸吮能力，在宫内可吞咽羊水，继续做呼吸练习。胎儿每天从膀胱里排出约0.5升的尿液，消化道分泌物及尿液都排泄在羊水里。

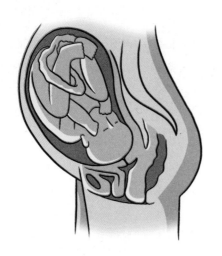

❷ 头部向骨盆方向下降

孕9个月时，胎儿的头部开始向骨盆方向下降，开始为出生做准备。这时胎儿的头盖骨还非常柔软，尚未完全闭合，这种状态有利于分娩时胎儿从产道顺利地娩出。除头盖骨之外，胎儿身体的其他骨骼都已变得结实。由于胎儿逐渐长大，因而子宫就显得窄小，因此这一时期胎儿的活动相对减少，但是可以随意控制自己身体的位置和方向。

❸ 肤色呈粉红色

胎儿的肤色随着白色脂肪的堆积，变成粉红色，而且皮肤上的褶皱逐渐减少，曾经覆盖在皮肤上起保护作用的胎脂也渐渐变厚。胎儿的视神经开始发挥微弱的机能，对弱光有反应，会不停地眨眼。

❹ 胎动明显减少

胎儿现在的体重2.6～2.75千克，身长44～46厘米，身体的各个器官已完全发育成熟，胎动明显减少，已经进入准备出生的阶段。此时曾经布满胎儿全身的毳毛几乎全部消失，仅在肩膀、胳膊、腿或者身体的褶皱部分还残留一些，皮肤被厚厚的胎脂所覆盖，这样便于胎儿顺畅地从产道里娩出。

二、准妈妈的身体变化

1 腿部产生痉挛和疼痛

怀孕9个月是子宫长到最大的时候，为了支撑硕大的腹部和全身的重量，腿部肌肉都处于紧张状态，负担越发加重，不仅静脉曲张更加明显，而且腿部还常常出现痉挛和疼痛，甚至有时还影响到正常走路。腹部有时也感到抽痛，一阵阵紧缩，摸上去硬邦邦的。这些都属于正常现象，分娩之后自然就会消失的。为了使自己舒服点儿，准妈妈这一时期要减少活动，多注意休息，并把腿稍微架高一点，这样可有效缓解腿部疼痛和腹部的紧缩感。

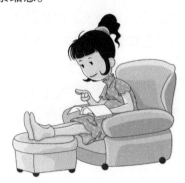

2 腹部有下沉的感觉

随着胎儿的下沉，上腹部不再是满满当当的了，而是出现多余的空间，胃、肺、心脏的挤压终于减轻了，准妈妈的呼吸终于变得舒畅些

了。骨盆及膀胱却出现了更大的压迫感，尿意更频繁了。在最后的一个月，胎儿仍在继续成长，包围胎儿的羊水却在减少。

第二节 准妈妈营养速递

一、准妈妈需要补充的营养素

1 准妈妈在孕晚期要注意增加营养

孕晚期胎儿生长速度已达高峰，胎儿各个器官的生长发育更趋成熟，胎儿的大脑皮层、神经系统、肺部发育增快，可以说孕晚期是胎儿加速成熟阶段，胎儿出生时的体重一半是在孕晚期增长的，而且胎儿出生后独立

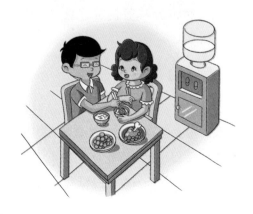

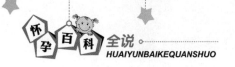

生存和生理需求的一些体能来源，如脂肪、铁、蛋白质等各种营养素也主要是通过妈妈在孕晚期的饮食得以储备的。因此，孕晚期，特别是蛋白质的摄入量要比孕中期每天增加10克，要增加富含蛋白质的豆制品，如豆腐和豆浆等；多食用海产品，如海带、紫菜等；多食用坚果类食品。牛奶的摄入量应增加到每天500毫升或在孕中期的基础上再增加200毫升。

❷ 孕晚期补钙一般不会导致分娩困难

很多准妈妈担心在孕晚期补钙过多会导致分娩困难。其实，孕晚期正常补钙一般不会出现胎儿头骨会硬化、不好生的问题。实际上，尽管胎头是胎体最大的部位，但胎头具有可塑性，在分娩过程中，颅缝可以轻度重叠，会使头颅径线缩小，便于娩出。因此，一般补钙不会出现分娩困难，除非出现巨大儿、骨盆狭窄或胎位异常等情况，会使分娩发生困难。

❸ 继续补充铁

准妈妈及胎儿在妊娠和分娩时总共需铁1000毫克左右。在孕晚期，胎儿体内每日应增加5毫克铁的贮存，以满足出生后4~6个月红细胞铁的需要。

对于无贫血症状的准妈妈而言，补铁过度会引发分娩并发症、早产和生产低体重儿等问题。

❹ 准妈妈在孕晚期需要补充维生素B_1

维生素B_1是人体内物质与能量代谢的关键物质，具有调节神经系统生理活动的作用，可以增进食欲和保证胃肠道的正常蠕动，以及促进消化。准妈妈在孕晚期需要补充维生素B_1，因为准妈妈需要维持良好的食欲与正常的肠道蠕动。

准妈妈缺乏维生素B_1会出现食欲不佳、呕吐、呼吸急促、面色苍白、心率快等症状，并可导致胎宝宝低出生体重，易患神经炎。严重的还会患发生先天性脚气病。尤其是在孕9月，如果维生素B_1不足，易引起呕吐、倦怠、体乏，还可影响分娩时子宫收缩，使产程延长，分娩困难。

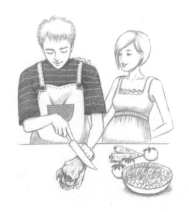

准妈妈每日摄入维生素B$_1$量为1.5毫克，可以从维生素B$_1$含量丰富的食物中获取，如谷类、豆类、干果、酵母、硬壳果类，尤其在谷类的表皮部分含量更高，故谷类加工时碾磨精度不宜过细。动物内脏、蛋类和绿叶蔬菜中维生素B$_1$的含量也较丰富。

⑤ 含锌丰富的食物有助于自然分娩

锌可增强子宫有关酶的活性，促进子宫肌收缩，从而在分娩过程中起到把胎儿驱出子宫腔的作用。当新妈妈体内缺锌时，子宫肌的收缩力就会减弱，无法自行驱出胎儿，因而需要借助产钳、吸引等外力才能娩出胎儿。因此，新妈妈缺锌，不但会增加分娩时的痛苦，而且还有可能导致产后出血过多及并发其他妇科疾病的可能，对新妈妈的健康造成不利的影响。

所以准妈妈要多吃一些含锌丰富的食物，如猪肝、猪肾、瘦肉、鱼、紫菜、牡蛎、蛤蜊、黄豆、绿豆、蚕豆等，还要吃些坚果类的食品，如花生、核桃、栗子等，特别是牡蛎，含锌最高，应适当多吃一些。

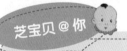

芝宝贝@你

有些准妈妈喜欢吃糖炒栗子，但是最好食用不加糖的炒栗子，不加糖，栗子味道同样香甜可口，并且外壳干净卫生，不容易粘灰尘等脏东西。如果一定要吃糖炒栗子，准妈妈最好选择正规、卫生的炒货店，这样卫生有保障。

二、准妈妈的饮食安排

① 孕晚期每日营养结构参考

孕晚期，胎儿发育成长更为迅速，因此更需要全面的营养补充。下面是孕晚期每日营养结构，仅供准妈妈参考。

第一类	脂类	牛乳	400毫升
		乳酪	25克
	蛋类	鸡蛋	1个

续表

第二类	荤食	肝脏	35克
		鱼干	25克
第三类	蔬菜	深色	100克
		浅色	200克
	薯类	土豆	100克
	水果	苹果/柑橘	200克
第四类	谷类	米饭	100~200克
		面包（馒头）	130克
	糖类	砂糖	25克
	油脂	油脂	20克

② 为临产做好准备

孕晚期是胎儿加足马力，快速成长的阶段，此时期胎儿生长迅速，体重增加较快，对能量的需求也达到高峰。为了迎接分娩和哺乳，准妈妈的饮食营养较孕中期应有所增加和调整。

饮食要平衡，适当增加一些副食品的种类及数量。提倡加食鸡蛋，每天1~2个，蛋类富含蛋白质、钙及各种维生素。多吃蔬菜水果、动物的肝脏、海带等，以补充维生素A及维生素C及钙、铁。多吃豆类、花生及芝麻等丰富含维生素B、维生素C、铁和钙的食品。适当吃些杂粮，如杂合面、小米、玉米等，以补充B族维生素。

每日膳食要注意"两搭配，一注重"，即粗细粮搭配，荤素菜搭配；注重早餐吃得好，午餐吃得饱，晚餐吃得少。

孕晚期，准妈妈对营养的需求随之加大，到孕后期可能每日需要进餐5次以上，以"少食多餐"为原则。

孕晚期，尤其是怀孕最后一个月，要注意不可摄取过多的盐分和水分，以防妊娠水肿。将重点放在午餐上，主食可以适量减少，增加副食的比例。越是接近临产，就越要多摄取铁质，以防贫血。

③ 芝宝贝营养餐推荐

油豆腐萝卜丝

主料：油豆腐皮4张，萝卜丝20克，冬粉1束，高丽菜50克，猪肉薄片200克，木耳1大匙，葫芦干30厘米长。

辅料：高汤2杯，酱油3大匙。

做法：

① 油豆腐皮用热水冲去油分，切成两半。

② 萝卜丝用水洗过挤干水分；冬粉在水中揉洗，再用水冲过，切成约2厘米长的丝；木耳泡软，和猪肉一样切丝。

③ 把萝卜丝、冬粉、木耳丝、猪肉丝放入高汤里煮，用少量的酱油调味，煮熟后捞出沥干。

④ 把步骤③的材料装在油豆腐皮中，用泡软的葫芦干绑住。

⑤ 高丽菜煮开，把步骤④的材料放入锅中，加酱油，用小火慢慢煮开即可。

干贝汤

主料：干贝70克，甜玉米粒3/4杯，豌豆荚15克。

辅料：萝卜或冬瓜汁700毫升，水和干贝汤4杯，盐1小匙。

做法：

① 萝卜连皮切成2~3厘米厚。豌豆荚去茎，放入加盐的热水中，烫一下。

② 锅内加水和干贝汤烧开，再加入干贝、甜玉米粒、萝卜煮2~3分钟后，用盐调味。最后，撒上豌豆荚即可。

蚕豆炖牛肉

主料：牛肉500克，蚕豆250克。

辅料：姜、葱、盐、料酒适量。

做法：

① 牛肉洗净，切块；蚕豆洗净。

② 姜洗净，切片；葱洗净，切段。

③ 锅内加水烧沸，放入牛肉稍煮片刻，捞起备用。

④ 取沙锅，放入牛肉块、蚕豆、姜片、葱段、料酒，加入清水，用中火炖约2小时，调入盐即可。

第三节　准妈妈的全方位保健

一、准妈妈的日常生活保健

1 一些不适症状的应对办法

怀孕第9个月已经进入了孕期的最后阶段，这意味着准妈妈很快就可以见到梦寐以求的小宝宝了。但这时候也正是准妈妈水肿和尿频等不适症状最为严重的时候，只要准妈妈再坚持一下，采取一些应对措施，是能够缓解这些症状，顺利度过的。

四肢水肿。水肿现象在傍晚和热的时候会加重，严重时还会有发麻的症状。当手水肿和发麻的时候，反复攥拳和松拳，症状就会减轻。腿麻、腿肿的时候，最好洗洗脚，然后进行按摩。坐着或躺的时候，要将腿脚垫

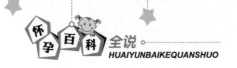
高一些。这些方法都可以促进血液循环，缓解水肿。另外，还要进行短时间的散步等不剧烈的运动，但是走路的时间不要太长，也不要长时间站立，这样会加重水肿和腰、腿的疼痛。

尿意频频。这一时期准妈妈去洗手间的次数显著增加，因为即将出生的胎儿的头部下降到骨盆里，膀胱受到子宫挤压。这一时期也是最容易感染上细菌性膀胱炎和肾盂肾炎的时期。要想避免感染，重要的一条就是，一有尿意马上去洗手间，千万不要嫌麻烦或认为尿不多而忍着不去。另外，要经常清洗阴部，保持外阴清洁。不要吃太咸的食物，以免增加肾脏和膀胱的负担。

❷ 尽量减少性生活

这个时期，即使一点轻微的刺激也会导致子宫收缩，从而引发早产。另外，到孕后期，身体开始为分娩做准备，子宫和阴道变软，阴道分泌物增多，这时敏感的子宫颈部容易受细菌感染。所以，建议准爸爸和准妈妈在孕36周之后尽量减少同房次数，即使同房也要注意卫生清洁，并选择不会使腹部受压的体位，而且动作要尽量轻柔。

❸ 准爸爸协助准妈妈做好临产前的准备

随着预产期日渐临近，准妈妈的行动越加不便，种种不适时刻在困扰着她，而且对分娩的恐惧和不安也使她处于神经过敏的状态，这个时候准爸爸的作用就变得非常重要，要协助准妈妈做好临产前的准备，具体应从以下几方面做起。

准爸爸主动为准妈妈进行按摩。进入孕后期，准爸爸应当经常按摩准妈妈的身体和腿部，舒缓准妈妈的身体疲惫感、分担她的压力，尽量不出远门，经常陪伴准妈妈，使其保持心情愉快。

准爸爸每周陪伴准妈妈去医院接受产前检查。怀孕36周以后，每周就要进行一次产前检查，准爸爸尽量每次都陪准妈妈去检查。要记住准妈妈的预产期，如果一旦发现准妈妈出现阴道出血、严重头痛、严重呕吐、高热、腿部、手臂或面部水肿、眼睑苍白、头晕、心慌、气喘、长时间感觉周

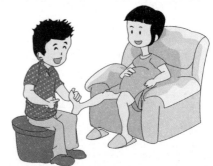

身乏力、胎动减少或增多、体重增长不正常时，应及时送准妈妈上医院。

❹ 夫妻一起制订产后护理计划

随着预产期的临近，夫妻不仅要做临产前的准备工作，还要制订详细周全的产后计划，如新妈妈护理、婴儿护理、育儿计划等，这样在宝宝出生后，一切就能有条不紊地按计划实施了。

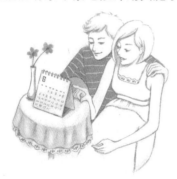

确定哪位亲人为产后护理人选。女人坐月子是一件大事，千万马虎不得，如果月子里护理得不好，极易落下病根，因此，产后护理人选一定要慎重和仔细。可以让娘家、婆家、亲戚中具有产后护理经验的人进行产后护理。

确定月子护理机构为产后护理人选。如果家庭经济允许，或者确实需要选择护理机构为产后护理人选时，应事先对月子护理机构的设施和费用等条件进行仔细地比较和选择，要亲自进行实地考察，一定要设施及服务完善，最好向曾经用过这里服务的人了解服务水平，如果认为一切都达到了自己的要求后，一定要签订服务合约。

如果是请母婴护理员进行登门服务时，一定要通过正常渠道，并且有健康证明。要尽量挑选年龄大的、有实际育儿经验和丰富生活经验的护理员。人选确定之后，可根据新妈妈及家里的实际情况商订合理的服务时间及服务范围。

❺ 准妈妈要缓解精神焦虑和抑郁

孕晚期，准妈妈可能被日渐笨重的身体和对分娩的恐惧及担心胎儿出生以后是否健康等问题困扰，从而出现焦虑、恐惧等不良情绪。

准妈妈在情绪好的时候，体内可分泌一些有益的激素，以及酶和乙酰胆碱，有利于胎儿的正常生长发育。

准妈妈在情绪不良的情况下，会导致胎儿产生与自己一样的情绪，并破坏胚胎的正常发育。

准妈妈要尽量有意识地培养宽广的胸怀、愉快的心境、稳定的情绪。

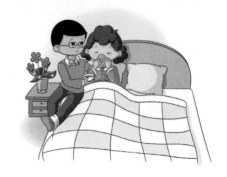

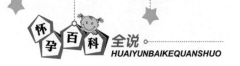
家庭成员也要密切配合，努力为准妈妈创造一个良好的生活环境。准妈妈充分体会到家庭的温馨，就会把良好的外部感受传达给胎儿。

同时，孕期良好的情绪和心情，会在一定程度上减少产后抑郁症的发生。

进入孕晚期，因为小宝宝快要出生随之而来有很多不大不小的问题，让准妈妈既兴奋又焦虑，常会导致失眠。如果日间又须应付繁忙的家务或工作，自然是感到疲倦不堪。因此，准妈妈应尽量放松心情，争取时间休息，少吃多餐，避免过度活动，还可以请别人帮忙以减轻工作量，以保持足够的精力。如果失眠情况严重，可以去看医生，说明情况，请医生给予帮助。

准妈妈问

我最近一段时间睡眠不是很好，做梦的频率越来越高，而且每次的梦境都是异常刺激、血腥。请问，这样下去会不会对胎儿有影响？

专家答

其实，这多半是由于准妈妈生理或者心理上的变化而导致的。尤其是进入了怀孕后期，受到孕激素等因素的影响，大多数准妈妈基本都是处于浅睡眠状态，所以，不仅做梦多，而且梦境更加逼真、吓人。

另外，有的准妈妈由于对胎儿过分担心，如顾虑胎儿能否健全，存在胎儿性别的歧视，或者对即将到来的分娩没有信心等，都会导致经常胡乱做梦，如果这种情况持续时间较长，会影响自身和胎儿健康，所以准妈妈要加强孕期的心理健康，当发现自己存在思想疑虑和心理负担，应及时找医生咨询或治疗，使身心处于健康状态。同时，睡前可以到户外散步，或热水泡脚，放松一下精神，有助于改善睡眠。如果出现多梦、噩梦、易醒等情况已经频繁到每周3~4次，最好及早到医院接受诊断。

二、孕晚期的常规检查

1 孕晚期常规检查的重要作用

进入怀孕后期，随着胎儿的逐渐长大，分娩开始进入倒计时，检查的次数也由每月一次，变为每月两次、一周一次，这也意味着预产期就要来临。在预产期之前接受检查，能判定分娩何时开始，适用何种分娩方式。另外，通过最后一个月的检查，也可以明确实施自然分娩的可能性。在怀孕的最后一个月，应该每周接受一次

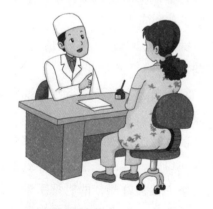

定期检查。因为这段时期胎儿变化比较大，一周一次的检查可以在第一时间内了解胎儿的变化情况，据此推测出确切的分娩日期，为随时都有可能来临的分娩做好最充分的准备。如果前期的怀孕过程中没有异常情况，一般会在预产期的前后2周内分娩。怀孕后期的检查与怀孕中期的检查基本差不多。

2 检查胎儿的生长发育状况

多普勒检查。测定胎儿的心跳强度和频率，检查胎位是否正常，确定胎儿发育是否良好。

3 询问准妈妈的身体情况

询问准妈妈有无懒倦、头晕、头痛现象，饮食及睡眠如何，有无便秘，每天的排尿次数等情况。

4 常规检查

量血压。留意有无突然的血压变

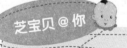

芝宝贝@你

通过产前检查，通常可发现：巨大儿、胎儿宫内发育迟缓、前置胎盘、先天畸形、染色体异常和遗传病等。有巨大儿、胎儿宫内发育迟缓情况的准妈妈，通常会合并糖尿病、贫血、心脏病等疾病；年龄大于35岁，有遗传病家族史，接触过有毒物质的准妈妈，胎儿容易出现先天畸形，染色体异常和遗传病等情况。

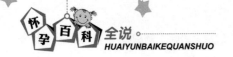
化。尿检检查有无感染，测量蛋白质含量。

称体重。一般体重增加12.5～15千克属于正常范围。

测量子宫。通过超声波或内诊检查，测定子宫的大小。

检查腿脚。看有无静脉曲张及肿胀情况，程度如何。

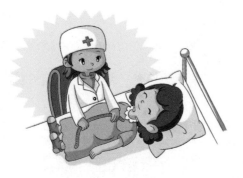

三、敲响安全警钟

① 不要劳累，注意休息

为了表示对家庭新成员的欢迎，准妈妈住院之前通常会将家里进行一次彻底的打扫整理，但如果劳累过度，很容易导致早产。为了避免发生意外，就需要准爸爸的鼎力相助，准妈妈做指挥或干点轻微的活儿就可以了，千万不要登高取东西，如果感到劳累，应立即停下休息。另外，有的准妈妈急于装饰婴儿房间，购买婴儿衣服，清扫厨房、碗、碟，这被称为"筑巢行为"，可能是宝宝即将出生的征兆。但无论如何不要做太多的事情，不要让自己精疲力竭，因为准妈妈需要保存精力和体力来生产。

② 准妈妈呼吸短促怎么办

怀孕晚期，因为"一人呼两人吸"，因此，许多准妈妈时常会觉得上气不接下气。这并不表示准妈妈或宝宝体内缺氧，只不过是表示准妈妈的肺没有足够的空间扩张。

下面这些方式可以增加呼吸的效率和容量，同时能解决怀孕后期上气不接下气的问题：

觉得喘不过气来，马上改变姿势。

发现自己上气不接下气，就把动作放慢。

试试呼吸运动。站起来，深深地吸入一口气，同时把手臂向外侧举和向上举。慢慢呼气，同时把手臂放回到身体两侧。配合呼吸，头部向上抬再向下看。

经常运动。怀孕早期即开始进行有氧运动，可以增加呼吸和循环系统运作的效率。

尝试各种舒服的躺姿。准妈妈要找出有助于自己呼吸顺畅的姿势。用正确的姿势坐在直椅子上比起瘫软在躺椅上，肺部会轻松一些。采用半躺姿势入睡，可以靠躺在枕头上。或者采用侧睡姿势，并且在头下面多垫一个枕头来抬高头部。

如果突发严重的呼吸不顺畅情形，同时伴随胸部疼痛、呼吸快速、脉搏加快或深呼吸时胸部剧烈疼痛等，应迅速就医。

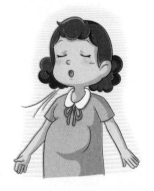

❸ 注意区别腹部发紧和临产宫缩

在孕晚期，一天之中往往会出现几次持续约30秒的腹部紧缩感，这种收缩称之为无效宫缩，可以把这个理解成子宫在为分娩时的阵痛做准备运动，并不意味着准妈妈已临产或开始临产。

真正的临产宫缩与这种感觉是不同的，是有规律的，5分钟左右一次，持续时间大于30秒，疼痛会逐渐加重，并不会消失。

准妈妈要细心加以鉴别。当腹部出现发紧时，身体一定要放松，或者

躺在床上，直到那种感觉消失。

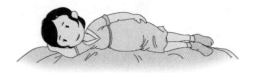

❹ 注意乳房及溢液异常

怀孕期间乳房有时会溢出液体，如果溢出的液体是蛋黄色或乳白色，一般是正常现象。如溢液为黄绿色、棕色、血性或无色浆液样，或有乳房硬结、肿块，或有红、肿、热、痛现象，均应及时就诊。

❺ 预防胎盘早期剥离

准妈妈年龄偏大、分娩次数较多、有孕期高血压等并发症、早期羊膜破水、准妈妈嗜烟酗酒、子宫囊肿、跌倒或碰撞等，都有可能导致胎盘早期剥离的发生。胎盘早期剥离严重时，会导致胎儿死亡，同时新妈妈也异常危险。

❻ 应对胎膜早破

如果在未出现阵痛前突然感到有水由阴道流出，或感觉像尿失禁，而且无法控制，或发现弄湿了床单，这些现象均可能是胎膜破了，准妈妈这时应立即躺下，取平卧位，臀下放一个枕头或一些衣服，使臀部抬高，然后尽快赶到医院检查待产。

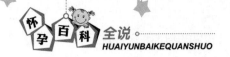
第四节 孕9月胎教指南

一、运动胎教：为分娩储蓄能量

缩紧阴道

① 吸气，同时慢慢地从肛门用力尽力缩紧阴道，注意不要把力量分散到其他部位。

② 呼气，同时慢慢放松下来。吸气时数到6，呼气时数到8，重复5次之后改向一侧躺下休息。

功效：锻炼产道，提高分娩力。

分腿运动

① 在平躺的姿势下将膝盖向上举。用嘴慢慢呼气的同时，按住膝盖并抬起上半身。

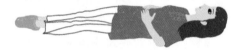

② 用鼻子吸气并恢复平躺姿势，重复5次之后改向一侧躺下休息。

功效：强化腿部、腰部肌肉。

找平衡

① 两腿分开站立，用鼻子吸气的同时高举双臂。

② 一边吐气一边放下双臂降到与肩同高，一条腿保持不动并尽力寻找平衡感，另一条腿稍稍向前抬起。

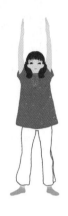

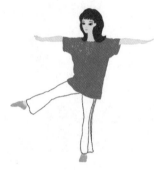

③ 再次呼吸之后将腿放下，变换方向，重复这一动作。

功效：加强腰部力量，放松身心。

脚腕运动

① 两手自然地撑住地面，双腿向前舒展。

② 待腿部完全放松之后碰撞两脚腕。

③ 多次重复这一动作。

功效：锻炼腿部肌肉，防止腿部水肿。

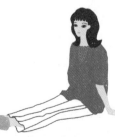

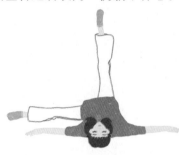

腿部运动

① 平躺以后把双腿举起并靠在墙壁上，一条腿慢慢下沉到地面后再重新抬起。

② 再换另一条腿进行这一动作。重复5次左右之后改向一侧躺下休息。

功效：强化腿部、臀部肌肉及增加大腿内侧柔软性，并且解除疲劳，防止腿、足部位的血液过于集中。

二、按摩胎教：减轻对分娩的紧张感与恐惧感

针对妊娠期糖尿病

① 用热水浸泡双脚20分钟以上。

② 在脚底中心的涌泉穴上用力挤压2次。

③ 用拇指和食指揉搓大脑反射区所在的大脚趾下面区域，重复2次。

④ 在脚后跟部位的生殖腺反射区上用画圈的方法进行按摩，重复2次。

⑤ 用大拇指和食指抓住准妈妈的脚腕，然后柔和地进行左右转动的按摩。

⑥ 将食指、中指和无名指并拢，然后用指纹所在的部位在准妈妈的脚踝周围用画圆的方法进行转动按摩。

⑦ 大脚趾正下方的区域是胰脏反射区，在这一位置用大拇指挤压3次，每次持续4秒钟。

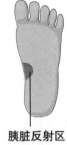

胰脏反射区

针对记忆力和思考能力降低

① 在脚底中心的涌泉反射区上用大拇指按2~3次，每次4秒钟。

② 用一只手从脚腕出发向膝盖方向摩擦，就好像要让血液向上流动一样。两手交叉方向对两只脚分别进行这种按摩，持续1~2分钟。

③ 用拇指和食指捏住位于大脚趾上的大脑反射区，然后用转圈的方法进行按摩，重复2次。

大脑反射区

针对压力过大

① 在脚底中心的涌泉反射区上用大拇指缓缓按4~5次，按时要尽量用力。

② 在小肠反射区从上向下进行滑动摩擦，重复4~5次。

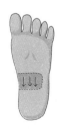

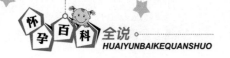

③ 在脚后跟部位的生殖腺反射区上用画圈的方法进行按摩，重复2次。

④ 用一只手抓住自己的脚，另一只手将5个脚趾一起向后扳动。

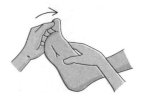

准 妈 妈 读 诗 歌

爱上爱

（韩）张炳惠

亲爱的，你的脸就像春天夜空中的小星星。

世上总会有像云层中的半月那样美丽的脸庞，

如果我只喜欢美丽的面容，

那我怎么只在枕边绣星星，而不绣月亮呢？

亲爱的，你的心犹如白玉般无暇。

世上总会有美丽、光洁、坚固、宝石般的心灵，

如果我只喜欢美丽的心灵，

那我怎么会只用玉石做戒指，而不用宝石做戒指呢？

亲爱的，你的诗歌犹如雨后刚发芽的柳树，

世上总会有犹如出自淤泥还绽放的青莲般的诗句，

如果我只喜欢美丽的诗句，

那我怎么只喜欢歌颂柳树，而不赞美鲜花呢？

当全世界的人都不喜欢我时，只有你依然爱我。

我爱你。我爱上你的爱。

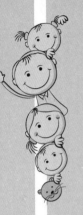

第十一章

孕10月（37~40周）我做好了出生的一切准备

　　亲爱的爸爸妈妈，虽然我很想离开这个狭小的"房子"，但我还是耐着性子安静了几天。我在等待合适我们见面的那一天。

　　现在的我全身都有皮下脂肪，已经具备新生儿圆滚滚的可爱体形了，并拥有美丽的玫瑰色肌肤。我的内脏、肌肉、神经系统也充分发育，已做好出生后立即呼吸、调节体温与吃奶的准备。

　　大多数的胎儿都将在这一周诞生，但我可不一定按照咱们约定的日子和你们见面哦，因为真正能准确地在预产期出生的婴儿只有5%，提前两周或推迟两周都是正常的，所以，爸爸妈妈，你们一定要多注意观察，我可能会"不期而生"哦。

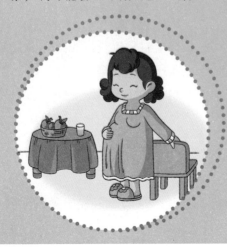

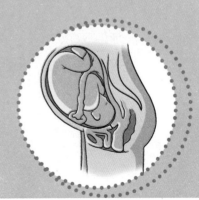

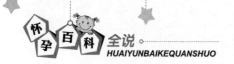

第一节　胎儿和准妈妈的变化

一、胎儿的变化

① 大脑内部开始形成髓鞘

这一时期胎儿的体重持续增加。每天脂肪的生成量达到26～28克以上，大脑内部开始形成髓鞘（包裹着神经纤维），这在出生以后仍会持续。胎儿还在不断地从母体接受抗体（因为胎儿不能独立制造抗体），使胎儿在一定时间内避免患上感冒或风疹等疾病。出生后宝宝仍然可以通过母乳从妈妈那里获得抗体，慢慢形成自己的抵抗力。

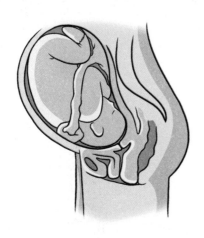

② 身体开始朝向骨盆的下方

现在胎儿的身体几乎充满了整个子宫，背部弯成弓形，双手向前合拢。由于胎盘里分泌的激素的影响，胎儿的胸部是鼓起来的，这种现象出生后就会消失。随着时间的推移，胎儿的身体开始朝向骨盆的下边，这是为出生做准备。妈妈的骨盆结构合围起来，安全地保护着胎儿。

③ 肠道里充满粪便

这一时期胎儿身体的脂肪层继续生长，皮肤上的汗毛，特别是脸上和背部的汗毛大部分都已消失，手指甲和脚指甲已经长出指端外。胎儿的肠道里充满暗绿色的粪便，粪便由胎儿肠道里的脱落物、胎毛、色素等混合而成，有时在分娩过程中会排泄一部分，但大多数胎儿会在出生后数日内才排泄出来。此时，胎儿的心脏、肝脏、消化器官、泌尿器官等都已发育完全，可以说，胎儿为出生所做的准备已基本就绪。另外，在出生之前大约1周的时间里，胎儿会大量分泌出一种名为"考的松"的激素，这种激素能帮助胎儿一脱离母体后，就可以进行第一次呼吸。

④ 开始迎接诞生时刻的到来

这一时期胎儿的体重为3.0～3.5

千克，身体长度为48～51厘米（约为头的4倍）。胎儿的头部嵌于母体骨盆之内，活动力受限。虽然分娩主要是通过妈妈的痛苦与努力完成的，但从分娩开始的瞬间直到来到世上为止，胎儿也付出了相当大的努力。胎儿为了从狭窄且弯曲的产道里挤出，也在不停地转动身体、变换姿势，努力配合子宫的收缩和妈妈的用力。

二、准妈妈的身体变化

① 常常出现假阵痛

怀孕第10个月时，准妈妈的腹部不再增大，胃和心脏的压迫感减轻，但膀胱和直肠的压迫感却大为增强，尿频、便秘更加严重，下肢也有难以行动的感觉。而且腹部时常有收缩和疼痛感，有时准妈妈甚至以为阵痛已经开始。因此，准妈妈一定要仔细分辨，如果这种收缩和阵痛是没有规律和不规则的，就不是真正的阵痛，而是身体准备适应生产时出现的假阵痛，属于正常现象，而且越临近预产期，假阵痛就出现得越频繁，但只要稍加休息疼痛就会消失。随着预产期的临近，子宫逐渐变得潮湿柔软，且富有弹性，这是在为胎儿的出生做准

备。这时，由于子宫分泌物会增多，准妈妈特别要注意卫生，要勤擦洗外阴，勤换内衣，但千万不可坐浴。

② 子宫底的高度达到最大值

随着产期的逐渐临近，准妈妈子宫底的高度达到最大值，为36～40厘米，临产前会出现"见红"，就是阴道会流出少量血性分泌物，是胎膜部分剥离及宫颈黏液栓脱落的混合物，是临产的先兆，一般见红后24～48小时内会发生规律宫缩。

③ 有规律的子宫收缩间隔逐渐变短

如果准妈妈感到腹部针扎似的疼痛，但疼了一会儿就减轻，没过多长时间又开始疼痛，一会儿又减轻，并且这种疼痛以30分钟或1小时为间隔持续发生（阵痛的时间间隔因人而异），且间隔越来越短，一旦阵痛间

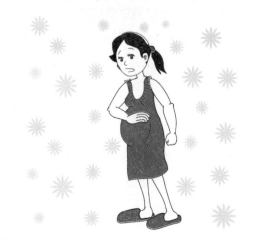

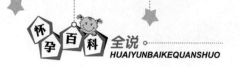

隔时间小于30分钟，准妈妈不要慌张，沉着地按事先备好的计划，做住院准备。

第二节　准妈妈营养速递

一、准妈妈需要补充的营养素

1 准妈妈在产前一个月需要补充维生素K

维生素K是正常凝血过程所必需的营养素。机体出血或出血不止多与维生素K缺乏有关。因此，维生素K有"止血功臣"的美称。它是经肠道吸收，在肝脏能生产出凝血酶原及一些凝血因子，而起凝血作用的。

准妈妈如果缺乏维生素K，其流产率增加，即使存活，由于其体内凝血酶低下，易出血，或者引起胎儿先天性失明和智力发育迟缓及死胎。

因此，准妈妈应注意摄食富含维生素K的食物，以预防产后新生儿因维生素K缺乏引起颅内、消化道出血等。故准妈妈在预产期前一个月，尤

其要注意每天多摄食富含维生素K的食物，如牛肝、鱼肝油、蛋黄、菜花、白菜、菠菜、莴苣、芝蓿、酸菜等，必要时可每天口服维生素K补充剂。

2 限制脂肪和碳水化合物的摄入

准妈妈应充分摄取营养，进餐的次数每日可增至5餐以上，以少食多餐为原则，应选择体积小、营养价值高的食物，如动物性食品等，减少营养价值低而体积大的食物，如土豆、红薯等。

同时，准妈妈还应该限制脂肪和碳水化合物的摄入，以免胎儿过大，影响顺利分娩。为了储备分娩时消耗的能量，准妈妈应该多吃富含蛋白质、糖类等能量较高的食品。在这个月里，虽然胎儿的生长发育已经基本成熟，但是准妈妈还是应该适量服用钙剂。

二、准妈妈的饮食安排

1 分娩前进食要采用"灵活战术"

此时，由于阵阵发作的宫缩疼痛，极大地影响了准妈妈的胃口，往往会因为疼痛而食不下咽，有时甚至会出现恶心现象。尽管如此，准妈妈

也不能不吃，这样对即将到来的分娩有不利影响，准妈妈会因胃中缺食而乏力，进而导致产程的延长和其他不利情况的发生。因此，准妈妈要学会宫缩间歇期进食的"灵活战术"。饮食应以富于糖分、蛋白质、维生素，而且容易消化的饮食为好。准妈妈可根据自己的爱好，选择蛋糕、面汤、稀饭、肉粥、点心、牛奶、藕粉、苹果、西瓜、果汁等多样食品。每天进食4~5次，少吃多餐。

❷ 巧克力是最佳分娩食品

准妈妈分娩时需要足够的力量，而产力来源于食物。当前很多营养学家和医生都推崇巧克力，认为在各种食物中，当属巧克力为最佳分娩食品，完全可以充当"助产大力士"。理由有两点：一是因为巧克力营养丰富，含有大量的优质碳水化合物，而且能在很短的时间内被人体消化吸收和利用；二是由于巧克力体积小，热量高，而且香甜可口，吃起来很方便。因此，准妈妈临产前吃几块巧克力，对缩短产程，顺利分娩有一定帮助。

❸ 吃容易消化吸收的食物

这一时期准妈妈应多吃富含维生素K、维生素C的食物，而且食物要

容易消化吸收。菜肴制作上应以炖、煮、蒸、焯等烹调方法进行深加工，以减少胃的负担和便于吸收。除了均匀摄取5种基础食品类外，还应增加菜肴的种类，要制定丰富的食谱，如牛奶、紫菜、猪排骨、菠菜、豆制品、胡萝卜、鸡蛋等，口味要清淡一些，做菜的时候尽量使用天然调味料，并选择减少盐分的烹饪方法，如为了增加汤的味道，可以加入鱼或海带、紫菜、虾等鲜香食物。尽量不吃快餐、速成和加工食品。

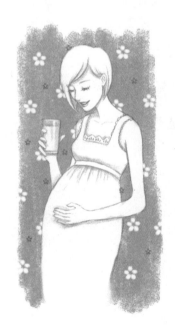

❹ 摄取可以促进母乳分泌的食物

准妈妈需要在这一时期提前为以

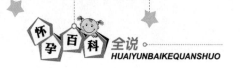

后的喂奶做好准备。维生素L有促进乳汁分泌的作用，这种成分主要存在于动物肝脏和酵母中。

此外，如果打算母乳喂养，从现在开始要以比平时多补充40毫克维生素C，因为新生儿的出生会使产妇缺乏维生素C。

打算母乳喂养的准妈妈要避免吃含有大量脂肪的食物。摄取高脂肪食品容易使乳汁变得黏稠并对喂奶产生一系列的不良影响，因此准妈妈在摄取肉类时需尽量食用瘦肉部分，而且最好避免吃凉性的食物和过咸的菜肴。

⑤ 芝宝贝营养餐推荐

牛奶麦片粥

主料：牛奶200毫升，麦片100克。

辅料：水。

做法：

① 将牛奶放入锅中煮开。

② 加入麦片，用勺搅拌均匀，用微火煮10分钟即可。

猪蹄黄豆汤

主料：猪蹄两只（约300克），黄豆100克。

辅料：精盐、黄酒、葱、姜各适量。

做法：

① 猪蹄刮洗干净，将每只猪蹄剁成4块，放入开水锅内煮开，捞起用清水再洗1次。

② 将葱一半打结，一半切末；姜切片。

③ 黄豆清洗干净，冷水浸泡使其膨胀，淘净后倒入砂锅，加水1000克，盖好锅盖，用小火煮2小时左右。

④ 将猪蹄放入沙锅烧开，撇去浮沫，加入姜片、葱（打结）、黄酒，改成微火炖至黄豆、猪蹄均已酥烂时，放精盐并用旺火再炖约5分钟，拣去葱结、姜片，加入葱末即可。

鸡肉粥

主料：稠大米粥100克，熟鸡胸脯肉20克。

辅料：鸡汤100毫升，盐适量。

做法：

① 将熟鸡胸脯肉切成碎末放入鸡汤内。

② 再将稠大米粥放入鸡汤内，用微火煮，放少许盐，用勺搅匀，待粥变稠后改为微火。

③ 滴少许香油，晾凉即可。

第三节　准妈妈的全方位保健

一、准妈妈日常生活保健与检查

1 避免独自出门

这一时期应避免独自出门，因为阵痛随时随地会来，有时可能比预产期提前分娩，即使出门也应尽量有家人陪同。另外，在身体疲劳的情况下也容易提前分娩，出门必定会使身体疲累，如果身边没有人是相当危险的，如果必须独自出门，应向周围的人告诉自己的行踪。出门时，随身携带医保卡等，以防紧急情况发生。

2 建立非常事态下的联络网

建立非常事态联络网，这样无论何时出现情况，都可以及时得到帮助。如医院联系电话、娘家和婆家的电话、月子护理机构和其他求助电话等。这样万一出现了意外情况也不用慌张，可以立即寻求帮助。

3 勤洗澡保持清洁

预产期越来越近，子宫的分泌物也增多，而且身体笨重易出汗，这时应该勤洗澡。身体清爽了，心情自然也就舒畅。应该注意的是，尽量不要到公共浴池洗澡，以免发生感染和危险。若发生破水或出血等分娩征兆，就不能再洗澡了。

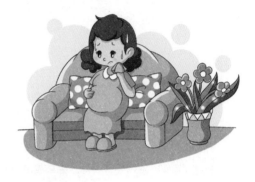

4 检查待产包是否装备齐全

准妈妈一般在怀孕7个月的时候就开始准备待产包了，现在只需要检查一下，是否遗漏了什么物品，以免因出现突发状况临时入院，而搞得手忙脚乱。准妈妈可对照下面的表格，检查自己的待产包准备情况，在已准备好的物品后打"√"。

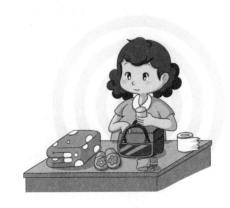

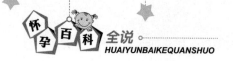
类型	名称及数量	说明	准备情况
妈妈用品	开襟外套1件	早晚或天气较凉时避免着凉	
	出院衣服（帽子）1套	出院时可不是大肚子啦，应准备合适的服装	
	哺乳式文胸2~3个	方便给新生宝宝喂奶，数量可替换即可。	
	束腹内裤2~3条	束腹内裤和束腹带的效果一样，两者结合起来穿效果更好	
	防溢乳垫1盒	垫在内衣里，吸收溢出的乳汁，可保持乳房干爽、清洁	
	产妇专用卫生巾1包	使用专用卫生巾可有效避免产妇感染	
	洗漱用品1套	牙刷、梳子、小镜子、脸盆、毛巾、香皂、洗衣粉等。毛巾要准备4~6块，分别用于擦洗身体不同部位，脸盆准备2个，一个洗脸、一个洗脚	
	护肤品1套	最好是旅行装，妊娠油分娩前后都应坚持使用	
	拖鞋2双	选择鞋底柔软、防滑的拖鞋，有亲人陪床的话，最好准备双人份	
	卫生纸、餐巾纸、湿纸巾若干	入院时不用带很多，这些东西随时都可以买到	
	带吸管的杯子1个	产后不方便起身时，非常实用	
	可加热的饭盒、筷子、调羹	盛饭盛菜盛点心都可，医院一般有微波炉，随时可以加热食用	
	吸奶器1个	可根据需要使用	
	妈妈食品若干	可提前准备好巧克力、红糖等食品	
	奶瓶、奶嘴各2个，奶瓶刷子1个	应准备两种不同容量的宽口径玻璃奶瓶。这些只是预先准备，如果新妈妈奶水充足，是用不上的	
	配方奶粉1罐	考虑到有些妈妈开奶困难或奶水不足，最好也先准备一罐配方奶粉应急	

续表

宝宝用品	新生儿衣服3套	根据季节来选择衣服厚度，一般不用频繁更换，够住院时替换即可	
	新生儿袜子2~6双，防抓手套2副	袜子在天气较凉时使用，手套可防止宝宝抓伤自己的脸	
	帽子2个	天气较凉时使用	
	抱被2条	用于保暖，宝宝睡觉时用	
	脸盆2个	主要用于洗宝宝的衣服及屁股	
	大毛巾2条	宝宝洗澡后擦身用，还可以在当薄被子盖，侧着喂奶时还可以垫在宝宝身后	
	口水巾若干	给宝宝擦洗用	
	纸尿裤若干	晚上使用	
	布尿片若干	白天使用	
入院重要物品	入院证件1套	双方身份证、产检病历及围产卡、准生证、医保卡、生育保险凭证	
	手机和充电器	有情况可以随时和家人联系，另外也需要看时间来记录阵痛、宫缩时间	
	相机、摄像机	给宝宝、新妈妈拍照、摄像留念，注意要确保电量及存储空间够用	
	银行卡和足量现金	两者都需要准备，一定要带好现金，买点小东西的时候也方便	
	笔记本、笔	可以记录阵痛、宫缩时间及宝宝出生时间、每次大小便时间等，以便于更科学地护理宝宝	

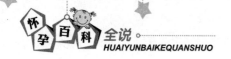
❺ 选好入院时间

有的准妈妈和准爸爸或许认为，早点入院岂不更保险一些，这虽然有一定道理，但如果入院太早，时间过长不生，就会精神紧张，也容易疲劳，往往引起滞产；入院太晚，又容易产生意外，危及大人和小孩生命。一般说来，出现以下征兆后入院比较合适。

宫缩。当子宫收缩间隔时间由长逐渐缩短，而且强度不断增加时，5～6分钟腹痛1次，持续30秒以上，应赶紧入院。

见红。分娩前24小时内50%的准妈妈常有一些带血的黏液性分泌物从阴道排出，称见红。这是分娩即将开始的一个可靠征兆，应立即入院。

破水。阴道内有清亮液体流出，主要是羊水膜破裂，应及早入院。

如果出现了有规律的阵痛后，准妈妈在做好心理准备的同时，还要立即去医院待产。第一次分娩时，阵痛

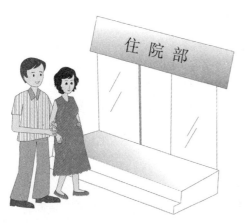

住　院　部

的时间比较长，因此，最好在规律性的阵痛间隔时间20分钟的时候再住院（如果家离医院比较远，要提前住院）。住院前应适当吃点食物，一旦阵痛开始，进食比较困难，有可能会出现呕吐，应当吃些容易消化的汤类或者果汁类食物。

❻ 按时进行产检

怀孕第10个月，准妈妈需要每周做一次产前检查。让医生进行胎心监护、B超检查，了解羊水以及胎儿在子宫内的状况。如果超过41周还没有分娩迹象，准妈妈就应该住院催产了，因为逾期过久，胎儿在宫内将面临缺氧危险。临产前，准妈妈还要做一次全面的检查，为宝宝的顺利来到人间做好"铺垫"。

胎动计数。准妈妈可以进行自我监护，从而关注胎盘的健康状况。由于每个胎儿的活动量不同，准妈妈自感胎动数的个体差异很大。如果胎儿在12小时内的活动次数少于10次，或逐日下降超过50%而不能恢复，或突然下降超过50%者，提示胎儿缺氧。准妈妈应高度重视，及时采取左侧卧位，增加胎盘血流，并到医院做进一步检查和治疗。

胎心率监测。借助仪器记录下瞬间的胎儿心率的变化，这是了解胎

动、宫缩时胎心反应的依据，同时可以推测出宫内胎儿有无缺氧。

B超检查。第37～38周，目的是监测羊水量、胎盘位置、胎盘成熟度及胎儿有无畸形，了解胎儿发育与孕周是否相符，这次B超将为确定生产的方式提供可靠的依据。

血检查。提供了静脉血、指血之后，准妈妈还得贡献出一点耳血，以检测其体内激素水平是否在正常范围内，从而间接地了解胎盘功能是否正常。

胎位检查。确认胎位是临产前很重要的一项检查，医生会告诉你胎儿是头位（头先露）、臀位（臀先露），或属于其他异常胎位。这是确定准妈妈自然分娩还是手术助产的重要依据。

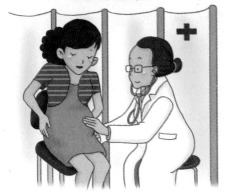

判断胎位

7 分娩前的思想准备

分娩临近，准妈妈及家人要做好分娩的思想准备。愉快地迎接宝宝的诞生。准爸爸应该给妻子充分的关心和体贴，周围的亲戚也应及时地送上自己的关心与问候，好友及医务人员也必须给予准妈妈支持和帮助。实践证明，思想准备越充分的准妈妈，难产的发生率越低。

怕痛。准妈妈不要给自己增加心理负担，阵痛是子宫收缩压迫胎头扩张宫口所致。每个准妈妈都会经过阵痛而分娩宝宝，所以准妈妈要相信自己，别人能做到的自己也一定能够做到。可以学习呼吸法等减轻疼痛。

怕生在路上。准妈妈要了解临产的必备知识，掌握临产的症状，适时到医院就诊住院分娩，一般都不会发生这种尴尬且危险的情况。

怕受"二茬罪"。有的产妇在生宝宝时将顺产和剖宫产这两种方法都尝试了一遍，也就是受了人们常说的"二茬罪"。为此，很多准妈妈都害怕自己在生产过程中遭受"二茬罪"。于是就觉得，与其"生一次痛两次"，倒不如一开始就选择"一刀切"更保险，这样可以少受罪。

有不少产妇，一开始选择顺产，但碰到强烈的宫缩引起的阵痛，就紧张害怕，愈恐惧就愈痛，最后改变主

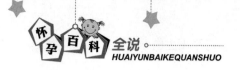

意要求剖腹，不愿配合医生和助产士的要求，加上亲人认为只要宝宝能尽快生出来，健康就好，没必要非得坚持顺产，这些都是导致人为"顺转剖"的情况。

专家认为，为了母子健康，准妈妈和家人都要正确看待"二茬罪"。

有时受"二茬罪"是有需要的。有的剖宫产必须要在自然分娩进行到一定时间后才做。即使一开始就决定要做剖宫产，也不能没有任何异常分娩先兆就上手术台，而是要经过一定时间的宫缩，待子宫下段肌层变薄，宫口张开几指后才开始剖宫产。

芝宝贝@你

并不是所有的产妇都适合采取剖宫产。为了害怕受"二茬罪"而选择剖宫产，是不明智的选择。剖宫产不论对产妇还是对胎儿的健康，都是有影响的。受了"二茬罪"的产妇虽然在产程中体力消耗较大，但在产褥期只要注意营养、休息及锻炼，身体也可以恢复得很好。

❽ 分娩前的身体准备

一般来说，很少有人正好是在预产期分娩，很多准妈妈都是在预产前两周分娩的。分娩前2周，准妈妈每天都会感到几次不规则的子宫收缩，经过卧床休息，宫缩会很快消失，这预示着分娩即将来临。如出现这种症状后，准妈妈仍需要保持正常的生活规律，为分娩准备充足的体力。

饮食上要吃些容易消化吸收和富有营养的食物，如牛奶、鸡蛋、新鲜的蔬菜、水果等。要保证有充足的睡眠时间，每天应有1个小时左右的午睡时间。还应该做些力所能及的轻微运动，这对于分娩还是有好处的。

临产前应绝对禁止性生活，以免引起胎膜早破和产时感染。准妈妈必须保持身体的清洁，住院之前最好洗一次澡，洗澡时必须有人陪伴。妻子临产期间，准爸爸尽量不要外出，夜间要在妻子身边陪护，随时做好分娩准备。

❾ 做好分娩前的"软件"准备工作

怀孕、分娩是一项完整的系统工

程，而怀孕10个月就意味着这项工程已经进入冲刺阶段，也就是关键性阶段，因此，准备工作要越细越好。对大多数准妈妈来说，从父母、姐妹、同事、朋友以及邻居那里都会听到要准备些什么物品等，但这些往往是"硬件"准备，除此之外，还应做好分娩前的"软件"准备工作。

多了解分娩的相关知识。如看一些生育方面的科普书籍，参加准妈妈讲座，与有分娩经验的妈妈和医护人员交流等，使自己对分娩有一个系统了解，打有准备之"仗"。

了解何种情况下必须去医院，知道临产前的症状和现象，事先记下医生的电话，有情况及时询问，以免延误去医院的时机。

根据医院的路线，做好交通工具的准备。事先计算好医院离家有多远、乘坐什么交通工具去医院。在上下班时间交通拥挤时，从家里到医院大约需多长时间，最好预先演练一下去医院的路程和时间。另外，还要准备备用方案，以便当路线堵塞或交通工具不到位时选择。

预先安排好住院期间的工作和生活。如请人帮助料理家务，请同事帮助做一些工作，并事先与上司和同事打好招呼。

与准爸爸一起进行自然分娩的一些运动，包括拉梅兹呼吸运动、拉梅兹按摩镇痛及一些有助于分娩的辅助肌的锻炼等。

❿ 分娩前的预演

如果能在分娩之前模拟一下分娩的真实过程，相信真到了分娩的时候，准妈妈就不会那么恐惧和紧张了。所谓预演，就是医院为新妈妈进行的一个入院、待产、分娩过程，包括：开始有临产征兆、接诊、产床模拟、分娩等各个环节。医护人员做详细讲解并进行操作示范，使准妈妈了解每一个过程是怎样进行的，自己应该怎样配合，让新妈妈熟悉临产时的流程及分娩所用的设备。

产床。产床上设有利于新妈妈分娩的支架，有些部位可以抬高和降低，床尾可去掉。

胎儿监测仪。可时刻记录下宫缩和胎儿心跳，通过这种仪器可以了解胎儿情况。

保温箱。因新生儿的热量易于丧失，为防止体温降低，有时将其放入保温箱内。

吸氧设备。宫缩时胎儿的血液和氧气供应都会受到影响，吸氧会使新妈妈的氧气储备增加，增加对宫缩的耐受能力，对新妈妈和胎儿都有好处。

吸引器。胎儿在母体内处于羊水

包围之中，口腔和肺内有一定量的羊水存在，新生儿受到产道的挤压，羊水被挤压出去，可减少肺部疾患的发生。少数新生儿口腔内仍有羊水，甚至还会有胎粪，就需要用吸引器吸出。

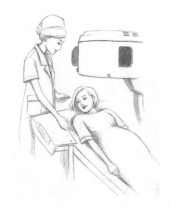

⑪ 练习分娩时的用力方法

分娩时如果能够熟练地用力，将对顺利生产大有助益，因此，这段时间准妈妈要多加练习，以便分娩时能够熟练地运用。如果实在不知分娩中究竟该如何用力，可以想象排便时的情形，向肛门或阴道口处用力，这样就可以将胎儿推向阴道。用力时，要紧紧抓住床头和床腰上的把手，或者固定住两条胳膊，只有摆出姿势才会有贴近真实的感觉和理解，总而言之，要尽可能地选择让自己舒服的动作。

⑫ 带着宫缩记录去医院

如果阴道有少量出血或有血样的分泌物流出，这就是"见红"，意味着即将分娩，如果出血量较少，或刚刚开始，也可以在家里观察，等到有规律的宫缩时再去医院。当准妈妈出现有规律的宫缩时，家人一定要将第一次宫缩时间准确地记录下来，并将此后每一次宫缩出现的时间和结束时间都一一记录下来。当宫缩逐渐规则，两次宫缩间隔越来越短时，如由每10分钟1次，每次持续半分钟左右，到每10分钟收缩2~3次，持续时间超过半分钟，且收缩强度增加，这就应该马上送医院待产了。别忘了，要带上已经记录下来的有关宫缩时间的详细记录，便于医生参考。

⑬ 感觉不到胎动怎么办

由于胎儿为了降临人世而进入骨盆，活动自然会减少。一旦下坠到骨盆里面，胎儿的活动就会变得迟钝，甚至会产生胎动几乎已经停止的感觉，这是正常现象，准妈妈不必担心。假如觉得不放心的话，准妈妈可以朝左侧身躺卧10分钟左右，就能感觉到胎动。如果24小时内感觉不到胎动，就要及时去医院检查。因为，有可能发生胎儿被脐带缠住脖子等情况。

二、敲响安全警钟

1 分辨假临产

临近预产期，准妈妈必须知道一种现象，即假临产。在分娩前2~3周，准妈妈会感觉轻微腰酸，有较频繁的不规律宫缩——其特点是收缩力强、持续时间短，常少于30秒且不规则，强度也不会逐渐增加；常常在夜间出现，清晨消失；子宫颈不随宫缩而扩张，不伴有血性黏液及流水。由于假临产多在夜间出现，使准妈妈彻夜难眠、疲劳不堪，增加不安或焦虑。所以辨别假临产迹象是很有必要的。那么怎样分辨假临产或者说真假宫缩呢？

分娩前宫缩（假性宫缩）。不规则，连续几人小时都没有明显的规律作用。没有进展，强度、持续时间、频率都没有增加。大部分出现在前面、腹部下方。从无痛到轻微的不舒服，比较像是压力，而不是痛。感觉子宫像一个很硬的球。如果改变姿势、走动、躺下、泡个热水澡或淋浴，反应就不那么剧烈，也不那么难过。

分娩宫缩（也称为真实宫缩）。有规律，有进展；越来越强、持续更久、次数更多。宫缩的时间变长（持续20~30秒），间隔则缩短（5~6分钟）。大部分出现在腹部下方，但是会扩散到背部下方。

从不舒服的压力到紧绷、拉扯的痛。但是通过有意义地放松其他部分的肌肉，这种痛是可以克服，甚至可以减轻的。如果是躺着，维持这个姿势；如果不是，就改变姿势。走动可能会更痛。通常会见红。

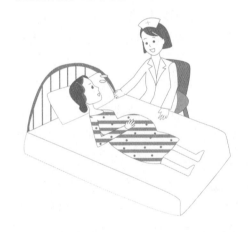

2 准妈妈不可不提防胎盘老化

胎盘老化是很多准妈妈在产检时都会遇到的问题，但是大部分准妈妈对于胎盘老化没有一个正确的认识，而且会为此担心不已。到底什么是胎盘老化呢？胎盘老化会影响胎儿的健康吗？

所谓胎盘老化只是胎盘功能减退的一种通俗的说法。成熟程度越低说明胎盘的功能越好，能为胎儿提

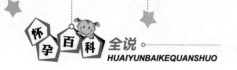
供的营养也越多；胎盘的成熟度越高说明胎盘的功能越低，有胎盘老化的可能。胎盘老化的结果是造成胎儿缺氧、营养不良、发育迟缓以及胎儿窘迫，甚至死胎、死产、新生儿窒息等，其远期后果是造成胎儿脑细胞坏死、发育不良，最终酿成弱智儿。

胎盘老化的原因。胎盘提前老化多是过期妊娠，或准妈妈存在妊娠合并症，如妊娠高血压、糖尿病等，导致胎盘血液供应减少，加速胎盘老化。

胎盘老化对分娩和胎儿的影响。胎盘老化可以让剖宫产增加，因为胎盘老化，羊水过少，增加胎儿宫内窘迫发生率，也增加了剖宫产率。另外，宫缩乏力，滞产也是一方面原因。胎盘老化还可能使产后出血发生率高，原因是剖宫产率增加，出血量增加；胎儿偏大影响子宫收缩；孕激素多，雌激素少，宫缩乏力，滞产。

胎盘老化对胎儿也有一定的影响，如宫内窘迫增加；新生儿窒息发生率高；围产期死亡增加等。

胎盘老化怎么办？怀孕早期胎盘没有分级的，在怀孕晚期胎盘成熟以后一般分为Ⅰ级、Ⅱ级、Ⅲ级三个等级。在孕晚期的时候，大多数是Ⅱ级或者Ⅲ级，这个时候Ⅰ级以及Ⅱ级都是提示胎盘成熟了，如果是Ⅲ级早期提示胎盘已成熟，胎盘功能尚可，Ⅲ级晚期提示胎盘已趋向老化，胎盘功能已减退。当准妈妈的胎盘到达Ⅲ级时，不一定说明胎盘已经老化了，就比如，一个苹果，从外表看着成熟了，但是里面不一定完全成熟。同样的，从外表看一个不成熟的苹果，则可能因为蛀虫等因素已经老化，不再新鲜。因此，不能只从胎盘分级来判断胎盘是否老化，还要结合其他临床指标及资料综合进行分析。如果胎盘老化，就逐渐失去为胎儿提供营养的功能了，所以一般胎盘老化，就建议要结束妊娠尽快生比较好，防止胎儿随时出现异常。

如何预防胎盘老化？准妈妈在饮食上应少吃多餐，多吃蛋白质含量高的食物，如鱼、蛋、肉类、水果、蔬菜也要多吃。如果平时补钙，就可以减少分量或是停掉，因为大量或过早补钙会造成胎盘过早老化、钙化。在生活起居方面，要保持正常的生活作息，勿熬夜劳累，常保持身心舒缓。每天进行适度的运动，如散步、慢走，以促进全身血液循环。每日计数胎动，常关注腹中胎儿状态。定时产前检查，及时了解胎盘情况。

❸ 临近预产期应注意的事项

调整好心理。越临近预产期，准妈妈对分娩的紧张、恐惧越严重，这种不良的心理不仅会影响准妈妈临产前的饮食和睡眠，还会妨碍全身的应激能力，使身体不能很快进入待产的"最佳状态"，因而影响正常分娩。严重者可影响产程进展，针对这种情况，不仅准妈妈自身应努力加以调整和克服，准爸爸及家人也要给予信心和鼓励。

要保证正常的饮食起居。由于分娩需要消耗很大的体力，因此，临产前一定要吃饱、吃好。心情要放松，保证充足的睡眠。

临产前还要适当运动，不要长时间在床上躺着，最好做一些有助于分娩的运动，但也不宜活动过量。

❹ 需及早住院的情况

若发生胎膜早破，虽未临产也应住院。

自觉胎动明显异常者（过少或过多）。

围产检查发现胎心异常，或脐血流异常者。

产前有阴道出血者。

有并发症和合并症的准妈妈。如妊娠高血压疾病、妊娠期糖尿病、妊娠合并心脏病等。

确诊为前置胎盘，即使不出血也应提早住院。

已经超过预产期1周，但无任何临产迹象者。

产前检查发现羊水过多或过少者。

胎位不正或骨盆狭窄。事先已决定做选择性剖宫产者，应在预产期前1~2周入院。

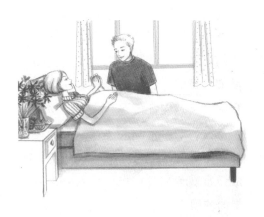

双胎妊娠者，应提前1~2周入院。

一般情况下，无并发症的准妈妈不需要提前入院，等临产后再住院，以免休息不好或受一些不必要的刺激，同时也可减轻经济负担。而且，入院太早，长时间不生，准妈妈的精神会较为紧张，容易疲劳。

❺ 分娩时三种意外早知道

准妈妈临近分娩便会开始考虑能否顺利生产？生产过程会遇到意外

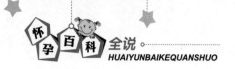

吗？一旦遇到意外该如何处理？如果能够及早了解在自然分娩过程中可能出现的比较常见的意外情况，并且知道医生及助产士将会如何帮助自己度过危险，那么在分娩的过程中则会表现得比较淡定，当出现意外的时候也会很好地配合医生及助产士，让自己顺利地生产。

意外1：会阴裂伤。

会阴裂伤是阴道分娩的常见并发症，随着医院分娩常规会阴侧切术方法的开展，会阴裂伤的发生率也随之增加。目前，国外妇产专家认为，在重度会阴裂伤众多可避免的危险因素中，会阴切开术似乎是最易导致重度会阴裂伤的原因中的一种。因此，不应做常规会阴侧切术，而是应该在需要时才侧切。

预防会阴裂伤的措施：给予时间使会阴适当变薄（当产妇用力分娩时听从助产士指导）；避免手术助产；避免会阴侧切，进入产房后可以向助产士提出要求不侧切；会阴热敷或使用油性物质按摩会阴（初产妇从34～35周开始用润肤油进行按摩直至分娩，每天一次，每次10分钟，要在医生指导下进行）；在分娩过程中保护会阴（由医生或助产士施行）。

意外2：产后出血。

美国家庭医生学会提出阴道分娩平均出血量在500毫升，剖宫产则在1000毫升。产后出血是分娩期严重的并发症，是导致全球产妇死亡和疾病的一个主要原因。

产后出血的处理措施：产后出血可引致产妇休克，严重者会死亡，故需紧急处理。当发生产后出血时医生与助产士的紧急措施包括：助产士立即呼叫增加人手，通知医生；同时立即按摩子宫并注意出血情况；严密观察产妇的生理体征（血压、脉搏、呼吸、体温）以便及早发现休克，若发现，应立即吸氧、保暖，建立静脉输入通道，静脉补液以补充液体；医生和助产士尽快找出引起出血的原因，通过检查子宫、抽血检验、检查胎盘、生殖道这几方面得出结果。

产后出血的预防措施：检查产前的血红蛋白，在产前纠正贫血；只有在胎心监护不正常描述的情况下，或是在会阴过紧影响分娩时，才可考虑进行会阴侧切；胎肩娩出时立即给予催产素，及时钳夹、切断脐带，并适当牵引脐带；助产士要密切观察产妇的生命体征和阴道出血状况，产妇本身也要注意自己阴道出血量多时及时告之助产士，目的是及时发现胎儿娩出后可能被忽略的慢性、持续性出血。

意外3：难产。

引起难产的原因有产力（子宫收缩乏力）、产道（骨盆解剖异常）、胎儿（巨大儿、胎位异常、胎儿异常）。

难产的处理：人工破膜，胎位异常的纠正，催产素催产，积极处理产程等方法，以上这些都必须由医生根据产妇当时的具体情况来做出适当的处理。总之难产有多种原因，需要一个全面、完整、多方面途径来预防和治疗。

怎样预防难产：医护人员需要耐心地处理产程进展缓慢的初产妇；应谨慎进行引产，尤其是对子宫颈状态不好的女性；提供训练有素的分娩支持，特别是对初产妇，有助于防止难产和手术分娩，倡议使用导乐分娩；产程进展异常可做人工破膜；提供非药物镇痛法，如呼吸放松法、分娩球、音乐、针灸、热敷、按摩、陪伴分娩等；在第二产程早期如果没有向下用力的欲望，助产士或医生应避免让产妇向下用力而使其筋疲力尽，可等待胎儿进一步下降出现的自然用力。

第四节　孕10月胎教指南

一、运动胎教：做好准备，顺利分娩

屈膝观顶

① 将双腿大幅度分开，两臂向侧面平伸。在这样的姿势下一

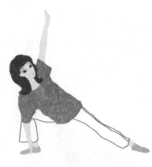

只腿慢慢弯曲过来，上半身向弯腿的那一侧倾斜。

② 一只手向地面伸出，另一只手伸向屋顶，同时双眼向上仰望，注意臀部不能下沉。

功效：增加平衡感，并使大腿内侧的肌肉变得柔软。

侧卧抬腿

① 在侧卧的姿势下让位于下方的腿微微弯曲或平伸。

② 另一只腿伸直，用手抓住靠上的一只脚使劲

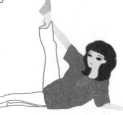

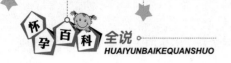
向上拉。

功效：放松臀部和大腿内侧的肌肉。

蹲坐运动

① 双脚大幅度分开站立，然后慢慢地蹲坐下，双手在身体前方撑住地面。

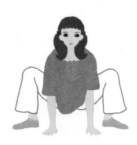

② 俯下上半身并伸直膝盖，从臀部开始向上抬举并站起身来。

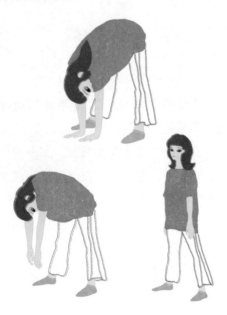

功效：放松大腿内转筋。

骨盆运动

① 双脚大幅度分开，竖膝而坐。两手抱住膝盖，一边靠鼻子用力吸气，一边让身体竖直，向前推动骨盆。

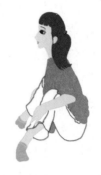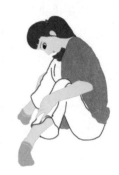

② 在从口中吐气的同时背部向后弓曲。

功效：可以使骨盆放松，并解除背部肌肉疲劳。

侧分双腿

① 双腿向两侧分开，将两膝弯曲起来并向上举起。在吸气、吐气的同时将上半身抬起，展开膝盖并用双手按住两侧的小腿肚子。

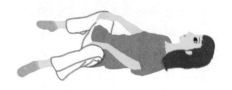

② 静止下来从1慢慢数到5，再次吸气并向后躺下。在重复2～3次以后身体向侧面躺下休息。

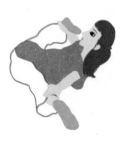

功效：对分娩更加有利，并使大腿内侧肌肉的柔软性得到增强。

二、按摩胎教：为产后做准备

针对产后抑郁症

① 用双手握住整个脚背，模仿掰开一个苹果的动作进行按摩，重复4~5次。

② 用大拇指和食指依次抓住5个脚趾中的每一个向上提拉。

③ 握住脚底向后扳，重复4~5次。

④ 用大拇指在脚踝侧边的子宫反射区上依照逆时针方向画圆。

⑤ 用两手的大拇指从左右两侧对应着挤压脚底中心的涌泉反射区。一共挤按3次，每次4秒钟。也可以用一只大拇指进行按摩。

针对肥胖

① 把毛巾敷在脚背上，用双手握住整个脚背，模掰仿开一个苹果的动作进行按摩，持续1~2分钟。

② 从脚腕出发向膝盖方向摩擦，对两只脚轮流做这种按摩，持续1~2分钟。

③ 用大拇指轻按脚底中心的涌泉穴上3次，每次按4秒钟。

促进乳汁分泌

① 在脚底中心的涌泉反射区上按

4次，每次3秒钟。

② 向着对角线方向的输尿管反射区滑动按摩，重复9次左右。

③ 在位于脚踝内侧的膀胱反射区上挤压3次，每次持续4秒钟。

④ 用一只手抓住自己的脚，另一只手将五个脚趾一起向后扳动。

针对产后水肿

① 把毛巾敷在脚背上，用双手握住整个脚背，模仿掰开一个苹果的动作进行按摩，持续1~2分钟。

② 从脚腕开始向膝盖方向摩擦，就好像要让血液向上流动一样。对两只脚轮流进行这种按摩，持续1~2分钟。

③ 在脚底中心位置的涌泉反射区用大拇指轻按3次，每次4秒钟。

三、清静胎教：提高顺产概率

准妈妈在练习清静体操时一定要舒展眉梢并面带微笑。准妈妈可以选择一种舒适的姿势坐下，同时要注意伸直腰部，正视前方，下巴略微向里收。

在呼吸法上主要采用自然的呼吸方式，有时也要根据情况做出深呼吸的动作。

两腿一起上抬

双手垫住头部，两腿一起上抬并

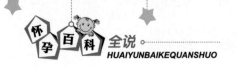
弯曲到胸部位置与胸口接触。

功效：促进腿部的气血循环，减轻腿部水肿和心律不齐的症状。此外还可以强化腰部肌肉，增加子宫的收缩能力。

双腿轮流上抬

平躺，弯曲左腿，然后抬起右腿与身体呈90度角，与此同时用双手垫住头部。尽可能长时间地保持这一姿势，然后把腿放下来之后休息片刻。

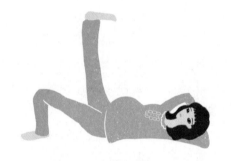

功效：预防并治疗腿部水肿，强化内脏器官并帮助消化。

双手推门势

双手手掌向前方完全张开。双臂分开与臀部同宽，举至肩膀的高度。

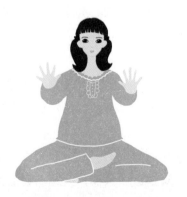

一边收缩手臂一边长长地吸气，在伸直手臂的同时再将气息呼出。重复4次。

功效：让内心安定下来并使腰部变得更加结实。对伸展准妈妈的骨盆也具有一定的好处，还可以疏通全身的气血，给胎儿带来充足的氧气。

叠手姿势

两手手指交叉向前推，先向上举，再移动到头后，最后头部向后倾。将此套动作重复2次。

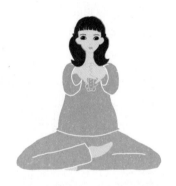

功效：疏通上半身的气血，帮助消化，强化肾脏的机能，解除腰部的疼痛。

站姿

此套动作可以从怀孕中期一直做到怀孕末期，能使人的大腿和骨盆腔变得结实，并能够促进全身的气血循环，提高顺产概率。

双脚分开与肩

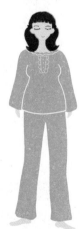

膀同宽，右臂向上伸直，手指朝向天空，左腿向前迈步并在空中弯曲成90度角。两侧轮流做，各重复5次。

功效：促进血液循环和新陈代谢，强化腿部肌肉和骨盆腔，提高顺产概率。

走姿

在空气清新的地方慢慢走动，与此同时重复将自己的手掌向内弯曲再向外展开的动作。

功效：将清新的空气传递给胎儿，通过深呼吸来提高胎儿的供氧量。适量的行走能够强化准妈妈腿部的肌肉并放松骨盆肌肉。

冥想

① 采用平躺或向侧卧的姿势。舒展眉梢，面带微笑。

② 让自己的颈部、肩膀、手、腿和脚都完全放松下来。

③ 让头脑保持一片空白，即集中注意力。

④ 想像孩子俊俏的面容以及其长大成人以后的模样。

⑤ 想像大自然的清静和广袤，可以想像大海、森林和清澈的河水等事物。

结束操

在练完清净操或冥想之后不要忘记收尾。主要方法是双手互搓发热之后摩擦自己的脸或耳朵。

抚摸脸颊：可以增加面部皮肤的弹性，起到美容的效果。

梳头：促进血液循环，使血压变得稳定，还可以起到治疗头部疾病和提升智力的效果。

抚摸耳朵：耳朵上的血管十分密集，按摩耳部可以对全身起到积极的作用。

抚摸大椎穴：大椎穴在第七节颈椎，也就是弯下颈部时位置最高的那节颈椎的下端。这样做不仅可以预防并治疗感冒，对支气管和肺也有很大的好处。

仙鹤点水：头部先向后倾斜，再往前伸，让自己的下巴在空中画圆。这样可以治疗颈椎和胸椎的疾病，并能放松颈部和肩部的肌肉。

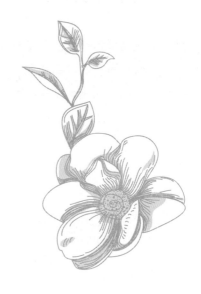

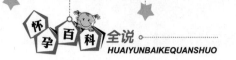

准妈妈读童话

丑小鸭变天鹅

一群小鸭顶破蛋壳，来到人间。最后一只小鸭也顶破了蛋壳，但是他长得好奇怪，因为和其他鸭子不同，他个子大，羽毛颜色也不一样。因为他和大家不同，所以大家都叫他丑小鸭。

丑小鸭受尽了同伴的嘲弄，心里十分不爽，决定离家出走。

丑小鸭开始了自己一个人的旅行，天黑前，他到了一个农户家，农妇收留了他。但是这家的猫和鸡合伙欺负他，丑小鸭只好又逃了出来。丑小鸭感觉很累，他觉得没人愿意接纳自己，他伤心极了。

他继续走，来到了湖边，他看到了正在湖里休息的白天鹅。"他们好漂亮啊，真让人羡慕。"丑小鸭羡慕地看着这群白天鹅。

这时，一只天鹅游了过来，对丑小鸭说："你也是天鹅啊，和我们一起玩吧！"丑小鸭非常吃惊，他简直不能相信，这是美丽的白天鹅说出来的话。他觉得是天鹅在嘲笑自己，伤心地低下了头。这时丑小鸭惊奇地发现了自己在湖水中的倒影，他变成了一只洁白美丽的天鹅，而不是以前那只丑小鸭了！

直到这时，丑小鸭才明白，自己根本不是什么丑小鸭，而是一只美丽的白天鹅。他浑身充满了力量，突然他觉得肩膀很痒，他试着张开了双臂，他发现自己的身体在变轻。

"哇！原来我这么棒啊，可以飞！"丑小鸭张开翅膀，与那只跟他说话的白天鹅一起飞到了湖水中央，湖中的白天鹅都欢迎他，丑小鸭再也不伤心孤独了。他现在有一群好朋友，他们都有一双会飞的美丽翅膀。

——改编自安徒生童话《丑小鸭》

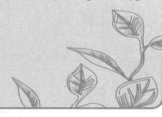

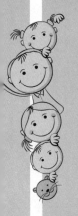

第十二章

我终于"面世"啦

亲爱的爸爸妈妈，我是不是快与你们见面了，因为不仅我自己做好准备，妈妈的身体也发生变化了。现在，妈妈的体内每隔几分钟就掀起一次轩然大波，来自四面八方的力量都挤向我。我跟着一种难以描述的神奇力量到达与你们见面的必经之路。

整个过程真是一个奇迹，我就像逃离囚笼的魔法师一样，奋力向外挺进，这时妈妈也用尽全力把我往下挤，在一次次反复用力后，我终于探出了脑袋，然而努力并没有结束，我还需要灵巧地转动自己的身体，先是一个肩膀，然后另一个。终于，我从昏暗、温暖、狭小而熟知的世界当中滑了出来，这时有了光，有了清凉……

然后，伴随着我的啼哭声，妈妈笑了，所有人都笑了。爸爸妈妈，我来啦！

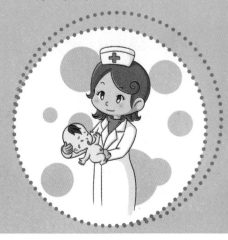

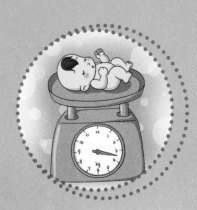

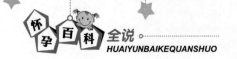
第一节 分娩方式的选择

一、分娩四要素

分娩方式按大类划分，可分自然生产与剖宫生产两种，其中自然生产又分若干种。在正常情况下，自然生产（顺产）无疑对母婴更有利。大多数产妇可顺利分娩。自然生产的进展需要有四个主要因素，如果这四个因素都很正常且互相协调，就可顺利分娩。如果其中之一达不到要求，就有可能增加产程的难度。

产道。由骨产道（骨盆）和软产道（子宫下段、子宫颈、阴道、会阴）组成，是胎儿娩出的通道。产道可以通过孕期骨盆测量和阴道检查或X光骨盆测量做出较为准确的判断。

胎儿。胎儿的姿势、产式、体态、位置、头围、胸围，胎儿的数目及胎儿的健康状况等，到孕晚期也可大致做出判断。

产力。主要指宫缩力，其次为腹肌的收缩力。产力在分娩中起重要作用，也只有产力这个因素，在临产之前还是个未知数，要到临产后才能看出、判断会不会难产。

精神。指产妇分娩过程中的精神状态。紧张、害怕、担心都有增加难产的可能。消除恐惧、焦虑情绪，精神状态好了，才能体力充沛，顺利度过分娩过程。

产道、产力、胎儿及精神这四个要素互相联系、互相影响，在产妇的配合下，医生根据情况全面判断，才能使分娩顺利进行。

二、自然分娩

自然分娩是指在有安全保障的前提下，通常不加以人工干预手段，让胎儿经阴道娩出的分娩方式。它是一种自然的生理现象，也是最理想、对母婴最安全的分娩方式。

很多产妇对自然分娩的恐惧主要来自疼痛。在自然分娩过程中，由于子宫阵阵收缩，会有腹痛而且相当剧烈，由此带来肉体上的痛苦和精神上的紧张，会让很多产妇望而却步。

自然分娩对产妇和新生儿有很多好处。

临产时随着子宫有规律的收缩，胎儿的胸廓受到规律性的收缩，使胎儿的肺迅速产生一种叫做肺泡表面活性物质的磷脂，因此出生后的新生儿，其肺泡弹力足，容易扩张，很快建立自主呼吸。

在分娩时，胎儿由于受到阴道的挤压，呼吸道里的黏液和水分都被挤压出来，因此，自然分娩的新生儿一般不会患吸入性肺炎、新生儿湿肺等疾病。

据有关资料报道，通过阴道分娩的宝宝，由于大脑受到阴道挤压而对今后的智力发育有好处。

从阴道自然分娩的新生儿经过主动参与一系列适应性转动，其皮肤及末梢神经的敏感性较强，为日后身心协调发育打下了良好的基础。

临床证实，自然分娩产后感染、大出血等并发症较少，产妇产后体力恢复很快。

自然分娩的产妇母乳喂养的成功率高。

当然自然分娩也有一定的弊端。如，一般初产妇从分娩开始到结束，需要十几个小时，在这漫长的时间里阵痛的频率和强度都在不断增加；可能会有骨盆腔、子宫脱垂、膀胱脱垂的后遗症；会阴的裂伤和阴道的裂伤

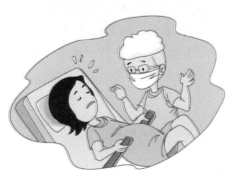

也是常见的；产后还可能因子宫收缩不好而造成出血，如产后出血得不到控制，就需要紧急采取剖宫产处理，严重者会需要切除子宫，甚至危及生命。

虽然自然分娩需要产妇承受很大的痛楚，但鉴于这种分娩方式对母婴好处的无可替代性，在条件成熟的情况下，建议产妇还是勇敢地选择自然分娩，亲自给怀胎十月的这段经历画上一个完美的句号。

三、无痛分娩

其实无痛分娩并非真的没有疼痛，只不过是疼痛相对减轻一些，让产妇容易忍受的一些方法，这在医学上称之为产程镇痛。产程镇痛共分两类：其一为精神预防性无痛分娩；其二为药物镇痛。

精神预防性无痛分娩。临产时，由于子宫收缩，宫颈扩张，给产妇造成了疼痛，这是分娩过程中的生理现象，正常人是具备承受这种疼痛的能力的。然而，大多数产妇，特别是第一次分娩的产妇，由于精神状态处于紧张、恐惧、焦虑、信心不足之中，对这种疼痛就会更加敏感，因此，要做到精神预防性无痛分娩，对产妇和家人来说，分娩前，一是要掌握一些有关孕产知识，对分娩中所发生的阵

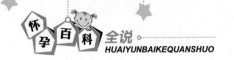
痛有所理解；二是参加孕产学习班，听医务人员讲解有关妊娠和分娩的知识，这样可消除恐惧、焦虑心理，增强顺利、安全地生下宝宝的信心和勇气。对医务人员来说，在产程中，要指导产妇在宫缩增强以后，做缓慢的深呼吸，可以减轻阵缩时的疼痛感觉。近年来开展的家属陪护待产，使产妇感到安慰，痛苦之时，有亲人在旁守护，就可增强对疼痛的耐受性。另外，产程中正确的呼吸及多种姿势分娩，也可以起到减轻疼痛、稳定情绪的作用。

药物镇痛。药物镇痛可起到镇静、安眠、减轻惧怕及焦急心理的作用。

镇痛分娩仪。当产妇出现规律性宫缩后，可使用镇痛分娩仪，可以起到缓解疼痛作用。

硬膜外腔阻滞镇痛。这是利用硬膜外腔阻断支配子宫的感觉神经，达到减轻疼痛的目的，镇痛效果较为理想。但也存在一定的危险性，如麻醉剂过敏、麻醉意外等。由于在操作时程序比较繁琐，在整个分娩过程中，需要妇产科医生与麻醉科医生共同监督、监测产妇情况。

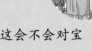

准妈妈问

临近预产期的时候，我就打算接受无痛分娩，不知道这会不会对宝宝有不良影响？

专家答

无痛分娩是指在维护产妇和胎儿安全的原则下，通过正确用药，不影响子宫规律性收缩，阻断分娩时的痛觉神经传递，从而达到避免或减轻分娩痛苦的目的。目前，无痛分娩多采用硬膜外麻醉，可以达到95%以上的镇痛效果。分娩镇痛是能提高产妇在生产时的自控能力和信心，也更安全。这是一项成熟的技术，母婴的不良影响很小，对产程及母婴无明显影响，产妇在生产时很清醒，可参与生产过程。

四、剖宫产

剖宫产是一个重要的手术助产方法。假如胎儿的情况危及（脐带受压）或胎盘不能给予胎儿足够的营养和氧气，或胎盘堵塞了子宫口，那么实施剖宫产术是必要的。

由于剖宫产手术实行椎管内阻带麻醉，让产妇意识清醒，却感觉不到疼痛，所以很多准妈妈都乐于选择这种分娩方式。剖宫产虽然安全、快速，但这并不是分娩的最好方式，因为它有一些弊病：新生儿分娩时没有经过阴道分娩，对新生儿建立正常的呼吸功能是不利的。产妇进行剖宫产是一次较大的手术，失血也会比阴道分娩多很多，产后身体恢复也较慢。手术造成的出血、创伤，会使产妇身体变得虚弱，发生感染的机会也较多。手术过程中有可能会损伤腹腔等其他器官，造成日后的继发性肠粘连等病症。子宫在手术后会留下瘢痕，

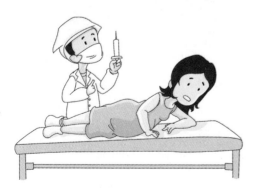

如果日后怀孕，有可能会发生子宫破裂的危险。

因此，产妇最好不要随便选择剖宫产。如果想使用剖宫产手术，必须由医生根据产妇和胎儿的情况做出正确的决断。

五、水中分娩

顾名思义，水中分娩就是在水里生产，即新生儿娩出时完全浸没在水中。在此过程中新生儿的头部必须是完全浸没在水中直到身体全部在水下娩出，随后立即将新生儿抱出水面。

水中分娩实际上是顺产的一个类别。这种分娩方式可以减少产妇在生产过程中的痛苦，舒缓压力。还可以降低剖宫产的概率。

但是，并不是所有人都可以进行水中分娩：年龄要求在20～30岁；患有疾病，并且具有流产史的产妇不建议采取水中分娩的方式，因为疾病往往会引起并发症，造成一些意外的伤害；胎儿体重超过3500克或者是双胞胎、胎位不正的产妇都不适合这种分娩模式。所以，分娩过程遵循医嘱非常有必要。

当然，水中分娩有其优点：可以减少产妇生产时的痛苦，缩短分娩的时间；能够降低产妇的血压，舒缓肌

肉压力，让产妇分娩过程中更加的轻松；水体的独特性可以让产妇自主寻找最舒服的姿势，能节省产妇体力，并且可以减少一些介入式治疗方式，比如，药物和外阴切开手术等。

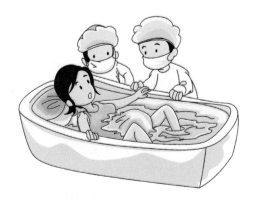

六、导乐分娩

导乐是希腊语"Doula"的音译，原意为"女性照顾女性"。在产妇分娩的全过程中，由一位富有爱心，态度和蔼，善解人意，精通妇产科知识的女性始终陪伴在产妇身边，这位陪伴女性即为导乐。主要是在整个分娩过程中持续地给予产妇以生理、心理上的支持与鼓励，帮助产妇克服紧张、恐惧心理；指导产妇运用正确的呼吸法，使产妇在舒适、安全、轻松的环境下顺利分娩。

那么导乐可以做些什么呢？她会陪伴产妇整个产程，一对一地负责产妇的生活起居，和产妇聊天、讲述各个产程的特点及注意事项，协助医务人员一起完成各项检查和治疗，使产妇不觉得孤独、寂寞和恐惧。在家庭化待产室里，除了导乐人员，还可以有家人的陪伴，使产妇在心理上更有安全感。

在分娩的阵痛期间，导乐会鼓励产妇下床活动，适当地进行按摩等，主要是从精神上给予支持。

芝宝贝@你

目前，我国已经有很多医院开展了导乐陪产的服务，大多数是由产房的护士完成的，也有接受过培训的人员。目前这项服务以妇幼保健院为多。准妈妈可以根据自己的情况和经济条件选择这项服务，最好在产前和医生进行很好的咨询和沟通。

第二节　痛而幸福的分娩

一、减轻产痛的几种方法

心情放松才能减轻产痛。阵痛来临时，产妇的心情一定要放松，同时用鼻子慢慢地、深深地吸气，再用嘴慢慢地、深深地吐出来。这样不断地重复，就可以有效缓解疼痛。

不要总躺在床上，而要在阵痛间隙在床周围走一走，或扶着产床左右扭胯部，这样既有助于胎儿头部下降，又可以减轻疼痛，同时还有利于顺利分娩。

播放节奏舒缓、音律优美的音乐。音乐可以缓解焦虑，转移对疼痛的注意力。尤其是听平时进行放松训练时使用的曲子，身心一定会得到的放松。

坐健康球（一种塑胶材质并有一

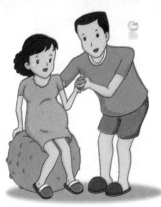

定弹性的圆球，直径1米左右，也叫分娩球）。产妇在宫缩期间坐在上面并自己上下晃动身体，可帮助放松躯干和会阴，特别是在分娩早期，可减轻痛感。

二、分娩所需要的时间

分娩，是指从有规律的子宫收缩开始，到胎儿和胎盘娩出为止。所用的时间称产程。可分为子宫颈扩张期、胎儿娩出期、胎盘娩出期三个产程。三个产程所需要的时间是：

子宫颈扩张期，即从5~6分钟一次，有规律的子宫收缩到子宫口开全。初产妇需要11~12小时，经产妇需要6~8小时。

胎儿娩出期，即从子宫颈开全到宝宝娩出。初产妇需要1~2小时，经产妇一般数分钟即可分娩，最多不超过1小时。

胎盘娩出期，即从宝宝出生到胎盘娩出，需要5~15分钟，不超过30分钟。

可以说，分娩所需要的时间大多数在12~14小时。

三、为什么有的产妇做了剖宫产，却同时又行产钳助产

有些产妇行剖宫产，但手术记

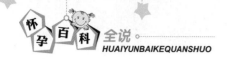

录上既有剖宫产术又有产钳助产术，怎么会同时做两种手术呢！其实，这并不奇怪，一般剖宫产医生是用手取胎头，当宝宝相对较大、胎头位置较高、羊水较少或麻醉不够满意，用手取胎头困难时，医生就可能需要借助产钳取头，一方面可以减少手的占位，另一方面可以固定胎头，使宝宝能顺利娩出，这种产钳一般无任何损伤，相反可以减少切口延伸导致出血的可能。

四、分娩时的呼吸技巧

分娩主要是靠呼吸来调节气力，因此，呼吸技巧掌握得好坏，直接关系到分娩是否能顺利进行。因为分娩时产程不同，因此，医生就会要求产妇不断变换呼吸法，以适应分娩的需要，一般有以下这些呼吸技巧：

1 助产呼吸：上胸式

阵痛末期阵痛程度会加剧和增长，次数亦会转频繁。每次阵痛开始和结束都用全胸式呼吸，中间部分用上胸式呼吸，以便尽量放松下腹，减轻疼痛。

① 半坐卧，双膝屈曲，手放于上半胸前。

② 口微微张开，用口轻吸气，然后轻吹气。

③ 只用肺上半部像吹熄小蜡烛，不需太用力。

2 助产呼吸：腹式

① 阵痛停止时，用腹式呼吸保持放松。

② 屈起双腿仰卧，手放于上腹位置。

③ 用鼻吸气，感觉腹部同时鼓起，然后将手放松。

④ 口轻轻呼气，腹部同时慢慢回复原位；手轻轻按下。

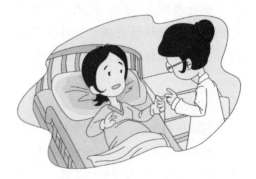

五、产妇在生产过程中如何配合医护人员接生

分娩是一种自然的生理现象，大部分准妈妈都能顺利完成，可以通过拉梅兹呼吸法和按摩法缓解疼痛，因此，不必过分紧张和恐惧，更不要因疼痛而乱喊乱叫，因为这样反而会阻碍产程进展，引起难产。记住，

只有和医生很好的配合，才是减轻产痛、顺利分娩的有效办法，具体配合如下。

第一产程，尽量下地活动，或同别人聊天，以分散注意力。抓紧时间吃一些面条、蛋糕、粥、巧克力等食物。一有尿意、便意要及时排掉，以免过度膨胀的膀胱和充盈的直肠影响胎儿的下降。宫缩时让准爸爸按摩身体，宫缩间隙时，尽量放松全身肌肉休息，以保存体力。如果感到疼痛得难以忍受时，在子宫口开大2厘米时要求医生行镇痛。

第二产程，根据医生的指导在宫缩时配合用力。正确动作是双腿蹬在产床上，双手握住床把，或取抱膝位，或取蹲位。宫缩时，先深吸气，然后屏住气像排便一样向下用力，尽可能屏得时间长点，紧接着做一次深呼吸后再深吸一口气，再屏气用力，这样每次宫缩时用2～3次力。宫缩间隙时，全身放松，安静休息。准备迎接下一次宫缩。这时胎头接近阴道口，外阴和肛门部位由于胎头压迫骨盆底，因而显得膨出。胎头随着每次宫缩向前移动，当宫缩消失时，可能又会稍向后滑进少许。如出现这种情况不要泄气，这完全是正常的。

当胎头的顶部可以看见时，医生会告诉产妇不要太用力，因为如果胎头娩出太快，会阴处的皮肤可能会撕裂，产妇可用几秒钟的时间喘喘气。胎儿即将娩出时，应按医生的要求张口哈气，以减轻腹压，防止产道裂伤。

第三产程。胎儿娩出后，可略休息3～5分钟，仍会有宫缩，只是这时的宫缩相对来说是无疼痛的。再轻微用力，使胎盘、脐带等全部娩出。随后，医生会替产妇收拾整洁，如外阴

芝宝贝@你

拉梅兹分娩呼吸法是1951年由法国医生拉梅兹博士整理而成，因此被称为拉梅兹分娩法。拉梅兹分娩呼吸法，也被称为心理预防式的分娩准备法。这种分娩呼吸方法，从怀孕早期开始一直到分娩，通过对神经肌肉控制、产前体操及呼吸技巧训练的学习过程，有效地让产妇在分娩时将注意力集中在对自己的呼吸控制上，从而转移疼痛，适度放松肌肉，能够充满信心地在分娩过程发生产痛时保持镇定，以达到加快产程并让婴儿顺利出生的目的。

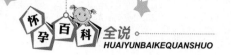

有裂口，则会做局部的缝合。

六、分娩不只是产妇的事

生宝宝对于女人来说是一道难过的关槛，怀孕生子真的需要女人具有很大的勇气。陪产可以使丈夫更能体会做女人的辛苦！这种经历会使丈夫更爱眼前这个为他生宝宝的女子。

1 在分娩中丈夫如何分担产妇的疼痛

作为男性，丈夫永远不能体会到生产的疼痛，所以就会出现两种相反表现，一部分人对妻子分娩的疼痛漠不关心，另有一部分人则过于敏感，妻子一痛就不知所措。这两种表现都不利于顺产，也不利于夫妻感情的增强。妻子在分娩时，丈夫应当尽可能帮助她减轻疼痛，才有利于顺产，丈夫可以从以下四个方面入手。

在分娩前及分娩初期和准妈妈一起学习分娩的知识，练习一些分娩的方法，让其坚定顺产的信心；在准妈妈宫缩来前说一些有趣的事、笑话或故事来分散她的注意力，减轻疼痛；与准妈妈一起做已经在产前学到的呼吸法、按摩法来减轻疼痛；与医生沟通，采用一些药物和非药物的镇痛方法来减轻疼痛。

2 丈夫在分娩中的配合

丈夫陪产能让产妇感受到是两个人在共同承担分娩的痛苦和享受宝宝出生的欢乐，同时陪产还能增加顺产率。但有个别丈夫陪产达不到效果，甚至还干扰了正常产房的工作，要避免这种不良影响，丈夫就要了解陪产中如何配合。

一方面和妻子的配合。要理解妻子，给她以精神上的支持和心理上的安慰。想方设法减轻妻子的疼痛。要热情地服务好妻子的日常生活。

另一方面是和医生的配合。要遵守产房制度，因产房要求无菌环境，不要随意出入产房。不要急躁，多与医生沟通，在医生与妻子间起协同作用，说服她尽可能顺产。对医生的检查、处理不要加以干预，如有不理解要及时沟通，与医生之间增强互相了解、互相信任，千万不要敌对。

总之，无论哪一方面的配合，都离不开对分娩过程的了解，所以，要做到很好的配合，生产前应学习相关知识，对分娩的知识了解越多，越能配合好。

3 丈夫如何陪产

很多时候当丈夫有机会成为生产助手时，却不知怎么陪产，以下几点有助于丈夫陪好产。

多多鼓励产妇。产妇挺个大肚子，动作不便，难免会缺乏毅力或是一时做不好，因此，要用鼓励的口气，不要用命令的语调。产妇有时不愿意练习时，暂时不要强迫她，因疼痛可能会显得紧张、不稳定，因此丈夫要多体谅，如果产妇不愿被按摩或呼吸节奏做不好，就安抚她，暂时顺从她的想法。

在陪产中，丈夫不要制造紧张气氛，要扮演各种角色，为产妇打气、加油，自己不要手忙脚乱，不停地问医护人员怎么办，这样做只会让产妇更紧张。

七、什么情况需要做侧切术

会阴侧切术是帮助产妇顺利分娩的一种常见方法，不过并非所有的产妇顺产时都要做会阴侧切术。只有在以下这几种情况，医生才会实施会阴侧切来帮助产妇顺利分娩。

会阴弹性差、阴道口狭小或会阴部有炎症、水肿等情况，胎儿娩出时难免会发生会阴部严重的撕裂。

胎儿较大，胎头位置不正，再加上产力不强，胎头被阻于会阴，这时必须切开会阴。

胎位不正，如臀位分娩需要助产

时，为了便于操作防止会阴裂伤，大多数产妇需切开。

35岁以上的高龄产妇，或者合并有心脏病、妊娠高血压综合征等高危妊娠时，为了减少产妇的体力消耗，缩短产程，减少分娩对母婴的威胁，当胎头下降到会阴部时，就要做会阴切开术了。

早产。早产儿虽小，但为了避免损伤娇嫩的胎儿，有必要把会阴切开。另外，早产儿颅骨软，抵御阻力的能力弱，易引起颅内出血，需切开会阴及时娩出。

子宫口已开全，胎头较低，胎儿有明显的缺氧现象，胎儿的心率发生异常变化，或心跳节律不匀，并且羊水混浊或混有胎便时，需要切开会阴。

八、新生儿出生之后的医疗处置

新生儿出生之后，医生要进行一系列的医疗处置。

清洁婴儿的鼻子以及口腔，然后用纤细的软管将气管中的异物除去，此时，人们就能听见出生后不久的新生儿响亮的啼哭声。

医生将其原本长长的脐带进行止血处理后，只保留3～4厘米，并在剪断后重新扎结（脐带在产后1周左右时

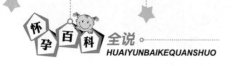
会自然脱落）。

用消毒水将进入新生儿眼睛里的羊水清洗干净，然后清洗干净新生儿，并再次对脐带进行消毒。

对新生儿实施阿普伽（Apgar）新生儿评分。为了全面了解新生儿的健康状况，在产后1～5分钟，可以实施阿普伽（Apgar）新生儿评分。大部分新生儿的Apgar分数在7～10分，状态良好。但如果新生儿的分数小于这个值就要根据具体情况处理。

在完成基本的医疗处置后，新生儿要接受几项基本检查。首先观察哭的样子和蹬脚的样子，然后观察从头到脚在外观上有无异常。用听诊器检查胎儿的心脏和肺部是否正常，并观察呼吸次数和呼吸方式。

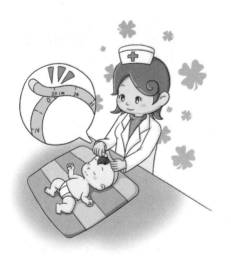

九、新妈妈要过好分娩后的第一天

经过了漫长、辛苦的十月怀胎，又刚刚经历了艰难、紧张的分娩，期盼已久的宝宝终于从妈妈的肚子里来到世上。当家人把注意力都集中在呱呱落地的小宝宝身上时，千万不要忽视历尽艰辛、劳苦功高的新妈妈，因为分娩后的第一天，对新妈妈来说是非常重要的。可以说，新妈妈今后身体恢复得如何，与产后第一天的养护密切相关，因此，家人一定要关注新妈妈产后的情况，调理好她的饮食，给她创造一个安静、舒适的休养环境。

1 分娩后的新妈妈情况

刚刚分娩后的新妈妈，就像是一个长跑运动员，经过了筋疲力尽的长途奔跑，最后终于拼尽全力冲过终点线那样，身体状况还没有从应激状态中解脱出来。

在未来24小时，新妈妈的体温会略有升高，但一般不超过38℃。在这之后，新妈妈的体温大多会恢复到正常范围内。由于子宫胎盘循环的停止和卧床休息，新妈妈脉搏略为缓慢，每分钟60～70次；呼吸每分钟14～16次；血压平稳，变化不大，如果是妊娠高血压综合征患者血压明显下降。新妈妈的子宫底大约在平脐或脐下一指左右，子宫一般在产后10天左右降入骨盆腔内。刚分娩后，新妈妈腹部出现阵发性疼痛，这叫做产后宫缩痛，这是由于宫缩而引起的，一般在2～3天后会自然消失。需要提醒的是，分娩完成后，新妈妈先抓紧时间休息一下，或闭目养神或打个盹儿，但不要睡着了，因为医护人员还要做产后处理，新妈妈还要给宝宝喂第一次奶，顺产的新妈妈还要吃点东西。

产后首先要注意预防产后出血。胎儿娩出后，如果在24小时内阴道出血量超过500毫升，称为产后出血，这是非常危险的。出血的原因与子宫收缩乏力、胎盘滞留或残留、产道损伤等有关。家人应立即通知医生，尽快查明原因，及时处理。

尽早开奶。这样可尽早建立催乳和排乳反射，促进乳汁分泌。同时，还有利于新妈妈子宫的收缩。

自然分娩的新妈妈，在分娩后3～4小时即可排尿。少数新妈妈排尿困难，发生尿潴留，其原因可能与膀胱长期受压及会阴部疼痛反射有关，应鼓励新妈妈尽量起床解小便。

注意会阴部卫生，每天清洗，应使用无菌卫生巾并及时更换。产后24小时内若感到会阴部或肛门有下坠不适感、疼痛感，应请医生诊治，以防感染和血肿发生。

❷ 饮食调理要本着易消化、有营养的原则

分娩是一项强大的体力劳动，即使是平时身体素质好的新妈妈，在经历了分娩之后也消耗了大量精力和体力，因此，要及时予以调养和补充。对新妈妈的饮食调理要本着易消化、有营养的原则进行。

产后第一天的饮食，一般要吃些半流质食物，如稀面条、小米粥等。

❸ 适当运动，促进身体复原

一般自然分娩的新妈妈6～12个小时就能起床做轻微活动，第二天可以在室内走动，做适宜的产后保健操。

产后第一天的保健操有以下几节：

手指屈伸运动。从大拇指开始，依次握起，再从小拇指依次展开。两手展开、握起、展开、握起，反复进行。

背、腕伸展运动。① 两手在前，握住，向前水平伸展。② 手仍向前伸展，背部用力后拽。两肘紧贴耳朵，两手掌压紧。坚持5秒，放松。③ 两手在前相握，手掌向外，同样向前伸展，握掌。坚持5秒，放松。

做深呼吸。用鼻子缓缓地深吸一口气，再从口慢慢地吐出来。

转肩运动。屈臂，手指触肩，肘部向外侧翻转。返回后，再向相反方向转动。

脚部运动。① 脚掌相对，脚尖向内侧弯曲，再向外翻。② 两脚并拢，脚尖前伸。紧绷大腿肌肉，向后弯脚踝。呼吸2次后，撤回用在脚上的力。③ 两脚并拢，右脚尖前伸，左脚踝后弯，左右交替。

颈部运动。仰卧，两手放于脑后，肩着地，只是颈部向前弯曲。复原，颈部向右转（肩着地），犹如向旁边看，然后向左转。

④ 冷暖适宜，不要太捂

对刚分娩后的新妈妈，大多数老人的观念是，宁热不要凉了，因此，有的新妈妈即使是在夏天分娩，也会捂得严严的，只露出手和脸。其实，这样做不利于汗液的蒸发，影响体内散热，严重时会造成产后中暑。正确的做法是，产后衣着应清洁、舒适，冷暖适宜，不能与气温相差太远。夏季注意凉爽，冬季注意保暖。

⑤ 注意建立良好的环境

新妈妈从产房转至病房后，亲友最好不要在此时来探望，因为，刚分娩后的新妈妈需要静养以恢复体力。有慢性病或感冒的亲友最好不要去探视新妈妈及新生儿，以免引起交叉感染。产房要注意通风，保持空气新鲜，但要注意避免直接吹风，室温控制在18℃～20℃。要注意产房卫生，在房间内不要吸烟，不要随便乱扔废弃物品，更不要大声说话。

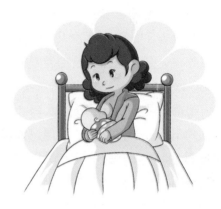

第三节　分娩过程中应注意的问题

一、剖宫产前后的注意事项

一旦决定剖宫产，各方面的准备工作都要注意到和做好。一是产前产后都要加强营养，多食新鲜的水果、蔬菜、蛋、奶、瘦肉、肉皮等，这样可以促进血液循环，改善代谢功能。

但忌吃辣椒、葱、蒜等刺激性食物，防止引起刺痒。二是预防性地应用抗生素。三是术前身体要清洗干净，术后勤换药，避免造成伤口感染、血肿。四是提前治疗一些慢性疾病，如营养不良、贫血、糖尿病等，因为这些疾病不利于伤口愈合，容易产生疤痕。

剖宫产前后不宜事项：

不宜进补人参。人参对人体有滋补作用，因而有人认为剖宫产出血较多，应该在术前进补人参，以增强产妇体质。其实这种想法是错误的。因为人参中含有人参皂甙，该物质具有强心、兴奋等作用，产妇食用后，大脑出现兴奋，这会影响手术的顺利进行。另外，食用人参后，会延缓产妇伤口的早日愈合。

不宜食用产气多的食物。产气多的食物易在腹内发酵，使肠道内产生大量气体而引发腹胀，因此，无论是术前或是术后，都不宜吃。产气食物有黄豆、豆制品、红薯等。

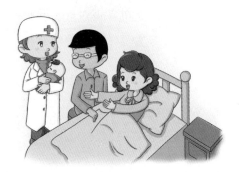

不宜过多进食。因为剖宫产手术会使肠管受到刺激，影响胃肠道的正常功能，肠蠕动相对减慢，对食物的消化有影响，如果吃得过多，必然加重肠道负担，不仅会造成便秘，而且产气增多，腹压增高，不利于康复。因此，术后6小时内避免进食。

二、要做好分娩过程中突发情况的思想准备

分娩过程中，很有可能出现一些意想不到的事情，如果出现突发情况，产妇一定不要慌张，听从医生的建议，并努力配合，这样才能保证母子平安。待产中可能出现的突发情况有以下几种：

胎头骨盆不对称。因胎儿的头太大，产妇骨盆腔过于狭窄，因而造成子宫颈无法开全，或胎头不再下降，出现这种情况时，医生往往采用剖宫产。

胎儿窘迫。若胎儿心跳频率下降，可能是胎儿脐带受到压迫，或胎头下降受到骨盆压迫。此时，医生会先给产妇吸氧、打点滴。如果胎心音仍未恢复正常，就必须立即施行剖宫产。

胎盘早期剥离。在待产中，如果产妇的阵痛不再是间歇性的，而是转

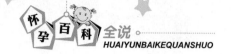
变为持续性的腹痛，且阴道出血有所增加，很有可能是胎盘早期剥离。如出血不止，会十分危险，必须实施剖宫产手术尽快取出胎儿，否则，不仅胎儿的死亡率较高，还会给产妇带来致命危险。

麻醉意外。 无痛分娩或剖宫产分娩都需要使用麻醉药，在使用一定剂量麻醉剂时，有可能出现过敏或麻醉意外。如果发生这种情况，医生需及时处理，以免发生危险。

脐带脱垂。 脐带脱垂大多发生在早期破水、胎头尚在高位及胎位不正时。脱垂的脐带会受到胎头压迫，使胎儿的血液及养分供应中断，极大地威胁着胎儿的生命。出现这种状况时，医生应当机立断实施剖宫产。

子宫破裂。 分娩过程中，子宫收缩时经不住压力的话，会发生破裂。此时，胎儿会暴露在子宫外，极为危险。尽管发生这种情况的原因尚不明确，但有过剖宫产或其他子宫手术经历的产妇，假如硬要施行自然分娩的话，就有可能发生子宫破裂。在这样的情况下，大部分胎儿都会死亡；如果不及时进行手术，产妇也会因为大

准妈妈问

我怀孕后经常看一些孕产的书籍，有的书中会提到，产妇分娩过程中有可能会发生休克情况，特别害怕，生怕自己分娩时也会发生，请问什么原因会导致发生这种情况，可以预防吗？

专家答

你完全没有必要担心，一般引起产妇休克的情况通常有以下几种：因各种原因引起严重出血时，往往会引起出血性休克，假如不立即采取输血等措施，极有可能造成胎儿大脑损伤或死亡；妊娠高血压综合征引起肺部浮肿时，也会造成休克；因胎盘娩出延迟而实施胎盘挤压法时，也可能造成暂时性的休克；因羊水过多或施行人工流产等造成腹压骤然上升时，也会引起休克。

防止这种情况发生的方法就是事先消除危险症状或采取相应的措施。因此，准妈妈在妊娠期间保持健康状态是十分重要的。

出血而危及生命。

胎儿急性假死。是指分娩前期没有什么异常，但是到了后期胎儿的心音急剧下降的情况，经常出现在过熟儿、妊娠中毒症、分娩时间过长时。胎儿处于假死状态时，要给产妇紧急输入氧气，以最大程度供给胎儿。同时要马上实施剖宫产或吸引分娩等方法，尽快将胎儿从子宫内取出，以确保安全。如果症状轻微，胎儿会马上恢复呼吸，不必担心。但是如果症状严重，需要对胎儿进行人工呼吸或氧气呼吸器。

三、自然分娩伤口养护要注意什么

自然分娩有时也会给子宫颈口和阴道组织造成一些损伤，小的损伤一般在产后会自行愈合，而阴道撕裂严重的，则需通过外科修补手术来缝合，使其尽快复原。随着医学的进步，自然分娩的伤口感染概率已大大降低。虽然这样，偶尔的会阴伤口感染还是会让产妇倍感痛苦。

会阴伤口感染出现症状一般会在产后3~7天内出现。刚开始，伤口边缘会有红肿现象出现且疼痛加剧，缝线会因此断裂，这时，伤口裂开流出血水或脓状分泌物，有些患者会出现

发烧现象。出现这些症状时，必须尽快就医。

为了尽快恢复如初，产妇自然分娩伤口养护中也不可大意，应注意下面几点：

用温水清洗会阴时，不要加入清洁液，因为它会使皮肤更加干燥，伤口更加疼痛，用清水清洗即可。

清洗会阴部时，可在水中加入5毫升优碘药水。

产后两周内，每天要养成检查伤口的习惯。可以用镜子检视或请家人帮忙察看，若出现红肿、裂开、流血水、流脓、发烧等现象要尽快就医。

若有感染，不可盆浴，应以淋浴的方式洗澡。

有尿意要立刻排尿，憋尿不利身体恢复，还易发生感染。

如果伤口有越来越痛的现象，要及时就医检查，看是不是发生了感染。

如果产妇的皮下脂肪较厚，则更易发生伤口感染，所以，产妇及亲属要特别细心地进行伤口护理。

四、过期妊娠

有的准妈妈已经过了预产期，却没有明显的临产迹象，这时，应及时住院。因为胎儿生长发育的物质基础，是靠胎盘吸收氧气和营养物质而

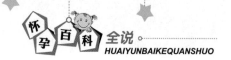

得到的。如果妊娠期已过，胎盘就要发生老化现象，这样会直接影响到胎儿氧气和营养物质的供应。严重时，胎儿会因缺氧、窒息死在宫内。即使胎盘功能始终如常，也会使胎儿体重偏重，有可能是巨大胎儿。另外，过期妊娠还会使羊水量不断减少，会在分娩时出现难产或产道受伤。总之，过期妊娠对准妈妈，尤其对胎儿都是极其有害的，应马上住院，及时引产或施行剖宫产。

五、分娩时发现羊水污染怎么办

产妇在分娩过程中，正常情况下羊水无色，羊水内可见胎脂。当胎儿缺氧，胎粪排入羊水使其变得混浊时，称为羊水污染。

羊水污染被认为是胎儿有缺氧迹象及健康和生命的指标，环境污染、病毒感染、产妇高龄均造成其发生概率增加。有研究表明，羊水污染导致出生后窒息的宝宝，容易患上重症肺炎，长大后语言、情感方面更容易产生异常，在以后的学习中容易有注意力不集中的现象。

羊水污染的程度可分为Ⅲ度。Ⅰ度：羊水淡绿色或黄绿色、稀薄；Ⅱ度：羊水绿色，质较厚，羊水内含有簇状胎粪；Ⅲ度：羊水黄褐色或褐绿色，质厚或呈黏稠状，量少。表明胎粪排出量多，时间久，若胎儿指甲、皮肤、脐带已有粪染，提示胎粪排出至少有4～6小时以上。

分娩时发现羊水污染怎么办？Ⅰ度羊水污染时，应严密监测，连续胎心监护，如无其他产科异常情况，不必过度干预，但仍应做好抢救新生儿窒息的各项准备。对Ⅱ度羊水污染的处理多同Ⅰ度。对于羊水Ⅲ度污染者，国内外医学界多认为，若伴胎心监护异常或羊水过少，因其新生儿患病率、死亡率显著增加，所以应实施剖宫产尽快结束分娩为宜。

如何避免羊水污染。正规且按时做产科检查，及早预防和发现妊娠糖尿病、妊娠高血压，及早发现孕晚期羊水减少。认真数胎动，36周以后每周做胎心监护1次，如发现胎动减少，要随时监护。准妈妈在孕晚期有发热、腹泻等感染时要及早就医，避免因感染因素引起胎儿宫内缺氧。

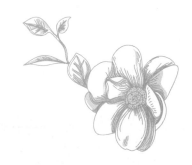

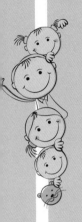

第十三章

科学坐月子

生完宝宝，新妈妈分娩的疼痛尚未消除，还要面对嗷嗷待哺的小宝宝，一定感到手足无措了吧。没必要紧张，这个月里，新妈妈的任务就是让自己更快恢复，不落下月子病，同时在家人的帮助下，照顾好娇弱的小宝宝。

很多新妈妈认为坐月子很折腾、很费心，其实科学坐月子并不难，坐好月子还可以改善准妈妈的体质，让准妈妈重获青春。怎样把这个至关重要的月子坐好，准妈妈一定要掌握科学方法。

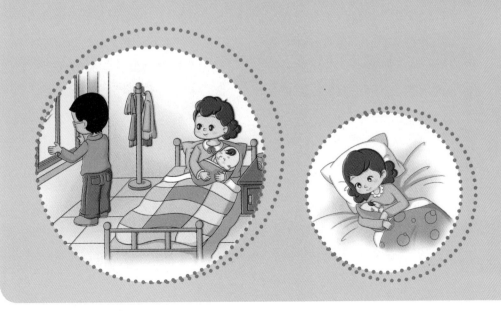

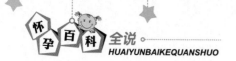

HUAIYUNBAIKEQUANSHUO

第一节 新妈妈的身体状况及护理

一、新妈妈产后各系统的变化

1 心血管系统

产后3天内，由于子宫收缩，大量血液从子宫进入体内循环，使回心血量明显增加，特别是产后24小时内，心脏负担加重，对于患有心脏病的新妈妈，产后一定要加强护理和监测，以防发生危险。

2 呼吸系统

新妈妈分娩后，因肺部不再受到挤压，已恢复到正常位置与状态，因此，呼吸会很畅通，不再有呼吸困难的情况发生。如果新妈妈产后有呼吸困难的现象，有必要到医院进行检查，一般需先排除肺栓塞的可能性。

3 泌尿系统

自然分娩的新妈妈，在产后6小时内，要特别关注排尿情况。因为经阴道分娩的新妈妈，膀胱在胎儿通过时受到挤压，而且又受到尿道周围组织肿胀、淤血、血肿或会阴切口的影响，致使新妈妈对膀胱涨满的敏感度降低，易产生排尿困难。如果在产后6小时内，新妈妈还未排尿，应予以导尿。另外，涨满的膀胱也影响子宫收缩，为此，产后新妈妈要尽快排尿。

4 消化系统

自然分娩的新妈妈由于分娩时能量的消耗以及体液的大量流失，产后会感觉到特别饥饿和口渴，可立即进食补充能量，最好吃面条、粥等半流质食物。这是因为新妈妈产后腹部压力降低，肠蠕动减慢，容易出现便秘，因此，要吃易于消化和吸收的食物。

芝宝贝@你

新妈妈如果实在排不出小便，可以用手按一按小腹部下方或使用暖水袋热敷小腹，以利于小便的排出。如果第一次大便解不下来，先不要着急，可多吃些蔬菜、水果，还要多喝水，睡前饮1小杯蜂蜜水。主食吃些面条、粥、汤等，均可缓解便秘。注意不要吃容易上火的食物。必要时，可在医生指导下服用果导片或使用开塞露。

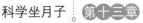

5 内分泌系统

分娩后，新妈妈的内分泌系统会有相应的变化。新妈妈体内的雌激素和孕激素迅速下降，至第7天可低于正常月经期水平，一般未哺乳的新妈妈平均产后10周左右就可以恢复排卵，哺乳的新妈妈可在4~6个月恢复排卵。恢复月经较晚者，在首次月经前多有排卵。内分泌系统的变化是很微妙的，直接受精神因素的影响，所以每个新妈妈都应该精神愉快地坐月子，使内分泌系统能够尽快地"正常运转"。

二、新妈妈产后乳房的变化

新妈妈在产后最初2~3天，会感到乳房增大，逐渐变坚实，局部温度增高，开始分泌乳汁。有时腋下淋巴结也会肿大、疼痛。一般经产妇开始乳汁分泌较快，有的人在分娩后12小时就开始泌乳，大多数人在2~3天内。初产妇乳汁分泌较经产妇迟，平均在产后第3~4天开始泌乳。

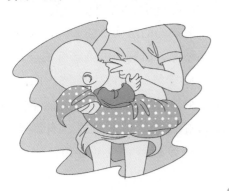

最初几天的初乳颜色发黄，含免疫性物质和胡萝卜素，营养价值非常高，可以增强新生儿的抵抗力。新妈妈一定要给宝宝吃初乳。1周后乳汁颜色变白，变为成熟乳。乳汁的分泌量随宝宝的需要逐渐增多，最高每天可达1000~3000毫升，产后6个月逐渐减少。母乳喂养不但对宝宝有好处，而且有利于妈妈身体的恢复，研究证实，宝宝对乳头的吸吮不但能促进妈妈乳汁的分泌，而且还能促进子宫收缩复旧。

三、分娩后阴道和外阴的变化

一般来说，剖宫产分娩对阴道、外阴及盆底组织影响不大，但自然分娩者，对阴道、外阴及盆底组织会产生一定的影响，产褥期如果不注意锻炼，将引起一些并发症。

分娩后阴道腔扩大，阴道壁松弛及肌张力低，阴道黏膜皱襞因过度伸展而减少甚至消失，于产褥期阴道腔逐渐缩小，阴道壁肌张力逐渐恢复，约在产后3周重新出现黏膜皱襞，但阴道于产褥期结束时尚不能完全恢复至未孕时的紧张度。

一般情况下，自然分娩后的外阴轻度水肿，可于产后2~3天内自行消退。会阴部若有轻度撕裂或会阴切口缝合后，均能在3~5天内愈合。

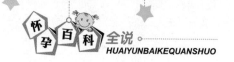
四、新妈妈产后身体的其他反应

❶ 恶露

分娩后，新妈妈的阴道里会流出一些排泄物，即恶露，主要由血液、脱落的子宫蜕膜组织、黏液等组成。正常情况下，在产后1周内，恶露为鲜红色，量比较多。到了第2周，血量逐渐减少，恶露为淡红色。以后逐渐成为淡黄色、黏稠的、量更少。产后3～4周基本干净。正常恶露有血腥味，但没有臭味。

❷ 体温

新妈妈分娩后，除产后第一天体温略高一些（但一般不超过38℃），其余时间体温基本都在正常范围内。在产后的3～4天，由于乳房开始充盈，血管扩张，导致乳房局部皮肤发热，也会引起体温短时间内升高，但不会持续时间太长。产后血压变化不大，较稳定。产后脉搏比平时稍慢些，呼吸略深。

❸ 出汗多

新妈妈分娩后一般出汗比较多，这是由于怀孕期间母体内增加了很多水分的缘故。分娩后这些水分就以出汗的形式排泄出来，属生理现象。相反，如果新妈妈分娩后出汗比较少或不怎么出汗，就需要找一找原因了。

❹ 便秘和小便困难

分娩后，大多数新妈妈可能出现便秘和小便困难的问题，一是新妈妈产后活动较少，肠道蠕动缓慢，所以容易发生便秘；二是分娩时胎儿头部压迫膀胱时间比较长，产后腹腔压力有所改变，使膀胱收缩力差，所以容易造成排尿困难。

五、坐月子期间的休养环境

经历了怀孕、分娩之后，新妈妈进入了产褥期（坐月子）。所谓坐月子，顾名思义，就是休养月余时间，这是非常重要的时期，不仅关系到新妈妈的身体健康，同时也关系到宝宝的健康，因此，对产褥期，无论是新妈妈，还是家人都要重视起来，要给新妈妈一个安静、舒适的休养环境，使新妈妈的身体尽快得到恢复。

新妈妈的房间不必太大，最好是坐北朝南，居室周围不要有嘈杂声，室内要安静、舒适、整洁、阳光充足、空气新鲜。因为，新鲜的空气能给母婴提供足够的氧气，有助于新妈妈消除疲劳，恢复健康，对宝宝的生长发育也极为有利。每天要开窗通风1～2小时，注意不要让风直接吹新妈妈和宝宝，还要避免对流风。新妈妈房间开窗通风时，新妈妈和宝宝可以暂时到别的房间，等通风完毕后再回来。

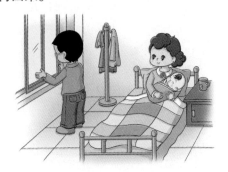

如果产褥期是在冬季，为了不使空气过于干燥，引起母婴上火，可在屋内放盆水或使用加湿器。湿度保持在60%～65%，以不感觉干燥为宜。

如果产褥期在夏季，而室内温度已超过了30℃，可根据需要适当使用空调，但要避免冷气直接吹向新妈妈和新生儿。空调的温度也不要太低，一般以24℃～27℃为宜，而且空调不应长时间开着，应间断使用，早晚定时开窗换气。

六、剖宫产后的自我护理

❶ 合理安排产后的饮食

新妈妈要多吃富含蛋白质的食物，这样可促进伤口尽快愈合。剖宫手术后6小时可吃些鸡蛋羹、蛋花汤、稀面条、藕粉等流质食物。第二天可吃粥、汤等半流质食物。还可选食一些有辅助治疗功效的药膳，以改善症状，促进机体恢复。

❷ 采取正确体位

剖宫产后，新妈妈应去枕平卧6小时，然后采取侧卧或半卧位，使身体和床呈20～30度角，这样有利于伤口的愈合。

❸ 坚持补液

防止血液浓缩，血栓形成，剖宫产的新妈妈所输液体有葡萄糖、抗生素等，这些均可防止感染、发热，并促进伤口尽快愈合。

❹ 及时排尿

手术留置的导尿管在手术后第二天补液结束后即可拔除，拔除后3～4小时应及时排尿。

❺ 注意体温

停用抗生素后可能出现低热，但一般不会超过38℃（这是生殖道炎症的早期表现），如超过则需要留院观察一段时间。如无低热就可出院，但回家1周内，还需要每天下午测体温一

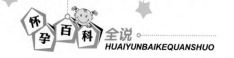

次，以便及早发现低热，及时处理，避免出现术后并发症。

6 注意阴道出血

新妈妈回家后，如发现恶露明显增多，出血超过月经量，要立即去原分娩医院采取止血措施，因其对新妈妈情况较了解，处理起来较方便。因为剖宫产后子宫有伤口，产后出血现象比较多，易造成出血性休克，因此，新妈妈及家人要密切注意阴道出血情况。

7 及早下床活动

剖宫产后，新妈妈应在麻醉消失后，适当活动胳膊和腿，做一做收放动作，术后24小时就可以翻身、坐起，并慢慢下床活动。因为适当的活动可促进血液流动，防止血栓形成，促进肠蠕动，还可防止肠粘连，有利于伤口早日愈合。

8 谨防伤口裂开

起床活动或咳嗽、打喷嚏、大笑时应注意幅度，最好用手压住伤口两侧，防止缝线断裂。

新妈妈问

我在坐月子期间，妈妈每天就让我躺着，弄得我很别扭，这样对身体有好处吗？

专家答

坐月子期间天天卧床大可不必。新妈妈在经历了分娩这一过程后，体力消耗很大，身体虚弱，感到很疲劳，但如果一直卧床，只会让新妈妈体质更加虚弱，不利于产后体能的恢复。顺产的新妈妈，产后要尽早下床活动，可以促进血液循环，有利于伤口的愈合、子宫收缩和恶露的排出，从而减少感染的机会。同时，还可促进肠蠕动，以及膀胱排尿功能的恢复，使大小便通畅。此外，还可减少下肢静脉血栓形成，促进盆底肌肉、筋膜紧张度的恢复等。早期下床活动，指的是轻微的床边活动及产后保健操等，对新妈妈的身体恢复有益无害。

第二节 新妈妈的饮食

一、自然生产的新妈妈饮食原则

新妈妈产后的饮食非常重要，关系到新妈妈的身体能否尽快、较好地恢复，但这并不意味着要无限度地给新妈妈加强营养。新妈妈在月子期间的饮食要遵循一定的原则。

❶ 味道清淡，保证热量

月子里，新妈妈卧床休息的时间比较多，所以应采用高蛋白低脂肪饮食，如黑鱼、鲫鱼、虾、黄鳝、鸽子、各类蔬菜等，避免因脂肪摄入过多引起产后肥胖。

产后最初几天应吃些清淡、易消化、营养丰富的食物。要多喝些汤类，如鸡汤、鱼汤、排骨汤、猪蹄汤、牛肉汤等，既味道鲜美，又可以促进食欲和乳汁分泌。为便于消化，应多采用蒸、炖、焖、煮等烹调方法，尽量少用或不用煎、炸的方法。母乳喂养的妈妈还要多吃富含钙的食品。

❷ 多吃流质、半流质食物

为便于消化、吸收，同时促进乳汁分泌，新妈妈要多吃流质、半流质食物，如各种汤类、粥类等。同时各类蔬菜、水果也要多吃一些，如冬瓜、蘑菇、西红柿、黄瓜、油菜、白菜、扁豆、海带、茄子、胡萝卜、芸豆、桃子等，不仅可以促进食欲，还可以帮助消化和排泄，补充新妈妈身体需要的各种维生素。

❸ 有荤有素，粗细搭配

新妈妈的食物品种要丰富，荤菜、素菜要搭配着吃，经常吃些富含粗纤维的食物，比如，吃一些杂粮，但要注意，一次不可吃得过多。这对预防和改善便秘有好处。食物中的许多营养素是新妈妈身体所必需的，应有选择地多吃些，如奶类及奶制品内含丰富钙质，可以预防骨质疏松和婴儿佝偻病；动物内脏含丰富铁质，可以预防贫血；瘦肉类、贝壳类含丰富的锌，对宝宝的智力开发大有好处。

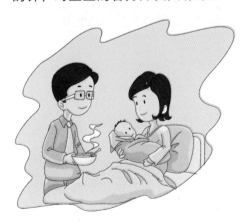

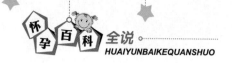
这些营养物质可以通过母乳传递给婴儿，因此，在月子里及整个哺乳期，新妈妈应多摄取这些营养。

二、剖宫产的新妈妈饮食原则

剖宫产的新妈妈要比自然生产的新妈妈对饮食营养的要求更高，这是因为，手术给新妈妈的身体带来了一定的损伤和消耗，因此，剖宫产的新妈妈产后恢复会比自然分娩的新妈妈要慢些。同时，由于手术刀口的疼痛，新妈妈的食欲会受到影响。在这种情况下，家人对新妈妈的饮食更要讲究科学，合理搭配、精心烹制。

剖宫产后，新妈妈不要急于吃鸡蛋等食物，可先喝点萝卜汤，帮助因麻醉而停止蠕动的胃肠道恢复正常运作，等肠道已经排气了，再吃其他食物。

术后第一天，一般以稀粥、米粉、藕粉、果汁、鱼汤、肉汤等流质食物为主，一次不要吃得太多，一天中分6～8次进食。

术后第二天，可吃些稀、软、烂的半流质食物，如肉末、肝泥、鱼肉、蛋羹、烂面、烂饭等，一天中吃4～5次。

第三天后，就可以食用普通饮食了，注意优质蛋白质、各种维生素和微量元素的摄取，主食、副食要合理搭配。

芝宝贝@你

新妈妈剖宫产的伤口，不仅要从外在护理，也要适当从饮食方面护理。新妈妈应多吃水果、鸡蛋、瘦肉等富含维生素C、维生素E和氨基酸的食物，可以帮助伤口愈合。新妈妈切忌吃辣椒、葱、蒜等刺激性食物。

三、谨防新妈妈饮食误区

如今的新妈妈大多只生一胎，孕育经验有限，而有时候照顾新妈妈的老人会有些陈旧的观念，稍不注意就会陷入饮食误区，从而影响到母婴健康。因为饮食关系到新妈妈身体的恢复、宝宝获取乳汁的数量和质量甚至是新妈妈的体重增长等。所以，新妈妈一定要多多留意，以免影响自己的健康。

1 误区一：产后多食母鸡能强身增乳

过去新妈妈坐月子，无论是家人或亲朋都给新妈妈吃母鸡，尤其是老母鸡。因为人们一直认为老母鸡营养价值高，又能给新妈妈补身子，还能够下奶，一举两得。但科学证明，多吃母鸡不但不能增乳，反而会出现回奶现象。其原因是：母鸡体中含大量的雌激素，喝进去会大大降低泌乳激素的生成，反而影响了乳汁的分泌。要想乳汁充盈，新妈妈应该吃公鸡肉，公鸡性属阳，温补作用较强，其体内所含的雄激素有对抗雌激素的作用，会使乳汁增多，而且公鸡所含脂肪较母鸡少，不易发胖，宝宝也不会因为乳汁中脂肪含量多而引起消化不良、腹泻。

2 误区二：产后不宜食用水果

长期以来人们认为水果较生冷，产后进食会对胃肠产生不良影响，新妈妈不宜食用，其实有些水果完全可以吃。因为新妈妈分娩时失血、生殖器损伤及产后哺乳等需要，应得到全面的营养，水果中富含的营养素，是任何其他食物都不可替代的。当然吃的时候还应该有所注意，比如，吃香蕉、苹果，一次不要吃得太多。西瓜、梨等性味属寒，新妈妈在月子期间不易食用，以免引起腹泻等症。

3 误区三：产后宜多吃红糖

传统中医认为，红糖性温，有益气、活血、化食的作用，因此长期以来一直被当作产后必不可少的补品。但近年来的研究表明：过量食用红糖反而对身体不利，因为现在的新妈妈多为初产妇，产后子宫收缩较好，恶露亦较正常。而红糖有活血作用，如食用较多，易引起阴道出血增加，造成不良后果。所以产后食用10天左右即可，不宜久食。

4 误区四：吃得越多，身体恢复越快

新妈妈身体恢复得快，在饮食上取决于吃得适量、均衡、有营养，而不在于吃的数量。新妈妈如果吃得太多，一则会造成胃肠功能紊乱；二则会引起身体肥胖；三则容易发生高血压、糖尿病等症。

另外，滋补过量对吃母乳的宝宝也不利，因为过分滋补，会使新妈妈奶水中的脂肪含量增高，宝宝吃了这种乳汁，会导致肥胖或出现慢性腹泻，这都会影响宝宝的健康成长。因此，新妈妈滋补要适量，不宜过度滋补，只要能保证营养全面，满足身体

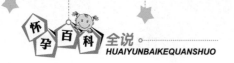

需要就可以了。

⑤ 误区五：产后马上多喝催乳汤可早泌乳

从分娩到泌乳，中间有一个环节，就是要让新妈妈的乳腺管全部畅通。如果乳腺管没有全部畅通，而新妈妈又喝了许多下奶的汤，那么分泌出的乳汁就会堵在乳腺管内，严重的还会引起新妈妈乳腺发炎。所以，要想产后早泌乳，一定要让新生儿早早吮吸新妈妈的乳房，刺激新妈妈的乳腺管全部畅通，稍晚一些时间再喝些清淡少油的汤，如鲫鱼豆腐汤、黄鳝汤等，对新妈妈下奶有帮助。

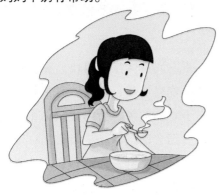

四、新妈妈在月子里的禁忌食品

① 避免寒凉生冷食品

新妈妈产后身体正处于气血亏虚之中，若进食生冷或寒凉食物，不利于气血的充实，容易导致脾胃消化吸收功能出现障碍，而且不利于恶露和淤血的排出，对牙齿也不利。因此，坐月子期间绝对不可以吃雪糕、冰激凌、冰冻饮料等，而应多食用温补食物，以利于气血恢复。

② 避免辛辣、刺激性食品

辛辣温燥之食可助内热，使新妈妈上火，引起口舌生疮，大便秘结，或痔疮发作，伤津、耗气、损血，加重气血虚弱，母体内热可通过乳汁使宝宝内热加重。所以，新妈妈在1个月内应禁食韭菜、大蒜、辣椒、胡椒、茴香、酒等。另外，浓茶、咖啡等刺激性食品，会影响睡眠及肠胃功能，对宝宝的生长发育也极为不利。因此，坐月子期间乃至整个哺乳期，新妈妈都应避免吃辛辣、刺激性食品。

③ 避免酸涩收敛食品

新妈妈产后瘀血内阻，不宜进食酸涩收敛类食品，如乌梅、南瓜等，可阻滞血行，不利恶露的排出，新妈妈应避免食用。

④ 避免口味过重

新妈妈的饮食要清淡，避免过咸食品，因为过多的盐分会导致水肿。

新妈妈每天盐的摄取量应不超过4克。

五、适合新妈妈食用的食品

❶ 五谷类

小米。小米有很好的滋补效果，富含B族维生素、膳食纤维和铁。既有营养，吃进去又很舒服。新妈妈最好每天晚上喝一碗小米粥，也可与大米合煮成二米粥。

芝麻。芝麻富含蛋白质、铁、钙、磷等营养成分，滋补效果好，非常适合新妈妈食用。多吃可预防产后钙质流失及便秘。

花生。花生能养血止血，具有滋养作用，可治疗新妈妈贫血、出血症。但每次不要吃得太多。

红糖、红枣、红小豆。这些红色食品富含铁、钙等微量元素，可提高血色素，帮助新妈妈补血、去寒。

❷ 蔬菜类

莲藕。莲藕中含有丰富的维生素和矿物质，清淡爽口，脆嫩有加，具

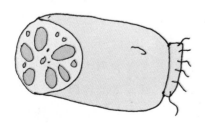

有健脾益胃，润燥养阴，行血化淤，清热生乳的功效。新妈妈多吃莲藕，能及早清除体内淤血，增进食欲，帮助消化，促使乳汁分泌。

莴笋。莴笋含有多种营养成分，尤其富含钙、磷、铁，具有清热、利尿、活血、通乳的作用，尤其适合产后少尿及无乳的新妈妈食用。

黄花菜。黄花菜中含有蛋白质及矿物质磷、铁、维生素A、维生素C等，具有消肿、利尿、止痛、补血、健脑的作用，月子期间新妈妈容易腹部疼痛、小便不利、面色苍白、睡眠不安，多吃黄花菜可缓解上述症状。黄花菜尤其适合做汤，味道鲜美，滑爽宜人。

黄豆芽。黄豆芽中含有大量蛋白质、维生素C、纤维素等，其蛋白质是组织细胞的主要原料，能修复分娩时损伤的组织；维生素C能增加血管壁的弹性和韧性，防止产后出血；纤维素能润肠通便，防止新妈妈发生便秘。黄豆芽可做汤或炒着吃。

海带、海苔、紫菜。这些海产品中含有丰富的碘和铁，碘是合成甲状腺素的主要原料，铁是制造血细胞的主要原料，新妈妈多吃这类海产品，能增加乳汁中碘和铁的含量，有利于新生儿的生长发育。这些海产品适合做汤，海苔可干吃，紫菜可做成紫菜

卷等料理，异常鲜美。

胡萝卜。胡萝卜含有丰富的胡萝卜素、维生素A、B族维生素、维生素C，最适合于新妈妈食用。

西芹。西芹纤维素的含量在蔬菜里面是比较高的，可以预防和缓解便秘。

3 水果类

香蕉。香蕉具有很强的通便补血作用，因为香蕉里含有大量的纤维素和铁。对新妈妈来说，香蕉是极佳的补益水果。因为新妈妈卧床休息时间比较多，这样胃肠蠕动就较差，极易发生便秘，而香蕉润滑通便效果好，有利于大便的通畅。另外，新妈妈产后失血较多，急需补血，而铁是造血的主要原料之一，所以新妈妈多吃就可以达到既通便又补血的作用。新妈妈体内的铁多了，乳汁中铁也多，对预防宝宝贫血也有一定帮助作用。

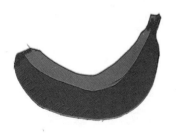

桂圆。桂圆又叫龙眼，是营养极其丰富的一种水果。中医认为，桂圆味甘、性平、无毒，入脾经心经，为补血益脾之佳果。新妈妈产后体质虚弱，应适当吃些新鲜的桂圆或干燥的龙眼肉，既能补脾胃之气，又能补心血不足。

橘子。橘子中含有丰富的维生素C和钙质。新妈妈分娩后子宫内膜有较大的创面，出血较多。而维生素C能增强血管壁的弹性和韧性，防止出血。另外，橘核、橘络有通乳作用，新妈妈乳腺管不通畅时，除可引起乳汁减少外，还可发生急性乳腺炎，影响哺乳，吃橘子能够避免以上现象的发生。

山楂。山楂中含有丰富的维生素和矿物质，还含有大量的山楂酸、柠檬酸，可以起到生津止渴、散淤活血的作用。新妈妈分娩后因过度劳累，往往食欲不振、口干舌燥、饭量减少，如果适当吃些山楂，能够增进食欲、帮助消化，有利于身体康复。另外，山楂还能有效排出子宫内的淤血，减轻腹痛和不适。山楂并不属于温性水果，新妈妈吃山楂要适量，最好能做为煲汤的配料或者煮水喝。

红枣。中医认为，红枣是水果中最好的补品，因为红枣中维生素C的含量最多，还含有大量的葡萄糖和蛋白质。具有补脾养胃、益气生津、调整血脉和解百毒的作用，尤其适合脾胃虚弱、气血不足的新妈妈食用。

六、产后错误进补会让新妈妈很"受伤"

"人参致贫血，肉桂易生疮"，新妈妈在产后两周内需慎服五类中药。新妈妈产后精亏血虚，是可以服中药补益一下的，但是如果服用不得当，对新妈妈的身体有害无益。

1 补益中药

从中医角度看，女性分娩时的创伤与出血加上产程中的用力耗气，会使新妈妈处于气血两虚状态。有的家人会给新妈妈服用人参这种太过补益的中药。但是新妈妈产后一周，往往虚不受补，此时服用人参，并非合适。一是人参所含成分能对人体产生兴奋作用。如果新妈妈过早服用人参，会导致失眠、烦躁、心神不安等不良反应，影响精力的恢复。二是人参还有一些具有活血功能的成分，可以促进血液循环，使血液流动加速，而新妈妈在分娩的过程中，内外生殖器的血管多有损伤，服用过多的人参有可能影响受损血管的自愈程度，并造成产后出血增多，甚至大出血。有研究表明，新妈妈产后过早服用人参，会导致贫血及产后烦躁综合征。

2 活血中药

新妈妈在分娩过程中，内外生殖器血管多有损伤，如果产后立即服用活血作用强的中药，有可能影响受损血管的自行愈合，造成流血不止，甚至大出血。因此，在分娩一周内，最好不要用活血作用强的中药，如红花、丹参、牛膝、乳香等。可选用当归、益母草等性质柔和的活血药，有利于子宫收缩，帮助排出产后宫腔内的淤血，促进子宫早日复原。

3 寒凉泻下药

由于新妈妈身体虚弱，过于寒凉泻下的中药，如大黄、芒硝、番泻叶等，由于药性强烈，易伤正气及脾胃，所以新妈妈要慎用。

4 温热中药

一些温性药物，可以益气养血、健脾暖胃、驱散风寒，很适宜新妈妈服用，但附子、肉苁蓉、肉桂、干姜、半夏等温热药物，容易伤阴助火，会让新妈妈产生口舌生疮、大便干燥或痔疮等上火症状。同时，母体内热可通过乳汁影响到宝宝，使宝宝内热加重。

5 有回乳作用的中药

产后坐月子期间到宝宝一周岁

都是母乳喂养的最佳时期，现在绝大多数新妈妈都会选择母乳喂养，所以都希望自己奶水充足，让宝宝口粮充足。新妈妈在哺乳期要避免长期服用有回乳作用的中药，如炒麦芽、蒲公英等。

七、新妈妈科学营养月子餐

分娩后新妈妈由于大量失血，常造成气血两虚，出现大便秘结、乳汁不足、头晕、乏力，腹痛等现象，如果在饮食上加以调理，对症进补，则可使新妈妈免除不适之苦，使身体早日康复。

虽然新妈妈在产后需要补充营养，但是也不能一味盲补，要根据身体状况来安排，分阶段实施。最科学的方法是把月子餐按照新妈妈身体复原的四个阶段区分，每个阶段有其调理重点。

1 第一阶段：排（第1～7天）

本阶段调理的重点是排除体内的废血（恶露）、废水等废物，补充元气，强健脾胃；促进伤口愈合，恢复子宫机能，同时也要注意预防便秘。在初乳还有没有下来之前不要吃任何催奶的食物，在乳房没有疏通之前，过快的催奶反而会引起乳腺堵塞。

生化汤

用量：1日量

材料：米酒水1000毫升，当归40克，川芎30克，桃仁（去心）25克，烤老姜25克，炙草（蜜甘草）25克。

做法：

① 米酒水（煮过，已挥发掉酒精）700毫升，加入当归、川芎、桃仁、烤老姜、炙草，慢火加盖煮1小时左右，约剩200毫升，倒出药酒备用。

② 加入米酒水300毫升，煮法同①，约剩100毫升。

③ 将①和②的药酒加在一起共300毫升拌匀。

功效：又称产后第一汤，具有活血化淤、恶露排出、温暖子宫、收缩子宫的功效。

用法：一天分6次喝，顺产喝7天，剖宫产喝14天。小腹冷痛、恶露不行的新妈妈，要酌情多喝。体质燥热的新妈妈则应考虑少喝或者不喝。

麻油猪肝

用量：1日量

材料：猪肝100克，带皮老姜20克，麻油1大匙，米酒1大匙。

做法：

① 猪肝洗净沥干，切成1厘米厚片。

② 老姜刷洗干净，连皮一起切成薄片。

③ 将麻油倒入锅内，用大火烧热。

④ 放入老姜，转小火，爆香至姜片的两面均"皱"起来，呈褐色，但不焦黑。

⑤ 转大火，放入猪肝快炒至猪肝变色。

⑥ 加入米酒煮开即可。

功效：有助于子宫的污血排出。

注意：要趁热吃。挑选猪肝时，选择用手指压下去感觉软厚有弹性的猪肝；如果压下去硬硬、干干的则是柴肝，不好吃。炒出来的猪肝和老姜，要尽量连老姜吃完，不敢吃太油腻的新妈妈可以将浮在汤上的油捞起来，置于其他的容器中，捞了油后的汤汁则可当汤饮用。

甜糯米粥

用量：3日量

材料：糯米150克，龙眼肉100克，米酒水2000毫升，红糖200克。

做法：

① 将糯米与龙眼肉放入米酒水，加盖泡8小时。

② 将已泡过的材料以大火煮滚后，加盖改以小火煮1小时。

③ 熄火，加入红糖搅拌后即可食用。

功效：可增强肠道的蠕动力，防止肠胃下垂，更有预防便秘的效果。

注意：因为糯米较难消化，一次不可吃太多，否则易造成消化不良或胀气。

红豆汤

用量：3日量

材料：红豆200克，带皮老姜30克，米酒水3000毫升，红糖150克。

做法：

① 将红豆泡入米酒水中，加盖泡8小时。

② 老姜切成丝，放入已泡好的红豆中。

③ 大火煮滚后，加盖转中火继续煮20分钟。

④ 转小火再煮1小时。

⑤ 熄火，加入红糖搅拌后即可食用。

功效：红豆有强心利尿之效，有水肿、脚气或水分代谢较差的新妈妈，应于产后多吃红豆以利尿、强心、去水肿。

用法：红豆汤每日约食用2碗，可于早上10点及下午3点各吃一碗。

2 第二阶段：调（第8～14天）

这阶段的调理重点是补血、滋阴、促进乳汁分泌、强筋健骨、润肠通便、恢复体力、收缩子宫。经过前一周的调养与适应，新妈妈的体力慢慢恢复，除了延续前一周的食材外，还要注意消化情况，如果有便秘或燥热症状，就应该增加清热、促排便的食物，以免患上痔疮。可以根据新妈妈的体质选用莲子、大枣、桂圆、百合、莲藕等来调节紧张情绪和失眠，预防产后抑郁。另外，剖宫产的新妈妈因为伤口复原速度较慢，应该延后两周进补，这个阶段最好重复第一阶段的饮食。

杜仲茶

用量：1日量

材料：生杜仲20克，米酒水1200毫升。

做法：

① 将材料一同放入锅内，大火烧开后转中火15分钟左右。

② 煮至米酒水约剩600毫升熄火。

功效：有利于骨盆的恢复，预防产后腰酸背痛，防止感染，增强抵抗力，减少体内脂肪。

用法：第2周起，作为饮料1天内分数次喝完。

糯米油饭

原料：猪肉、香菇、虾米、胡萝卜丝、糯米各50克，麻油、米酒水、大蒜、姜丝、盐各适量。

做法：

① 糯米洗净过滤后滤干，用米酒水泡8小时。

② 猪肉切丝；将香菇去柄切丝，再和胡萝卜切丝放在一起，泡在浸糯米倒出的米酒水里。

③ 锅加热后放入麻油，放姜和大蒜煸炒。

④ 加入糯米炒至有黏性后，将虾米、香菇、胡萝卜丝及猪肉丝加入一起热炒至八成熟，加少量盐。

⑤ 将锅内全部原料倒入容器中，隔水蒸熟即可。

功效：能够防止产后内脏下垂、帮助消化。

猪蹄葱白炖豆腐

用量：1天量

材料：猪蹄1只，葱白2节，豆腐60克，黄酒30毫升。

做法：

① 将猪蹄洗净切开，与葱白、豆腐同放砂锅内加水适量，文火煮30分钟。

② 再倒入黄酒，煮开即可。

功效：缓解乳房胀痛，肝郁气滞，乳汁不通。

麻油猪腰

用量：1日量

材料：猪腰1对，老姜6片，麻油40毫升，米酒水200毫升，杜仲粉10克。

做法：

① 猪腰洗净后切开成两半，去除里面白色筋膜。

② 将清理干净的猪腰在表面斜切打花成网状，切成3厘米宽的薄片。

③ 将麻油倒入锅内，用中火烧热，放入老姜片转小火，爆至姜两面均"皱"起来呈褐色，不可焦黑。

④ 转大火，放入猪腰花和杜仲粉炒至变色。

⑤ 加入米酒水，煮开，转小火，约3分钟出锅即可，趁热吃。

功效：可以改善筋骨无力和腰酸背痛的状况，并消除水肿。

注意：烹煮猪腰前先用清水浸泡一下再汆烫，可以去除骚味。

3 第三阶段：补（第15~28天）

这个阶段的调养重点是补筋骨、强腰膝、清火润肺、安心神、补气养血。在这阶段，新妈妈可以适当加强进补，但仍不宜食用过多燥热食物，以免引发乳腺炎、尿道炎、痔疮等。蔬菜的量也要增加，以防止便秘。

黄精枸杞茶

用量：3餐量

材料：黄精25克，枸杞子10克，党参30克，黄芪20克，清水900毫升。

做法：

① 将所有材料用清水熬煮30分钟。

② 过滤后，将汤汁分3次服用。

功效：滋补强身，帮助新妈妈恢复体力，强筋健骨，预防视力减退。

注意：不要使用铁锅或铝锅煎煮这道茶饮，以免发生化学反应而影响药效。

鸡丝汤面

用量：2餐量

材料：鸡蛋面200克，熟鸡肉100克，紫菜10克，鲜汤300~400克，香菜、熟猪油、香油、酱油、盐、味精、葱花、姜末各适量。

做法：

① 将熟鸡肉用刀切丝或用手撕成细丝；香菜择洗干净，切成长3厘米的段；紫菜洗净，用手撕成小块；鸡蛋面煮熟盛入碗内。

② 锅置火上，放熟猪油烧至七成热，下葱花、姜末炝锅，煸出香味后，倒入鲜汤烧开，撇去浮沫，加酱油、盐、味精，调好口味。

③ 撒入香菜、紫菜拌匀，淋香油，分别舀入面条碗内，再把鸡肉丝放在面条上即可。

功效：此汤面营养丰富，用于新妈妈产后调理，有利于身体恢复。

何首乌粳米红枣粥

用量：2餐量

材料：何首乌30克，红枣15枚，粳米80克，红糖适量。

做法：

① 将何首乌煎取浓汁去渣。

② 粳米，红枣同入砂锅内，文火煮成粥。

③ 粥煮至黏稠时放入适量红糖。

功效：补气血，益肝肾，适用于产后血虚，眩晕耳鸣，腰膝酸痛，大便干结、脱发的新妈妈。

用法：每天服2次。

干贝丝瓜

材料：干贝20克，丝瓜450克，大骨高汤400毫升，姜末、盐、鸡精、白胡椒粉、太白粉、麻油各少许。

做法：

① 干贝用50毫升水泡15分钟，入锅蒸20分钟撕成丝备用。

② 丝瓜去皮后将丝瓜子及瓤刮掉，只留瓜肉部分并切丝。

③ 取汤锅，放入大骨高汤煮沸，加入干贝丝、丝瓜、姜末、盐、鸡精粉、白胡椒粉拌匀。

④ 再度煮沸后，转小火用太白粉水勾薄芡后关火，洒上香油即可。

功效：清热、降火、清除口臭、缓解炎症，另外，还有美白与通乳的功效。

注意：干贝食用前先用温水泡软，烹煮后味道鲜美。

4 第四阶段：养（第29～42天）

这一阶段将进一步调整产后的健康状况，净化机体、增强免疫力。坐月子通常以1个月为准，进入第5周之后，准妈妈就可以恢复正常饮食。新妈妈在整个月子期间如能好好调养，通常原本有的一些妇科病和原发性痛经、生理期不规律，还有手脚冰冷的情况都会改善许多。也就是说，坐好月子可以全方面改善女性的体质。

塑身消脂茶

用量：2餐量

材料：玉竹37.5克，山楂22.5克，决明子37.5克，茯苓18.75克，冬瓜子18.75克，水1 600毫升。

做法：

将1 600毫升的水煮滚，加入所有材料，用小火煮20分钟即可。

功效：玉竹可以补气，并让人有饱足感；冬瓜子有排水，排便的功效；山楂可以消脂去油腻；决明子可通便；茯苓利水。

用法：可以当日常饮料喝。

荠菜鲜虾馄饨

用量：3餐量

材料：荠菜250克，新鲜海虾200克，猪肉馅250克，馄饨皮350克，蛋清1个，料酒、麻油、盐、白胡椒粉各适量。

做法：

① 海虾去头去壳剔除肠线，剁碎和猪肉馅混合在一起，加蛋清、料酒和盐按一个方向搅拌上劲待用。

② 荠菜去根，摘去老叶，洗净沥干水分，剁细，撒点盐腌一下，挤出水分。

③ 把②加入①中，根据自己口味略加一点盐和白胡椒粉拌匀成馄饨馅料。

④ 取馄饨皮放适量馅料，包起，两头沾水捏紧即可。

功效：荠菜有消肿化淤、润肠通便的功效。

注意：馄饨可以一次多包一些，多余的放入冷冻室保存，食用时取出煮熟即可。

人参鸡汤

用量：4餐量

材料：柴鸡1000克，人参5克，黄芪1克，甘草1克，枸杞子2克，糯米50克，红枣5克，栗子仁15克，银杏10克，洋葱（红皮）25克，细葱2根，大蒜（白皮）、姜、盐、胡椒粉各适量。

做法：

① 糯米洗净，浸泡一夜，备用；栗子仁剖半；红枣去核；银杏在滚水中煮熟，去外皮。

② 柴鸡的内脏掏空，洗净，在鸡肚内放入泡好的糯米和栗子仁、红枣、银杏，用细葱捆好，同时将两条鸡腿交叉绑好，以免糯米流出。

③ 把柴鸡放入沙锅内，加水烧开后，放入人参、黄芪、甘草、枸杞、姜、洋葱，改中火炖1小时。

④ 待鸡肉和鸡肚内的原料熟透后，捞出药材和生姜、洋葱，放入盐、胡椒粉调味即可。

功效：补气强身、促进血液循环、调节免疫系统、安神益气。

注意：沙锅炖鸡，一次加入足量的水，如将8碗水煮成3碗水，中途不要加冷水，以免影响汤的鲜度。

枸杞木耳炒山药

用量：2餐量

材料：山药400克、木耳10朵、枸杞10来粒，姜、香葱各少许，食用油、黄酒、盐、鸡精各适量。

做法：

① 木耳泡发后去蒂；枸杞用黄酒浸泡10分钟，香葱切段，姜切丝。

② 山药去皮、切片，放到水里，防止氧化。

③ 在锅中倒入食用油，放入姜丝爆香后先放入山药翻炒两三分钟，然后放入木耳，倒入用黄酒泡过的枸杞（黄酒也一并倒入），翻炒两分钟。

④ 倒入香葱，调入盐和鸡精，翻炒均匀后即可。

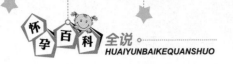
功效：山药具有滋补作用，是食补之佳品。

金针汤

用量：2餐量

材料：金针菜30克，木耳2克（泡软后约20克），料酒、盐、香菜各适量。

做法：

① 把金针菜根部掐掉，洗净，用开水焯后在凉水中泡2小时取出沥干水分；木耳泡软、洗净，撕小朵。

② 锅内放水烧开，加入金针菜和木耳煮5分钟，用盐、料酒调味，撒上香菜。

功效：

金针菜即晒干的黄花菜，富含糖、蛋白质、维生素C、钙、脂肪、胡萝卜素、氨基酸等人体所必需的养分，有健胃益脾、安神补血的功效。

注意：

新鲜黄花菜中含有秋水仙碱，可造成胃肠道中毒症状，不能生食，须加工晒干，吃之前先用开水焯一下，再用凉水浸泡2小时以上，食用时火力要大，彻底加热，每次食量不宜过多。

第三节　新妈妈的调养

一、身体调养

分娩会使新妈妈的身体不可避免地造成一些伤口，月子期间，新妈妈不仅要滋补气血，还要促进伤口尽快地愈合。伤口分自然产伤口和剖宫伤口两大类。

1 自然产伤口的愈合

自然生产多少会对子宫颈口及阴道组织造成一些改变或破坏，但是，这样的伤口通常会在产后自行愈合。有时候为了避免新妈妈发生较大范围且不易处理的会阴撕裂伤，通常会以

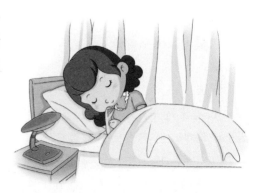

会阴切开的方式来帮助胎儿顺利生出来，切开处的伤口在3～4周即可完全愈合。

② 剖宫产伤口的愈合

剖宫伤口范围较大，表皮的伤口在手术后5～7天即可拆线，但是，完全恢复需要4～6周。

无论是会阴切开伤口或剖宫伤口，首先，必须注意的是感染的问题，如果伤口局部有红、肿、热、痛的现象，而且不适感持续，或者出现脓性分泌物时，绝对不可轻忽，要赶快到医院检查。另外，如果阴道大量出血或者排出多量血块也应尽快就医。

③ 产后伤口的防护

拆线前后应避免剧烈活动，避免身体过度伸展或侧曲。

休息时，最好采取侧卧微屈体位休息，以减少腹壁张力。

当刀口结痂时不要过早地揭，以免把尚停留在修复阶段的表皮细胞带走，甚至撕脱真皮组织，并刺激伤口出现刺痒。伤口处要避免阳光照射，因为紫外线刺激可形成色素沉着。

新妈妈问

我产后3天了，经常小腹痛，请问是怎么回事？

专家答

女性分娩以后发生的以小腹部疼痛为主的病症称为产后腹痛。用手摸小腹，常可摸到一个很清楚的较硬的球状体，这就是正在收缩的子宫，医学上称为产后阵缩，属正常现象，如不伴有其他并发症，无需用药处理。大多数新妈妈一般会在产后3～5天就感觉不到疼痛了，个别疼痛得厉害的新妈妈可以在医生指导下吃些止痛片和益母丸，也可用热水袋放在下腹部热敷。避免受冷、保持良好心情、适当锻炼都有助于腹痛减轻。

二、精神调养

新妈妈在生产后心理会出现巨大的变化，这个变化相对于身体上的改变来说更为显著。一般来说，新妈妈心理的变化最常见的是产后抑郁，其发生概率为50%～70%，一般发生在产后3～6天，基本表现为情绪不稳、失眠、暗自哭泣、郁闷、注意力不集中、焦虑等，一般持续一周左右时间。

也有些新妈妈会出现较为严重的症状：如郁郁寡欢、食欲不振、无精打采，甚至常常会无缘无故地流泪或对前途感觉毫无希望，更有甚者会有罪恶感产生，失去生存欲望，这就是比较严重的产后抑郁症了。

最严重的是新妈妈出现产后精神病，有0.14%～0.26%的抑郁症新妈妈，会出现沮丧的心情、幻觉、妄想、想自杀或杀婴的精神病症状，此时新妈妈已经严重患有产后精神病。

要想让新妈妈摆脱产后抑郁，不仅需要新妈妈自己进行心理调适，家人也要多做努力。家人应帮助新妈妈认同母亲的角色，主动关心她，消除她自认为什么也不会的心态。新妈妈本人也要注意多休息，保证充足的睡眠；不要强迫自己做不想做的事，保持情绪稳定；多和亲人沟通，有助于排解心里的不快。

新妈妈身体恢复得快慢与精神调养有着很大的关系，而精神作用还直接影响到乳汁的分泌。生活中常有这种事情，那些精神始终保持愉快的新妈妈，乳汁不仅多，而且还浓，宝宝吃了很"上膘"；而那些精神常常处于抑郁状态的新妈妈，不仅自己体质赢弱，而且奶水也越来越少，甚至没出满月，奶水就不够吃了。因此，新妈妈要尽量避免各种不良情绪刺激，不要生气，不要发怒，不要郁闷，不要受到惊吓。

宝宝一落地，很多新妈妈就开始担忧，一会儿怕宝宝饿着、一会儿怕

芝宝贝@你

产后抑郁完全可以预防。新妈妈本身要保持心情舒畅，对自身的心理变化要有意识地控制，切不可任由自己的不良情绪发展下去。家人也要营造一个温馨和睦的家庭氛围。特别是丈夫的体贴、关爱，对预防产后抑郁症极其重要。切忌只顾孩子，把新妈妈晾在一边无人过问。

宝宝冷着、一会儿又怕宝宝生病等，这虽然是人之常情，但新妈妈总担心这、担心那，不仅于事无补，长此以往势必影响自己的情绪，对宝宝及自己的健康都不利。新妈妈要想使自己自信并心情开阔，最好的办法是多读一些育儿书做到心中有数，妈妈的心才会踏实。

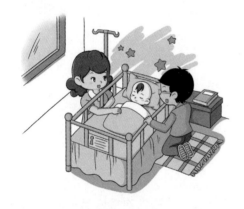

三、生活调养

新妈妈要注意休息，以恢复怀孕和分娩对体力的消耗，以保养和恢复元气。新妈妈要保证每天有10小时的睡眠时间。

1 跟随宝宝的作息时间

一般情况下，宝宝每天大概要睡 15 个小时，而成人只需要睡眠 8 小时。所以，当宝宝睡觉的时候，如果新妈妈感觉疲劳，都可以躺下来休息。不要小看这些短短的休息时间，

它能让新妈妈保持充足的精力。

2 睡前做点放松活动

在睡前的半小时里，不要忙着给宝宝准备这，准备那，新妈妈要知道，自己没有充足的睡眠就会影响身体健康，而没有健康的身体又怎么能好好照顾宝宝呢，所以，睡前半小时里做点轻松的事情，譬如看看书、听听音乐、给自己做做按摩、敷一片面膜，这都是可以使身心放松的方法，而且更利于睡眠。

3 让丈夫多行动

让丈夫分担夜里喂奶的责任——这种方法适用于人工喂养的新妈妈，如果是喂母乳的话虽然有点困难，但并不是完全没有可能。新妈妈可以借助吸乳器以便丈夫可以在半夜分担喂奶的责任。如果这种方法行不通的话，新妈妈可以让丈夫在宝宝只是需要抚慰的时候去照看宝宝。

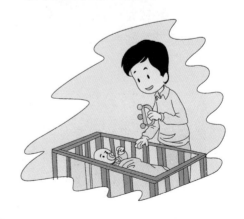

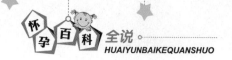

4 适量锻炼

适量的运动有助于睡眠，而且还能提高睡眠质量。睡前最佳的锻炼时间是睡前3小时左右，这既不会使人太过兴奋，又能使人安然入睡。另外，应保证每天有半小时以上的运动时间，这样才会有效果。

5 调暗灯光

卧室的灯光对睡眠也很重要，舒适的灯光可以调节新妈妈的情绪而有助于睡眠。新妈妈可以为自己营造一个温馨、舒适的月子环境，在睡前将卧室中的其他的灯都关掉而只保留一个台灯或壁灯，灯光最好采用暖色调，暖黄色效果会比较好。

四、新妈妈的衣着和卫生

新妈妈产后衣着应舒适、整洁，不要穿紧身衣裤，也不要束胸，以免影响血液循环或乳汁分泌。新妈妈的衣着应随着节气的变化进行相应的增减调配。

1 新妈妈四季的衣着

夏天，新妈妈的衣着要本着舒适、凉爽、干净的原则。新妈妈穿纯棉布单衣、单裤、单袜就可以。新妈妈的被褥需用棉毛巾制品，才能吸汗去暑湿，以不寒不热为佳。如果捂得太严，会使汗液不能蒸发，影响体内散热，导致体温升高，甚至会造成中暑。由于新妈妈容易出汗，因此，最好每天更换，以保持身体和衣服的清洁、干爽。

冬天，新妈妈应根据屋内温度适当增减衣服。注意后背和下腹的保暖。新妈妈床上的铺盖和被盖要松软暖和。保暖是必要的，但过分的"捂"也是不可取的。

春秋季节，新妈妈衣着、被褥以不感觉到燥热为好。

2 新妈妈内衣的选择

新妈妈的内衣裤应选择吸汗、透气性好、无刺激性的纯棉布料，要宽大舒适，不要过于紧身，每日应更换内衣裤，避免选用化纤类内衣。

月子期间的新妈妈应佩戴胸罩，对新妈妈来讲，可以防止乳房变形、下垂。因为新妈妈要哺乳，所以胸罩应选择透气性好的，专为哺乳期设计的纯棉布料的胸罩，以免乳汁郁积而得乳腺炎。

3 新妈妈在月子里如何洗头、梳头

坐月子能不能洗头？很多新妈妈

都会问这样的问题，但老一辈的人都会极力反对坐月子期间洗头，理由是会受凉受风，留下病根。其实，这些传统禁忌并没有科学根据，新妈妈在坐月子期间是可以洗头的。

产后由于新妈妈很容易出汗，头发就容易变脏，因此要经常清洗头发。另一方面，产后新妈妈的激素水平下降，会脱落一些头发，如果没有及时清洗，头发中的污垢增多，很容易导致毛囊发炎，加重头发脱落的现象。

新妈妈洗发时，可以在洗澡时洗，也可以单独洗。要注意的是，洗头要用温水，不可用凉水，洗发过程中，要及时冲干净洗发液、护发素。洗完后马上用毛巾裹住擦干。

产后梳头有益无害，但是新妈妈要注意几点：新梳子的齿比较尖、不光滑，很容易刺伤头皮，甚至导致出血，所以新妈妈最好不要用新梳子梳头；牛角梳有保健作用，新妈妈可选用牛角梳梳头；不要等到头发很乱、打结后才梳头，以免导致头发、头皮损伤，最好早晚各梳一次；如果头发打结，可用梳子蘸75%的酒精，从发梢开始梳顺。

❹ 新妈妈在月子期间可以洗澡

过去人们认为新妈妈在月子里洗澡容易外感风邪，所以不主张洗澡。这种说法显然是没有科学依据的。分娩不是疾病，只是生理过程。生产后出汗较多、分娩时出血，分娩中体力消耗，都会削弱身体抵抗疾病的能力。产时产后出汗、下身恶露以及溢出乳汁，多种液体混在一起，散出难闻的气味，不仅新妈妈本人感到不舒服，病菌也会乘虚而入。因此，新妈妈要勤换衣服，适时洗澡。

与不洗澡的新妈妈相比，产后洗澡者皮肤清洁，会阴部或其他部位感染率降低。洗澡还有活血行气的功效，可以解除因分娩造成的疲劳，使新妈妈精神舒畅。淋浴后，84%的新妈妈气色好转，睡眠加深，排便正常，较快恢复体力。如果分娩过程不顺利，出血过多，或平时体质较差，不宜勉强过早淋浴，可改为擦浴。

新妈妈虽然应当经常洗澡，但是产后气血虚弱、抵抗力差，容易受邪气侵害，所以产后洗澡时应注意保暖，以防风、寒、暑、热乘虚而入。一般认为，正常分娩的新妈妈分娩后2～5天便可以洗澡，但是不应早于24小时，以选用淋浴为佳。产后6周内不宜洗盆浴或在大池洗浴，以免不洁洗澡水流入生殖道，引起感染。洗澡前应避免空腹，防止发生低血糖，引起头晕等不适。另外，在产后洗澡应做

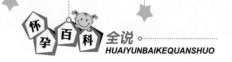
到"冬防寒、夏防暑、春秋防风"。在冬天洗澡，必须避风，浴室宜暖，水温适宜，洗澡时不能出太多的汗。夏天的浴室宜空气流通，洗澡水与人的体温相宜，37℃即可，不可贪凉，室温20℃最为适宜。洗澡时间不宜过长，每次5～10分钟即可。

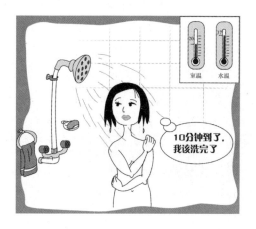

室温　水温

10分钟到了，我该洗完了

5 新妈妈在月子里别忽视口腔卫生

新妈妈在月子中进食大量的糖类、高蛋白类食物，最易坏齿，引起口臭、口腔溃疡。漱口刷牙能清除陈腐、酸物，保护牙齿。

产后3天内宜用指刷，方法是：将右手食指洗净，或用干净纱布裹缠食指，再将牙膏挤于指上，就像使用牙刷一样上下来回擦拭，然后用食指按摩牙龈数遍次。指刷有活血通络、牢固牙齿，避免松动的作用。

含漱是指每次饭后，用温水漱口几遍，清除食物残渣。

药液漱是指将中草药水煎或水浸泡后，用药液水漱口。用药液漱口要根据新妈妈的不同需求进行选择。比如，产后患风火牙痛、舌苔白腻不思饮食者宜先用白芷6克，甘草3克，以沸水浸泡或微煎，去渣含漱，有祛风止痛、健胃、防风寒的功效。又如陈皮6克（鲜者倍量），细辛1克，用沸水浸泡，去渣含漱，能治口臭、牙龈肿痛。

产后的新妈妈应做到早晚刷牙，饭后漱口，养成良好的卫生习惯，这样才能保护好自己的牙齿。

第四节　新妈妈的运动

一、新妈妈活动要量力而行、持之以恒

如新妈妈感觉体质虚弱，活动前可先在床上坐一会儿，让身体和思想有一个适应的过程。若不觉得头晕、眼花，先由丈夫或家人协助下床活动，以后可逐渐增加活动量。在走

廊、卧室中慢慢行走，循序渐进地做几节产后保健操，活动活动身体。下地活动不是指进行大运动量的体育活动，更不是过早地从事体力劳动。所以，活动的时间也应量力而行，避免劳累。但要注意坚持，只有持之以恒才能见功效。

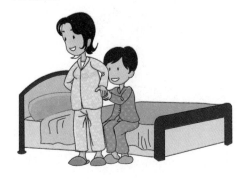

二、运动可使新妈妈尽快恢复体形

早期运动对于恶露的排出、子宫恢复十分有利，适当的运动健身不仅对新妈妈身材恢复有好处，对缓解产后肌肉和骨骼的酸痛也是很有效果的，有规律的运动还可缓解压力并减少产后抑郁症的发生。新妈妈可以进行有氧、力量训练或参加瑜伽、舞蹈等运动。

❶ 运动锻炼对身体各部的影响和作用

科学的运动锻炼方法，可以使新妈妈尽早恢复全身各系统、各部位的功能，使新妈妈的体能得到较好的恢复。运动不仅使肌肉更加结实，提高腹肌及会阴部肌肉的张力，消除腹部、臀部、大腿等处的多余脂肪，恢复新妈妈孕前的健美身材，还能抑制和消除新妈妈孕前身体上的疾患。

❷ 新妈妈身体各部的锻炼方法

腹部锻炼。新妈妈仰卧床上，将手放在肩上，做深吸气，使腹部膨胀，然后轻轻呼气，同时用力收缩腹部肌肉，使腹部下陷。这项活动有利于收缩腹部肌肉，使松弛的腹部得到有效的恢复。可从产后第2天做到第4周末。

上肢锻炼。新妈妈平卧床上，两腿稍稍分开，慢慢抬起两臂，保持肘部平直，再慢慢放下两臂。此法有利于恢复双臂及胸部肌肉的力量。可从产后第2天做到第4周末。

下肢腰背肌锻炼。新妈妈平卧床上，两臂放于身体两侧，与身体稍微离开，然后轻轻抬起双膝、臀部及后背，使身体呈弓形。此法有利于恢复大腿肌肉及腰背部肌肉的力量。可从产后第3天做到第4周末。

腹肌及臀部锻炼。新妈妈仰卧床上，两膝及臂屈曲，以两肘及两足支撑，向上翘起骨盆部，在抬头的同

时，用力收缩臀部。此法有利于恢复松弛的腹部及臀部线条，减少脂肪。可从产后第4天做到第6周末。

胸膝卧位锻炼。新妈妈跪于床上，并使脸及胸部尽量贴紧床面，两腿并拢，上体向下，头转向一侧。此动作每次保持10~20分钟，每天做2~3次，可防止子宫后倾，有利于恶露的排出。若新妈妈身体较弱，也可用俯卧30分钟代替。此法从产后第14天做起至产后8周，不可过早进行。

肛门及阴道肌肉锻炼。新妈妈平卧床上，两脚交叉，大腿并拢，尽量将会阴及肛门肌肉收缩。提起后稍坚持一会儿再放松。如此反复进行，对会阴部及阴道肌肉张力的恢复和预防子宫脱垂，增加性功能都十分有利。此法从产后第20天做起至产后8周。

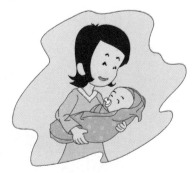

芝宝贝@你

新妈妈进行运动不能心急，运动量一定要循序渐进。产前有运动习惯者，在产后可继续自己喜欢的运动来进行减肥；平常没有运动习惯者，建议可以先从较静态的柔软操或是走路之类较温和的运动开始进行。新妈妈身体比较虚弱，尤其是剖宫产的新妈妈，伤口需要一定的时间恢复，不提倡做剧烈的运动。

三、帮助新妈妈恢复机体的产褥体操

❶ 产褥体操的好处

产褥体操可以以帮助子宫收缩，促进子宫的复旧和恶露的排出，促进性器官的复原。

产褥体操可以促进腹壁及盆底肌肉张力的加强，尤其对腹壁过度膨胀的产妇，如羊水过多、双胎、巨大胎儿等更为重要。

产褥体操可以补充新妈妈在产褥早期活动的不足，使膀胱功能恢复，减少尿潴留的发生。

产褥体操可以改善肠道功能，预防便秘。

产褥体操可促进盆腔脏器及全身的血液循环，减少静脉血栓及下肢静脉炎的发生。

产褥体操有利于保持健美的体形。

2 哪些新妈妈不适合做产褥体操

产褥体操需要消耗一定的体力，调动全身肌肉参与，因此，不是所有新妈妈均可参与，凡属于下列情况的新妈妈不宜做产褥体操：新妈妈发热者，血压持续较高者，有较严重心、肝、肺、肾疾病者，贫血及有其他产后并发症者，做剖宫产手术者，会阴严重撕裂或产褥感染者。

3 做产褥体操的注意事项

产褥体操从分娩后24小时即可开始。每日清晨起床前和晚上临睡前，每次15分钟左右。

产褥运动应该循序渐进，并应注意以下事项：在医生、助产士的指导下进行；要配合体力的恢复，从轻微的动作开始，渐渐地加大运动量；做体操前应排尿、排便；在发热时、饭后不要做，以不过度疲劳为限；要保持室内空气清新，保持愉快的心情；如果室内暖和，可少穿衣服。

4 产后第1天的产褥体操

胸式呼吸运动

① 仰卧，膝盖直立，脚心平放在床上，双手轻轻地放在胸口上。

② 慢慢地做深呼吸，再把肺里的空气排空。吸气时放在胸口上的双手要自然离开。

每2~3个小时做5~6次即可。

脚部运动

① 用胸式呼吸的姿势，双手放在两侧，腿伸直，后脚跟着地，脚尖伸直。

②脚尖向内侧弯曲，双脚的脚心像合在一起似的。

③ 保持合在一起的姿势，脚尖向外翘。

每日早、中、晚3次，每次10下。

5 产后第2天的产褥体操

腹式呼吸运动

① 与胸式呼吸姿势相同。双手放在肚子上。

② 做深呼吸。让肚子鼓起来，稍微憋会儿气，然后再慢慢地呼出，使肚子瘪下去。

每日运动次数可与胸式呼吸运动一样。每2~3个小时做5~6次。

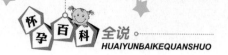

抬头的运动

① 撤掉枕头，双腿并拢伸直，一只手放在肚子上，另一只手放在旁边。

② 抬起头来，眼睛能看到肚子上的手(这期间不停止呼吸)，呼吸一次，再躺下。

一天可做数次，每次要求每只手各做5次，共计10次，要在做腹式呼吸运动之后做。

脚部运动

① 双腿并拢，脚尖伸直。

② 用力弯曲脚脖子。这时要绷紧腿部肌肉，膝盖不要弯曲。呼吸两次左右，恢复原状。

每日早中晚各3次，每次各10下。

手指的运动

① 伸直手臂，握拳。

② 然后把手尽量地张开。

每日可做10次。

6 产后第3～4天的产褥体操

腹肌的运动

① 和呼吸运动采取相同的姿势，双手放入背下，在身体和褥子之间留个缝隙。

② 不要停止呼吸，慢慢地像绷紧肌肉似的用力(使身体和褥子的缝隙变得很小)。

一日数次，每次5下。

倾斜骨盆的运动

① 平躺在床上，双手放在腰部。

② 保持双膝伸直的状态，右腰挺起牵动左腰。

③ 坚持1～2秒钟，再恢复原状。每日早晚各2次。每次双腿交替各5下。

绷紧脚部的运动

这是为绷紧生产时被宝宝扩张的骨盆肌肉而做的运动。

① 脚尖交叉，上边的脚轻轻地敲打下边的脚两三次。

② 然后像绷紧腰部肌肉似的使大腿紧张，两腿向内侧拉，猛然绷直到脚尖。保持此状态呼吸一次，再慢慢地泄掉劲儿，恢复原状。

左右各做5次，共计10次。

7 产后第5～6天的产褥体操

抬腿运动

① 仰卧，双膝直立，脚心平放在床上。首先，大腿和床像成直角似的弯曲，呼吸一次。

② 大腿更加靠近肚子。

③ 大腿和床像成直角似的恢复原状，腿伸直，呼吸一次放下腿。

每日早晚各2次。双腿交替各做5下。

按摩胳膊运动

① 用手掌和手指从上到下揉搓胳膊的外侧。

② 然后用相同的方法揉搓胳膊的内侧。

每日可随时做，做时左右交替各10次。

扭动骨盆的运动

① 仰卧，膝盖直立，脚心平放在床上，手掌平放在两侧。

② 双腿并拢，先向右倒，呼吸一次，再向左倒。

每日早晚各2次，左右各5下。

举落手臂的运动

该项运动主要作用是在刺激胸肌使母乳流淌通畅的同时，上半身的肌肉也得到恢复。

① 仰卧，双手平伸，做深吸气。

② 一边呼气，一边把手举到胸前，手掌合拢，再吸气，胳膊恢复原状。

每日可各做2次，每次5下。

第五节　月子期间应注意的问题

一、新妈妈在产褥期要预防中暑

或许很多人不理解，产褥期的新妈妈门也不出，怎么会中暑？其实，中暑不在于室内室外，在温度高、通风不良的环境中同样能中暑。由于新妈妈在高温、闷热的环境中，体内余热不能及时散发，导致中枢性体温调节功能障碍，特别容易中暑。新妈妈中暑时首先出现心悸、恶心、四肢无力、头痛、头晕、口渴、多汗、胸闷等；接着出现体温升高、皮肤干燥无汗、脉搏和呼吸增快、胸闷烦躁、口渴；高热严重时，体温可达40℃~42℃，会出现神志不清、尿少、狂躁、昏迷、抽搐等症。

芝宝贝@你

新妈妈一旦发生中暑应立即改变高温和不通气环境，迅速降温，及时纠正酸中毒和休克，补充水分及氯化钠。首先，应将新妈妈置于阴凉、通风处，用温水、酒精等擦浴，快速物理降温。按摩四肢，促进肢体血液循环。已发生循环衰竭的新妈妈应慎用物理降温，以避免血管收缩加重循环衰竭。

因此，新妈妈的居室最好是通风良好的房间。特别是在炎热的夏季，一定要经常开窗，使室内空气流通，温度维持在25℃~28℃。新妈妈应每天用温水洗澡，经常洗头。夏季新妈妈衣服要宽大，凉爽，舒适，透气，利于散热。新妈妈要多喝开水，且饮食上要吃些生津解暑的食物，如西红柿、黄瓜等，少吃过于油腻的食品。新妈妈也要保证足够的睡眠，以加快身体的恢复，增强体质，提高对环境的适应能力，只有这样才能有效地预防产褥期中暑。

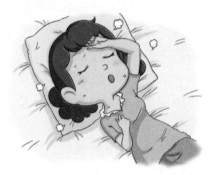

二、新妈妈应预防产后泌乳热

产褥期乳房的变化是妊娠期变化的继续。产后2天乳房增大，皮肤紧张，表面静脉扩张、充血，即将来奶时乳房可能变热、重且硬，似乎里面充满了石块。

这一方面是由于充盈于乳房中的乳汁所致，另一方面是由于支持组织中血液与体液的增加。有时可形成硬结并使新妈妈感到疼痛，由于乳房充血影响血液和淋巴回流，可导致腋窝淋巴结肿大，严重者腺管阻塞，乳汁不能排出，乳头水肿，可伴有不超过38℃的低热，临床称之为泌乳热，又称"乳胀热"。

这可能是由于母乳中的物质进入血液所致，一般不需作处理。如果发热持续48小时以上，体温超过38.5℃则应注意有无感染。不哺乳的新妈妈，上述的乳房变化在1周左右恢复正常。

喂哺时，新妈妈应尽量多喂奶而将乳房排空。如果喂哺不能缓解乳胀感，则应将乳汁吸出。如果不能及时将乳汁排空，便可发生胀奶，如果胀奶得不到及时的处理，可引起乳腺感染而发生乳腺炎、乳腺脓肿，最终导致母乳喂养失败。

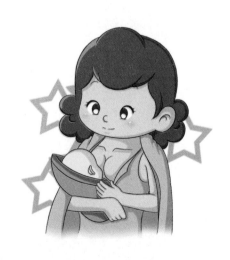

三、注意预防月子病

坐月子就是为了使新妈妈的身体和精神能够在此期间得到很好的恢复。但如果新妈妈在坐月子时，在一些方面不多加注意，也会引发一些疾病。

生殖器官感染。由于分娩后子宫内膜创面还未再生修复，加之新妈妈体虚，如果此时同房，细菌会趁机侵入，容易发生外阴炎、阴道炎、子宫内膜炎、盆腔炎，严重者引起败血症。因此，新妈妈在坐月子期间严禁同房，要加强营养，保证有充足的休息时间，以增强身体的抵抗力。

泌尿道感染。女性由于尿道短而直，又靠近肛门，极易被污染。而且分娩后膀胱和输尿管肌肉又出现暂时松弛状态，易存残尿，使膀胱防病能力降低了，因而容易引起膀胱炎、肾盂肾炎，如果治疗不及时、不彻底可变成慢性泌尿系统炎症，急性感染严重者可并发败血症。因此，新妈妈一定要注意保持会阴部清洁。

子宫脱垂。由于子宫韧带和盆底肌肉在分娩后变得松弛，使得子宫随体位发生位置变化，子宫沿阴道方向往下移动，形成子宫脱垂。新妈妈时时感到小腹下坠或腰痛。为了避免子宫脱垂，新妈妈要注意休息，不要长

久站立，做下蹲动作，提重的东西、过早跑步、走远路等。同时还要勤更换卧床体位，进行产后锻炼。

乳腺炎。其原因，一是乳腺管不畅通，乳汁淤积在乳房内。二是孕期不注意乳头的清洁，使乳头皮肤表皮易受感染。为预防乳腺炎，给宝宝每次喂奶前后，都要用温开水洗净乳头、乳晕，保持干爽、干净。当乳头有汗水浸渍或脏东西要及时洗掉。喂奶时应双侧乳房轮流哺喂。每次喂奶尽量让宝宝吸空乳汁，如果未吸净可轻轻按摩挤出，防止局部乳汁淤滞而引发炎症。喂奶姿势宜采取坐式或半坐式。喂奶时不要让宝宝含乳头睡觉，这样容易造成咬乳头和用力吸吮，使乳头受伤而诱发感染。

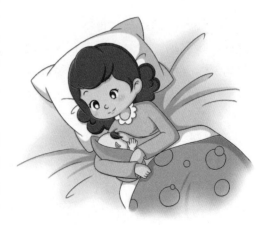

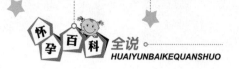

四、新妈妈应重视产后检查

很多新妈妈往往对产前检查十分重视，而产后检查却往往被忽视，认为只要孩子顺利生下来就万事大吉了。其实产后检查也是十分重要的，它能及时发现新妈妈的身体是否恢复好，同时还能帮助产妇及时采取合适的避孕措施。对妊娠期间有严重并发症者尤为重要。

1 何时进行检查

经过产褥期的休息和调养，新妈妈身体各器官究竟恢复得怎么样，就需要做一次认真的产后检查和了解。产后检查的时间，一般在产后42~56天进行。

新妈妈为什么要进行这些检查呢？从胎盘娩出至新妈妈全身各器官（除乳腺外）恢复至正常未孕状态所需的一段时期，称为产褥期，通常规定为6周。也就是说，新妈妈的身体状况应该已经恢复了，这时，到医院进行体检以检查机体恢复的情况，并进行相应指导。

2 检查项目有哪些

新妈妈产后检查项目通常有：体重、血压、血常规、尿常规、妇科及分泌物化验、盆腔器官、乳腺等，以及孕期合并其他疾病者需要行相关检查；心理及精神状态也是一个重要内容。

测量体重。大部分恢复良好的新妈妈可以恢复至孕前体重，或稍有增长。如果不降反增则应引起注意。产后体重增加主要由于坐月子的观念深入人心，产后营养过剩，缺乏活动，更谈不上运动。

测血压。对于怀孕期间有妊娠高血压综合征的新妈妈，应积极定期检查，产后12周血压应恢复正常，如持续到产后12周仍未恢复则诊断为慢性高血压。在产后检查时如血压升高，应转到内科及时查明原因。

血、尿常规化验。为必查项目，

芝宝贝@你

患有心脏病、肝炎、甲亢和泌尿系统感染疾病的新妈妈，应到内科做详细检查。孕期循环、内分泌等各系统负担增加，往往会加重原有疾病，产后要积极随访，及时调节用药。孕期与产后、产后恢复期用药及用药量都有所不同，需要定期随访，及时调节。

主要辅助检查是否存在感染、营养状况如何等。

妇产科检查。检查会阴及产道裂伤愈合情况，骨盆底肌群恢复情况、及阴道壁有无膨出。新妈妈如有骨盆底肌张力或阴道松弛，就要及时锻炼。这不仅有利于形体恢复，更重要的是可以预防子宫脱垂、张力性尿失禁。可以每天坚持做提肛、收缩阴道运动以达到锻炼效果。

检查阴道分泌物的量和颜色。正常情况下恶露有血腥味但无臭味，持续4～6周。如子宫复旧不全或宫腔内有残留或合并感染，则恶露时间延长且有异味。产褥期一定要每日清洗外阴，注意个人卫生，避免产褥感染及泌尿系感染。

检查子宫颈有无糜烂。如孕期或孕前有可疑宫颈病变的妈妈，要进行宫颈防癌检查，并按医生指导复查及治疗，不可疏忽。

检查子宫大小是否正常和有无脱垂。产后应遵从医生指导，适当口服中药促进子宫复旧。且应注意休息、避免过度劳累。产后恢复并不急于一时，有些新妈妈因工作需要而过度运动，往往造成子宫复旧不良。

检查附件及周围组织有无炎症及包块。如产前合并子宫肌瘤、卵巢囊肿的妈妈应行B超检查协助指导治疗。

检查乳房有无疼痛或肿物。询问乳汁分泌情况，是否充足；查看乳房是否有红肿、奶块，指导预防乳腺炎。

心理及精神状况。产后抑郁症已经越来越被重视。一般有两类新妈妈，家人应多注意。一类表现为对宝贝过度关心、焦虑；一类表现为冷漠、对周边事物缺乏兴趣。也有新妈妈暴饮暴食或刻意节食；过度休息或劳累，这一般可以从体重测量上反映出来。如果发现有心理问题，家人要及时与医生沟通，及早治疗，不可忽视产后抑郁症的危害。

五、新妈妈应注意预防感冒

新妈妈分娩后一般出汗较多，这是正常生理现象。但是，新妈妈出汗过多，毛孔张开，如受风寒，极易感冒。新妈妈感冒不但对产后恢复健康不利，还会感染宝宝。

因此，新妈妈应注意抵御风寒，防止感冒。新妈妈的室内温度要适宜，新妈妈的穿衣也要适度，不要穿得过少，也不要穿得过多，更不能一会儿穿，一会儿脱，冷热不均。被子厚薄也要适当，如果盖的被子很厚，夜间踢开被子，也会造成产后受寒。

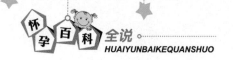

六、小心产后恶露异常情况

正常的恶露无臭味但有些血腥味，根据个体差异，每个新妈妈排出恶露的时间和量都各不相同。一般来说持续4~6周，也有少数新妈妈甚至持续1~2个月，平均总量为250~500毫升。

血性恶露（产后第1周）。恶露的量较多，颜色鲜红，含有大量的血液、小血块和少量的胎膜及坏死的蜕膜组织，称为红色恶露或血性恶露。血性恶露的时间过长，表示子宫恢复不良。

浆性恶露（产后1周至半个月）。由于子宫内膜逐渐修复，出血明显减少，恶露由红色转为淡红色。可持续7~10天。

白色恶露（产后半个月至3周）。恶露中不再含有血液了，但含大量白细胞、退化蜕膜、表皮细胞和细菌，使恶露变得黏稠，色泽较白，所以称为白色恶露，可持续2~3周。

新妈妈也要小心恶露异常情况：

血性恶露量大。恶露初期如血性恶露过多，可能是子宫收缩不良、产道裂伤、胎盘残留及有凝血功能异常造成，即成为产后出血。

持续时间过长。产后血色恶露不断，常预示有胎盘、胎膜残留或胎盘

新妈妈问

我刚刚生产完，请问怎样才能促进恶露排出呢？

专家答

让恶露尽早排出，有利于新妈妈的身体恢复。有以下方法可供参考：顺产新妈妈可尽早下床活动，在医生指导下喝一些红糖水可活血化淤，促进恶露排出流畅；增进子宫收缩有助于恶露的排出，新妈妈可自我按摩子宫、做产后运动，可促进子宫收缩；新妈妈睡眠最好采取侧卧姿势，以免子宫向后倾倒，这样有利于恶露排出、排净；遵循先排恶露、后补气血的原则，恶露越多，越不宜大补，饮食重点应放在促进新陈代谢，排出体内过多水分。

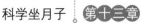

附着于子宫的部位复旧不全，可反复多次出血，也可突然大量出血。即使恶露的量很少，但时间超过2个月，可视为恶露不尽，持续时间过长。

颜色和气味异常。产后发生产褥感染时，会引起子宫内膜炎或子宫肌炎。此时新妈妈表现有发热、下腹坠胀、尿频尿急等，并伴有恶露增多等症状。恶露不尽有臭味，而且颜色也呈土褐色。

恶露突然增多。产后2～3周恶露仍然为血性并且出血量突然增多，可能为胎盘附着部位子宫复旧不良、胎盘胎膜或蜕膜残留、子宫切口感染等，随时可能发生大出血，应立即去医院诊治。

持续时间过短。恶露持续的时间因人而异，但一般都会在3周左右。如果恶露排出的时间过短，有可能是恶露的残留物堵塞了宫颈口，造成恶露干净的假象。这种情况有可能导致恶露消失一段时间后，因为运动产生刺激而出现大出血。

新妈妈如果发现恶露异常，应该采取什么措施呢？

若子宫复旧不全，恶露增多、色红且持续时间延长时，应及早就医，给予子宫收缩剂。若合并感染，恶露有腐臭味且有子宫压痛，应用抗生素控制感染。

如有胎盘、胎膜残留或蜕膜残留及血块不易排出者，则需要刮宫。

如果发生严重的感染、剖宫产产后切口感染大出血，或出血休克难以控制时，需及时进行手术治疗。

七、新妈妈要注意保护眼睛

有相当一部分新妈妈都有这样的困惑：她们产前视力很好，可是生了宝宝后觉得眼睛变得不那么好了，并且还怕强光，在灯光下做事或看书报眼睛有干涩的感觉，到医院眼科检查，又发现不了什么问题，这究竟是怎么回事呢？

专家认为，这种情况主要是由于新妈妈产后气血两亏造成的。这是因为女性在妊娠、分娩过程中体力和精力的消耗都很大，这对肝、肾都会造成一定影响，因此大多会不同程度地出现气血两亏、肝肾两虚的现象，个别新妈妈还因产后失血过多而造成

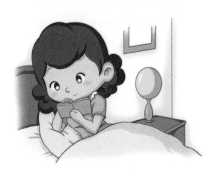

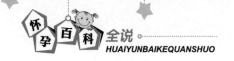

贫血，这些情况都会对视力有较大的影响。

中医认为，肝开窍于目，肝肾不足可影响到视力，所以新妈妈常感觉眼睛容易疲劳，视物时间稍长就头晕眼花。有此种症状的新妈妈要注意让眼睛适当休息，静心养目，视力一般是可以很快恢复的。

新妈妈可以在产后服用维生素E和维生素B_1来预防视力下降。同时不要在强光和光线阴暗处看书报，有利眼睛的养护。如果原来就患有近视眼的新妈妈，产后还应复查一下视力，以防产后屈光度发生变化。如果已发生了改变，就应重新验光，重配眼镜，这对产后眼睛的康复保健尤为重要。

芝宝贝@你

生完宝宝后的新妈妈们都比较虚弱，所以保护眼睛刻不容缓。不要经常对着电视、电脑和手机看，也不要在光线强的灯光下看书，要好好地呵护自己的眼睛。

八、产后脱发，新妈妈不必太担心

产后脱发现象在医学上叫做分娩性脱发。产后有35%～40%的女性会有不同程度的脱发现象，这是因为头发也像人的其他组织一样，要进行新陈代谢，因此不必忧虑。一般说来，人的头发每隔5年就要全部更换1次，由于头发的更换是分期分批进行的，人们往往觉察不到。

为什么新妈妈在月子期间脱发现象比较严重呢？这是因为，女性头发更换的速度与体内雌激素水平的高低密切相关。雌激素增多，脱发的速度减慢；雌激素减少，脱发的速度加快。女性怀孕以后，体内雌激素增多，头发的寿命延长，部分头发便"超期服役"，分娩以后，体内雌激素恢复正常，那些"超期服役"的头发就纷纷"退役"。另外，有的新妈妈分娩后精神上受到不良刺激，情绪低落、消沉，也会诱发产后脱发。还有的女性在怀孕期间饮食单调，加上母体和胎儿对各种营养素的需要量增多，如不及时补充，在分娩后造成体内蛋白质、钙、锌、B族维生素的缺乏，影响头发的正常生长与代谢，使

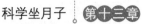

头发枯黄，易断和脱落。

产后脱发是一种暂时的生理现象，旧发脱落之后，新发就会长出，脱发就不治自愈了。为预防和减少脱发，女性怀孕期和哺乳期应当心情舒畅，保持乐观情绪，注意合理饮食，多吃新鲜蔬菜、水果及海产品、豆类、蛋类。还可以经常用木梳梳头，或有节奏地按摩，经常洗头刺激头皮，促进头部的血液循环。新妈妈一旦发生产后脱发，可在医生指导下服用谷维素、B族维生素、钙、养血生发胶囊等药物。

九、新妈妈为何易出现水肿

很多新妈妈在月子期间都会出现水肿的情况，这是什么原因呢？在怀孕后期，有的准妈妈会因子宫变大，压迫下肢回流的静脉，影响了血液循环而引起水肿，有些在坐月子期间水肿还不会消退。还有一些新妈妈内分泌系统受怀孕的影响，代谢水分的功能出现变化，导致保留部分多余的水分，表现为水肿，典型症状就是下肢的水肿。

中医理论则认为，产后水肿是因为某些脏腑的功能障碍造成的，一般会涉及肺、脾和肾三脏。怀孕期准妈妈多吃少动，脏腑功能本身就被抑制，加上分娩后气血的伤损，运化水分的功能进一步下降，这时多余的水分就停留在腿部不能被代谢出去。

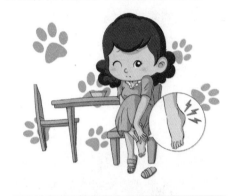

十、产后性生活与避孕

①产后何时开始排卵

多数新妈妈在哺乳期间不来月经，这属于生理现象。产后来月经的时间往往与是否完全母乳喂养、哺

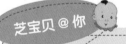
芝宝贝@你

新妈妈可以通过一些方法预防或缓解产后水肿，如在睡前要少喝水，确保食物清淡，不要太咸，不要吃太多补品，以免加重肾脏负担，可多吃脂肪较少的肉类或鱼类。

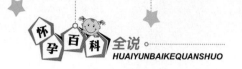
乳时间的长短及新妈妈的年龄等方面有关。

在产后4～6周，不哺乳新妈妈的脑垂体对下丘脑分泌激素的反应已经恢复正常。卵巢内开始有新的卵泡生长、发育和成熟而发生排卵。一般在排卵后2周左右就会来月经。也有少数新妈妈虽然哺乳，但仍可能有排卵，在产后的不同时间也可能有月经来潮。长期哺乳的新妈妈，由于其下丘脑及脑垂体的功能受到抑制，闭经时间可以长达1年或更长时间。

❷ 产后多久可以恢复性生活

一般来说，产后4～6周内应禁止过性生活。因为这段时间内阴道壁内黏膜较为脆弱，易受损伤，性生活时易发生阴道裂伤和出血不止等不良症状。同时，由于子宫尚未完全复原，性生活时易将细菌带入而引起子宫内膜炎及其附属器官的炎症。另外，分娩时给外阴、阴道等造成的损伤，也

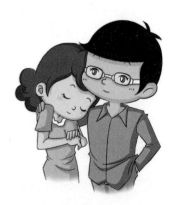

会因过早的性生活而延迟愈合，甚至引起感染。

因此，正常分娩的新妈妈，在产后4～6周内应避免性生活。丈夫也应了解这一点儿，暂时克制自己。即使是子宫和阴道壁经过4～6周已复原完好，在性生活中也应谨慎小心。

❸ 产后第一次性生活的注意事项

女性从受孕到分娩，生殖系统变化最大，而且在分娩过程中多有或轻或重的损伤，需要较长的恢复时间。丈夫在和新妈妈"第一次"时，要对新妈妈格外体谅和关照。

产后子宫颈及阴道口分泌的润滑液比较少。因此，产后第一次"亲密接触"时，丈夫最好先多做一些浪漫温柔的性前戏，如耳语、亲吻及爱抚等。最好在开始时使用润滑剂来润滑阴道，以顺利进行性生活。

要注意保护新妈妈的乳房。因为这时的乳房充盈大量奶水，如果受压，会导致乳房疾病，给新妈妈和宝宝造成痛苦。当新妈妈由于体态变化而感到心里不舒服或难堪时，丈夫要多加安慰、鼓励，使妻子恢复自信，消除心理障碍。

4 产后不可忽视的避孕问题

新妈妈在生完宝宝4周后如果没有哺乳，就已经具备了再次受孕的可能性。即使是母乳喂养，也仅仅只会延迟月经的恢复，却并不一定会阻止排卵。因此，不排除在母乳喂养阶段即使没有来月经也会有怀孕的可能性。所以，最理想的做法是，恢复性生活时采取合适的避孕方式。

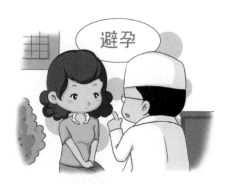

新妈妈在哺乳期生殖系统的改变以及需要哺育宝宝，使哺乳期的避孕方式选择和新婚时大不一样。具体来说，要注意以下几点：

安全期避孕不再安全。有许多新妈妈生育后，卵巢排卵和月经的恢复并不同步，有些新妈妈在月经复潮前就早有排卵，因此哺乳期尤其是哺乳中期，避孕的时机要把握好。婚前习惯采用安全期避孕的，如果在产后月经复潮迟迟不出现，最好换用其他避孕方式。

药物避孕不利于宝宝的成长。药物避孕在哺乳期当属禁忌，原因之一是避孕药物将导致乳汁分泌量减少，并且避孕药物可直接经乳汁进入宝宝体内，给宝宝以后的发育埋下隐患。因此，哺乳期的新妈妈不宜采用药物方式避孕。

宫内节育器应定期检查。放置宫内节育器是较为普遍采用的一种避孕方式，但哺乳期的子宫壁薄而且柔软，放置宫内节育器的时候很容易发生穿孔或带器妊娠。为避免穿孔和带器妊娠，采取工具避孕的新妈妈应定期检查。

哺乳期可以选择的避孕方法。男用避孕套是哺乳期应当首选的避孕法，另外，女用子宫帽或外用避孕药膜也是较好的选择。

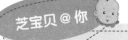
芝宝贝@你

性生活的时间不宜太长，以免影响新妈妈休息和消耗过多精力。新妈妈性生活以20~30分钟为宜，要多施予爱抚行为。性生活时，动作要轻柔，不可过猛，以免伤害新妈妈刚刚恢复的阴道。

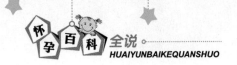
附 录

排卵时期检测表

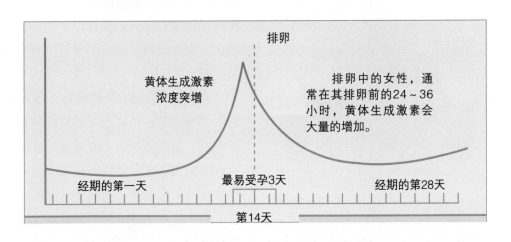

排卵

黄体生成激素
浓度突增

排卵中的女性，通常在其排卵前的24～36小时，黄体生成激素会大量的增加。

经期的第一天　　　　最易受孕3天　　　　经期的第28天

第14天

月经周期天数	第几天开始使用	月经周期天数	第几天开始使用	月经周期天数	第几天开始使用
21	6	28	11	35	18
22	6	29	12	36	19
23	7	30	13	37	20
24	7	31	14	38	21
25	8	32	15	39	22
26	9	33	16	40	23
27	10	34	17		

准妈妈孕期检查情况表

从怀孕到分娩，准妈妈要做很多次检查，但具体什么时间，检查什么项目，很多准妈妈并不十分清楚。为此，我们特别为准妈妈整理出这份孕期检查情况表，准妈妈可参照按时进行各项检查，以确保母体和胎儿的健康，顺利度过难忘的280天！

时间	检查重点	详细内容
0~5周	◎ 初步验孕	"老朋友"一直迟迟没来，就要怀疑自己是否怀孕了。建议先去药店购买市售的早孕试纸自行测试一下，或直接去妇产科，请专科医师做检查。妊娠试验呈阳性，恭喜你；阴性也不要大意哦，如一周后仍未来潮，还要复查
5~6周	◎ 超声波检查 ◎ 看胚胎数	此时通过超声波检查，大致能看到胚囊在子宫内的位置，若仍未看到，则要怀疑是否有宫外孕的可能。准妈妈若无阴道出血的情况，仅需看看胚囊着床的位置。若有阴道出血时，通常是先兆性流产。另外，在孕期5~8周，还可以看到胚胎数目，以确定准妈妈是否孕育了双胞胎
6~8周	◎ 开始害喜 ◎ 超声波检查看到胎儿心跳、卵黄囊	在这个时期开始出现恶心、呕吐、胃口不佳等情形，要少量多餐。如果之前没有做过超声波检查，现在也可做超声波检查时，可看到胚胎组织在胚囊内，若能看到胎儿的心跳，则代表胎儿目前处于正常状态下。此外，还能看到供给胎儿12周以前营养所需的卵黄囊

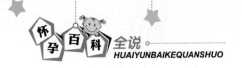

续表

时间	检查重点	详细内容
9～11周	做绒毛膜采样	若准妈妈家族本身有遗传性疾病，可在这个时间段做绒毛膜采样。此项检查具有侵入性，常会造成准妈妈流产以及胎儿受伤，做之前要仔细听从医生的建议
12周	第1次正式产检 ◎ 领取《孕妇健康手册》 ◎ 做各项基本检查	大多数准妈妈在孕12周左右开始进行第1次产检。由于此时已经进入相对稳定的阶段，一般医院会给准妈妈办理《孕妇健康手册》。日后医生为准妈妈做各项产检时，也会依据手册内记载的检查项目分别进行并做记录。 检查项目主要包括： 1. 进行问诊 2. 量体重和血压 3. 身体各个部位检查 4. 听宝宝心跳 5. 检查子宫大小 6. 抽血 7. 验尿 8. "胎儿颈部透明带"的筛查
13～16周	第2次产检 ◎ 唐氏征筛检 ◎ 施行羊膜穿刺	从第二次产检开始，准妈妈每次必须做基本的例行检查，包括：称体重、量血压、问诊、查子宫大小及看宝宝的胎心音等。如果准妈妈年龄在35周岁以上，建议在16～18周后可抽血做唐氏筛查。胎儿颈部透明带大于3.0毫米，抽血结果概率大于1/270者，有唐氏儿的可能性，应安排做羊膜腔穿刺检查。施行羊膜穿刺原则上是从16～20周开始进行，主要是看胎儿的染色体异常与否
17～20周	第3次产检 ◎ 详细超音波检查 ◎ 可看出胎儿性别 ◎ 首次胎动	孕20周做超声波检查，主要是看胎儿外观发育上是否有较大的问题。医生会仔细量胎儿的头围、腹围、看大腿骨长度及脊柱是否有先天性异常。准妈妈在16周时，已可看出胎儿性别，但在20周时，准确率更高。至于最令准妈妈期待的首次胎动，在18～20周出现

时间	检查重点	详细内容
21~24周	第4次产检 ◎ 妊娠糖尿病 ◎ 妊娠胆汁淤积症筛检	大部分妊娠糖尿病和妊娠胆汁淤积症的筛检是在孕期第24周做的。医生会抽取准妈妈的血液样本进行筛查试验。如检查出患有妊娠糖尿病，在治疗上，要采取饮食及注射胰岛素来控制，千万不可使用口服的降血糖药物来治疗，以免影响胎儿。如果胆汁酸升高，那就是妊娠胆汁淤积症，需监护用药直到产后。有的甚至要提前终止妊娠。孕中期以后较容易出现贫血、缺钙，所以要多食用含铁的食物，补铁、补钙
25~28周	第5次产检 ◎ 乙型肝炎抗原 ◎ 梅毒血清试验 ◎ 艾滋病抗体	此阶段最重要是为准妈妈抽血复查梅毒、艾滋病、乙型肝炎有关抗原、抗体。目的是再次确认准妈妈早孕时所做的检查结果，要检视准妈妈本身是否带有或已感染到乙型肝炎。此外，血糖、胆汁酸的复查也很必要
29~32周	第6次产检 ◎ 下肢水肿	子痫前症的发生在孕期28周以后，准妈妈的产检是每2周检查1次。医生要陆续为准妈妈检查是否有水肿现象。由于大部分的子痫前症会在孕期28周以后发生，所以，准妈妈在怀孕后期，针对血压、蛋白尿、尿糖所做的检查非常重要。如果测量结果发现准妈妈的血压偏高，又出现蛋白尿、全身水肿等情况时，准妈妈须多加留意，以免有子痫前症的危险。另外，心电图、肝胆B超的检查也是必要的。还要根据孕妇情况复查血糖、胆汁酸
33~35周	第7次产检 ◎ 超声波检查 ◎ 评估胎儿体重	到了孕期34周时，建议准妈妈做一次详细的超声波检查，以评估胎儿当时的体重及发育状况，并预估胎儿至足月生产时的重量。一旦发现胎儿体重不足，准妈妈就应多补充一些营养物质

续表

时间	检查重点	详细内容
36周	第8次产检 ◎ 为生产事宜做准备	从36周开始，准妈妈愈来愈接近生产日期，此时所做的产检，以每周检查1次为原则，并持续监视胎儿的状态
37周	第9次检查 ◎ 注意临产征兆	随着胎儿长大，胎动愈来愈明显，准妈妈宜随时注意胎儿及自身的情况，以免胎儿提前出生。腹部发硬、尿频严重、胎动有所减少、阴道血性的分泌物等症状，都是临近生产的征兆，准妈妈要时刻准备着哦！出现羊水外流时，要马上平卧，急送医院
38～42周	第10次产检 ◎ 胎位固定 ◎ 胎头下降 ◎ 准备生产 ◎ 考虑催生	从38周开始，胎位开始固定，胎头已经下来，并卡在骨盆腔内，此时准妈妈应有随时准备生产的心理。在未生产前，仍应坚持每周检查一次，让医生进行胎心监护、B超检查，了解羊水以及胎儿在子宫内的状况。如果超过41周还未有分娩迹象，准妈妈应该住院催产了，因为逾期过久，胎儿在宫内将面临缺氧危险

胎儿器官系统发育与所需营养素一览表

胎儿周数	器官系统发育	所需营养素	食物来源
2~3周	胎儿血液循环开始、甲状腺组织、肾脏、眼睛、耳朵	均衡营养	均衡饮食
4周	四肢开始发育、脑部、脊髓、口腔、消化道开始形成	钙、铁、铜、维生素A	鱼、蛋、红绿色蔬菜、肝、内脏、鱼肝油
5周	脑神经出现肌肉中的神经开始、分布骨架形成	脂肪、蛋白质、钙、维生素D	脂肪、奶、鱼、蛋
6周	肌肉发育、口鼻腔发育、气管、支气管出现、肝脏制造红细胞	镁、钙、磷、铜、维生素A和维生素D	蛋、牛奶、乳酪、鱼、黄绿色蔬菜、鱼肝油
7周	胃发育完成，视神经形成、性器官分化出来	维生素B_1和维生素B_2、维生素A	胚芽米、麦芽、米糠、酵母、牛奶、内脏、蛋黄、胡萝卜、豆类制品
8周	指头形成、唇部形成、耳朵形成	蛋白质、钙、铁、维生素A	奶、蛋、肉、鱼、豆、黄绿色蔬菜
10周	膀胱形成、手指甲、脚指甲形成	维生素A、蛋白质、钙	肝、蛋、牛奶、乳酪、鱼、黄绿色蔬菜、红绿色蔬菜

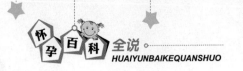

续表

胎儿周数	器官系统发育	所需营养素	食物来源
12周	肺部出现雏形、甲状腺分泌激素	维生素A	肝、蛋、牛奶、乳酪、黄绿色蔬菜
16周	皮肤菲薄、已有呼吸运动	钙、氟、蛋白质、硫	蛋、牛奶、海产、豆、鱼、红绿色蔬菜、骨制食品
24周	眼睛完成	蛋白质、维生素A	肝、蛋、牛奶、乳酪、黄绿色蔬菜和鱼
28周	神经系统、调节身体功能	钙、钾、钠、氯、维生素D、烟碱酸	蛋、肉、鱼、奶、绿叶蔬菜、糙米
36周	皮脂腺活动旺盛	蛋白质、脂肪、糖	蛋、肉、鱼、奶、马铃薯、米饭、面条、玉米
40周	双顶径大于9厘米、足底皮肤纹理	铁	肝、蛋黄、牛奶、内脏、绿叶蔬菜、豆类